《黄帝内经》通俗讲话

翟双庆 编著

人民卫生出版社

图书在版编目(CIP)数据

《黄帝内经》通俗讲话 / 翟双庆编著. —北京：人民卫生出版社，2018

ISBN 978-7-117-26572-0

Ⅰ. ①黄… Ⅱ. ①翟… Ⅲ. ①《内经》- 研究 Ⅳ. ①R221.09

中国版本图书馆 CIP 数据核字(2018)第 167298 号

《黄帝内经》通俗讲话

编　　著：翟双庆
出版发行：人民卫生出版社（中继线 010-59780011）
地　　址：北京市朝阳区潘家园南里 19 号
邮　　编：100021
E - mail：pmph @ pmph.com
购书热线：010-59787592　010-59787584　010-65264830
印　　刷：北京铭成印刷有限公司
经　　销：新华书店
开　　本：710 × 1000　1/16　　**印张**：18
字　　数：268 千字
版　　次：2018 年 10 月第 1 版　2020 年 6 月第 1 版第 2 次印刷
标准书号：ISBN 978-7-117-26572-0
定　　价：45.00 元
打击盗版举报电话：010-59787491　E-mail：WQ @ pmph.com
（凡属印装质量问题请与本社市场营销中心联系退换）

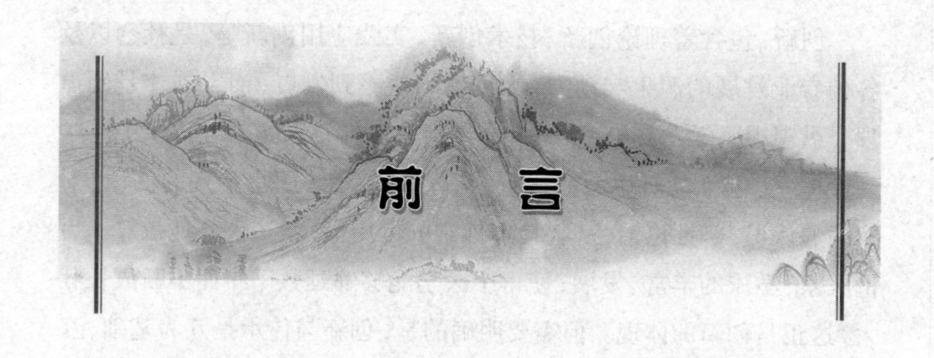

前　言

《黄帝内经》(简称《内经》)是中国现存最早的中医学著作,是秦汉以前中国医学理论与临床实践经验的重要总结,融汇了中国古代哲学与自然科学多方面的知识,揭示了人体的生命活动规律,是中医学理论体系确立的标志,在中国医学史上具有重要的学术地位。

纵观中医学的发展,从东汉张仲景开创伤寒研究,到金代刘完素、张从正、李杲,元代朱丹溪等医家各种不同学术观点的争鸣,再到清代叶天士、吴鞠通等对温病学说的阐发,无不闪耀着《内经》的光芒,可以说中医理论的发展完善与《内经》理论的深入阐释、临床应用息息相关,是中医学理论之渊薮,中医临床实践之鼻祖,是历代传承中医的必读经典。

经典传承是中医学学术发展的重要途径与表现形式,在当代仍然具有重要价值,全国高等中医药教育始终将"中医经典"课程列为必修科目,国家中医药管理局近年则提出优秀临床人才培养模式中应首先强调"读经典",我想其中原因主要在于:以《内经》为首的中医经典构建了中医理论体系框架,明晰了中医学学科的内涵与发展方向,尤其是确定了中医学独特的认识问题、分析问题、解决问题的思维模式与方法,而这种思维模式与方法决定了中医学不同于其他学科的最本质的学科特征。明晰学科内涵和强调学术特征则会保障学科的健康发展,否则就有被异化的可能。伴随着西方文化的深入传播与西方医学的快速发展,许多学习中医的人,包括中医临床工作者都不太会运用中医传统思维模式与方法,长此以往,中医学还是否是中医学,就值得我们深思了。因此,中医学较其他任何学科都应该更加重视经典。

创新，包含着理论创新、技术创新、实践应用创新等，是社会以及各种专业发展的源泉与动力，无创新则谈不到发展，而发展才是硬道理。纵观中医学发展史，也是一部创新史。《内经》虽然建立了中医学理论体系，但举凡对生命的认识，对人体脏腑、经络、腧穴的认识，对疾病的认识，辨证论治，药物针灸推拿的运用等，无一例外地依靠了后世医家、学派的丰富、发展，使得中医学能够绵延数千年而不断成长壮大，这正是创新的体现。但需要明确的是，创新与传承是互为基础、互为前提、互相为用的。不谈传承、不谈经典，则失去中医学科原有的内涵与特征，谈不上是中医学的发展了；而不谈创新，则不能解决许多出现的新问题，不能满足人类社会新的需求，就有被淘汰的危险，所以，欲保持中医学的特色，发挥中医学更大的作用，必须要创新。换句话说，传承是为了更好地创新发展，而创新也是为了更好地将优秀的精华传承下去。

《内经》流传数千年，仁者见仁，智者见智，结合本人多年的教学、临床，主要从医学本身的角度谈及一些肤浅认识，使大家能够将《内经》思维与实践结合并有所体会运用，以己之见给大众一定启发，窥见中医源头活水之一角，为中医学理论的传承、创新、发展贡献一己之力。书中大部分的内容连载于《中国中医药报》2012 年底到 2014 年 6 月之间，今将其汇集、删繁、增补、重新编排，以成是书，虽欲精益求精，但无奈《内经》之学博大精深，其中难免有不足之处，敬请读者不吝探讨，予以斧正。

翟双庆

2018 年 1 月于北京

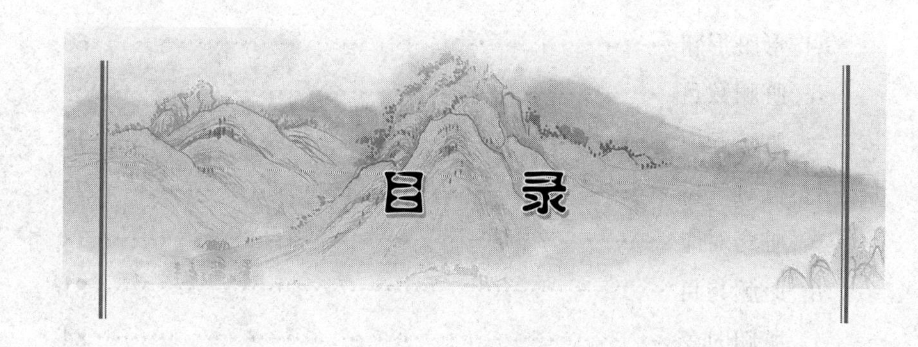
目 录

第一讲
《黄帝内经》学术源流大要

《黄帝内经》(简称《内经》)是我国现存医学文献中最早的一部典籍,包括《素问》和《灵枢》两部分,各81篇,共计162篇。该书比较全面地阐述了中医学理论的系统结构,反映出中医学的理论原则和学术思想,构建了中医学理论体系的框架,为中医学的发展奠定了坚实基础。该书是指导中医临床实践和推动中医学术发展的源泉,中医学发展史上出现的许多著名医家和众多医学流派,从其学术思想的继承性来说,基本上都是在《内经》理论体系的基础上发展而来。因此,历代医家非常重视《内经》,尊之为"医家之宗",是历代学习中医学的必读之书。

一、成书流传

《内经》一书可以说是秦汉以前医学理论文献的汇集总结,融汇了古代哲学与自然科学多方面的成果,形成了独有的学术体系,对中国医学史的发展产生了深远影响。《内经》的流传历经千年,几隐几现,颇具传奇,但从出现即受到众多医家的重视,古今医家从不同角度研究者众多,为我们研读《内经》提供了必不可少的工具。作为中医学的经典著作,历代不少史学家和医学家们对《内经》编纂成书的时代进行了考证,一般认为《内经》虽冠名"黄帝",但绝非黄帝书写。

黄帝其人及托名

实际上,黄帝并非一个人,它是我国原始社会末期的一个氏族,居住在我国北方,在现河北张家口涿鹿一带。后黄帝氏族与炎帝氏族相合，打败了蚩尤，入主中原。到了春秋时期，这个氏族又称为“华族”，这就是中华民族的始祖，也就是汉以后所谓“汉族”的祖先。

正因为黄帝氏族是华族的始祖，历代都以自己是黄帝子孙为荣，而且为了追本溯源，也常把一切文物制度，都推源到黄帝，托名为黄帝所创造。当时的学者为了使自己的学说更容易为世人所接受，将其著作冠以“黄帝”以取重，也就成为一种风气。正如《淮南子》云：“世俗之人，多尊古而贱今，故为道者，必托之神农、黄帝而后能入说。”

现存《内经》的162篇文章，基本上每篇都有自己的主题，即各自成篇而语言风格又不一；《内经》中引用了《奇恒》《五中》《阴阳》《脉要》《上经》《下经》等以前的古医经著作，并在很大程度上保留着秦汉医学文献的本来面目；还有一部分是出自后人的增补，如五运六气的内容。此外，现存《内经》的内容中还显露出许多学术观点的分歧，甚至自相矛盾之处。这些均说明《内经》决不是出自一人的手笔，也不是一个时代、一个方域的医学成就，而是在一个相当长的时期内，众多医家们经验的总结汇编。这也就清楚地说明了当时书以“黄帝”名，仅是托名而已。

《内经》成书年代

对《内经》具体成书年代，医家则有不同认识，主要有成书于春秋战国、西汉、东汉等几说。之所以有不同的观点，主要缘由有二：其一，缺乏确凿文物文献证据，推理推测多于考证，因而说服力不够。这一点，由于成书年代久远，古文献佚失较多，不可避免。其二，对“成书”概念认识不一，造成混乱，经过研究，这一点是可以避免的。成书，指通过书面语言把中医学理论记录下来，使之成为书卷。它应与医学思想的形成和流传有所区别，从《史记》可以看出，在春秋战国和秦代，有些中医学思想和理论已经形成，并通过口传和师承流传下来；另外，《内经》由多篇组合，也不能由某一篇的成篇来确定《内经》整部书的成书。基于这一认识，我们认为《内经》成书年代的确定，当以《黄帝内经》作为一部书的名称，以文献记载为依据。

《内经》成书年代的下限

《黄帝内经》之名，在史籍上首见于《汉书·艺文志》。《汉书·艺文志》是班固据《七略》"删其要，以备篇籍"而成。《七略》则是西汉末刘向、刘歆父子奉诏校书时撰写的我国第一部图书分类目录，其中分工校方技类书籍的是朝廷侍医李柱国。史载李柱国校勘医书的时间是在西汉成帝河平三年（公元前26年）。《汉书·艺文志》中《方技略》载有"《黄帝内经》十八卷、《外经》三十七卷，《扁鹊内经》九卷、《外经》十二卷，《白氏内经》三十八卷、《外经》三十六卷，《旁篇》二十五卷"，合为"医经七家，二百一十六卷"。故此认为西汉末成帝年间，《黄帝内经》十八卷本已成书问世，而此时亦应为《黄帝内经》成书年代的下限，即最晚成书于西汉末年（公元前26年）。

《内经》成书年代的上限

从历史文献记载上推，《史记》可作为《内经》成书上限的一个重要标志。《左传》《国语》和《战国策》等先秦史书，记载医事甚少，且未将医学与黄帝联系起来。《史记》之前的《吕氏春秋》《淮南子》等也无《内经》的记载。《史记》为司马迁所作，属官方史志之类，写成于作者入狱（公元前99年）之后。《史记》记载了上自黄帝下迄汉武帝长达3000多年的历史，并专为战国的秦越人（扁鹊）、汉初的淳于意（仓公）两位医家作传，记录了一批古医籍书目，但未见《黄帝内经》的书名。说明当时《内经》还未出现，故可以认为《内经》汇编成书的时间当在《史记》之后，而此时亦应为《黄帝内经》成书年代的上限，即最早成书不早于《史记》成书年代（公元前99年）。

《内经》的流传

按照《内经》成书的最晚年限计算，到今天也已经有2000多年的历史，期间几隐几现，颇具传奇色彩。

据查证，现存文献中最早记载《黄帝内经》的是东汉班固《汉书·艺文志》，该书载有"《黄帝内经》十八卷。"然当时既未指出《内经》就是《素问》和《灵枢》，也未见《素问》《灵枢》之名。

《素问》的流传

《素问》之名，始见于东汉张仲景《伤寒杂病论》。张仲景在序言中说："撰用《素问》《九卷》《八十一难》《阴阳大论》《胎胪药录》，并平脉辨证，为《伤寒杂病论》合十六卷。"

其后，晋代皇甫谧首次提出《内经》包括《素问》和《针经》两部分。如《针灸甲乙经》中说："按《七略》《艺文志》，《黄帝内经》十八卷，今有《针经》九卷，《素问》九卷，二九十八卷，即《内经》也。"

《素问》流传至唐代，早已损残散失不全。唐代王冰对照家藏"张公秘本"，对残缺不全的"世本"做了大量的补亡、迁移、别目、加字和削繁等工作，加以注释并重新编次，使《素问》恢复到八十一篇旧数，并以二十四卷本行世。

宋代仁宗嘉祐年间（公元1056—1063年），高保衡、林亿等奉朝廷之命校勘医籍，对唐代王冰本再行考证，定名为《重广补注黄帝内经素问》。林亿等的校本，即今之所见《素问》的原型。

宋以后的元、明、清各代，皆据北宋林亿等的校本进行翻刻，未再改易。明代顾从德影宋刊本《素问》堪称善本，为今所据。

《灵枢》的流传

《灵枢》最早称为《九卷》，也初见于东汉张仲景《伤寒杂病论》。《灵枢》之名，始见于唐代王冰次注的《黄帝内经素问》序和注中。他在《素问》正文中，《灵枢》与《针经》常并称。说明《针经》《九卷》《灵枢》为同一本书。

《灵枢》传至宋代已是残本。宋哲宗元祐七年（公元1092年）有高丽使者来华献书，其中有《黄帝针经》。哲宗于次年正月即诏颁高丽所献《黄帝针经》于天下，使此书复行于世。惜北宋之末，南宋之初，处于历史动荡、战火纷飞时期，许多书籍被损毁，《针经》亦在劫难逃。

南宋绍兴二十五年（公元1155年），史崧"校正家藏旧本《灵枢》九卷，共八十一篇，增修音释，附于卷末，勒为二十四卷"。南宋史崧校正的《灵枢经》，后人未再改动，成为元、明、清续刻的蓝本。一般而言，明代赵府居敬堂刊本的《灵枢》堪称是善本，为今所据。

二、流派划分

《内经》是中医学的第一部经典著作，它不仅建立了系统的中医学理论体系，而且也是产生中医学各种不同理论观点及各种学术流派的源头。研究《内经》，不仅要抓住其反映出来的共同理论观点，深入研究其理论体系内涵、内容及系统结构等；也应该在其反映出来的不同理论观点、甚或相反观点方面加强研究，以期解决中医学后世发展中某些相互矛盾之处，以期深入了解中医理论及各种学术流派的形成发展过程，促进百花齐放、百家争鸣，完善中医学理论。另外，也可以为中医临床诊治开拓思路，创新治则治法，因此，这两个方面于《内经》研究中同等重要，不可或缺。

《内经》由多种学术流派构成

春秋战国到西汉，是中国诸子百家学术发展的鼎盛时期，也是中医学学术发展史上极为重要的时期，诸子蜂起、百家争鸣的思潮影响着中医学的形成和发展。据《汉书·艺文志》记载，当时已形成四大医学流派，即医经、经方、房中、神仙四家，《内经》则是医经派的代表作之一。《内经》凡 162 篇文章，每篇大多有其相对的独立性，通过分析诸篇，可以发现不同篇章中所反映的社会背景、纪时纪年、学术思想、医理之粗精、治疗方法的运用、文章笔法、文字表述、篇幅大小等存在着一定差异。这一现象可以说明在《内经》成书之前，不同的学术观点、学术论文，甚至学术流派，就已先后产生并予流传，经过整理、加工、补充和完善而编辑成册，遂成《内经》一书。因此，可以说《内经》是春秋战国乃至西汉各医家医学理论及治疗经验的总结，是一部论文汇编，当然该书成编后，随着年移代革、辗转传抄，也有一些增删移易。观《内经》中所涉及的医家有岐伯、伯高、少俞、少师、雷公等多位，其学术主张各异；《内经》中所引用的古代医学文献，明确提及书名者，如《上经》《下经》《本病》《针经》《刺法》等，即达 21 种之多，其学术观点也各不相同。据龙伯坚《黄帝内经概论》所载，《内经》中还有许多地方只举出经论的普通名称而没有指出确实书名，这些内容其学术主张也不尽相同，有的可以找出它们的立论依据，有些则无法找出它们的出处。

鉴于上述原因，认为《内经》中存在多种学术流派是毫不足怪的，甚或可以说《内经》是各家学说之综合。举凡脏腑的划分及数目、经络气血的流注、脉诊色诊的方法及理论、养生长寿的思想等，其观点或彼此不同，或甚而相反，即是其明证。

关于《内经》各种学术流派的划分

《内经》学术流派主要指医学流派而言，其划分方法主要有二。

以医家名称为纲划分

日本山田庆儿先生在《中国医学思想的风土·黄帝内经》一书中认为：按《内经》本身所提及的医家名字及所论述的内容，可分为黄帝派、少师派、伯高派、岐伯派、少俞派五个医学流派，其中黄帝、少师称为前期二派，伯高、岐伯、少俞为后期三派。前期二派以阴阳说作为阐述医学理论的基础；后期三派则在阴阳说之外又引用了五行说。前期二派并不特别否定五行说，引为分类原则并予以使用，但作为阐释事理则不予使用；而后期三派则开始用五行相生相克理论去阐释医学原理。另外，伯高学派曾在短时期内占居主流，并为引用五行说开始建立后期学派产生了决定性的作用，伯高学派也对古代解剖学的发展起了重要作用，故又可认为它是古代解剖学派的代表。宋知行在《追先圣之绝轨——论〈灵枢〉中伯高等三派的贡献》中也对《内经》中伯高答辞、少俞之论、少师之言做了分析，认为伯高派精于解剖，详于宗气；少俞派重在辨体禀，释五味；少师派则重于析气质，论发音。

这种以医家为纲来分析医学流派的思想是可取的，因为所谓学派即指一门学问中由于学说师承不同而形成的派别。但是以这种思想来划分《内经》学术流派则又当别论，因为《内经》中所出现的医家名称如僦贷季、岐伯、伯高、少俞、少师、鬼臾区、雷公等，其作为医家的史实已无从稽考，至于其师承授受关系则更无法得知。有人遍查当时文献只能发现关于岐伯、鬼臾区和伯高的记载。伯高见于《管子》《列子》；鬼臾区见于《汉书·郊祀志》等；岐伯见于《史记·封禅书》《汉书·郊祀志》等，惜均非作为医家所述。唯《汉书·艺文志》神仙家书名中提到《黄帝岐伯按摩》，书虽归入神仙类，但按摩仍应属于医术。此外，《汉书·古今人表第八》中也证明《内经》中的六臣子只有岐伯、鬼臾区为班固承认。这个人名表是东汉班固"究极经传"搜集而成。其中属黄帝时的人物共 20 个，注明是黄帝的老师的有三人，却没有岐伯、鬼臾区。至于僦贷季，据《素问·移精变气论》记载，为比黄帝、岐伯还早的医家，但除此之外，也不见于其他现存汉以前的文献。据此可知，《内经》

所述医家之名，或因文献记载较少而无法稽考其作为医家的史实，当然更无法搞清其医家师承关系；或仅是托名而已，与《黄帝内经》托名于“黄帝”同出一辙。而后者的可能性更大。无论怎样，再以医家之名为纲进行“学说师承不同”的学派划分，均恐理不服人。另外，考辨各医家之名所载述之言论，其所反映的主要思想观点，虽有些不同之处，但亦有很多是相同的，或其中有着内在联系而不可任意分割；而某些医家的个人见解，如岐伯，其间又有若干差之甚远之言论。故从内容上很难认定某一位医家之言就属于一个学术流派，因此单以医家名称作为划分医学流派则难以深入。

以各专题中不同的学说为纲划分

作为学术流派，其最主要的关键点是学术主张不同，尽管医家名称不同，但若其学术主张相同，亦应归属同一学派。而这些学术主张则具体表现于各个专题之中。在某一专题中其学术主张若自成系统则又可称为学说。所谓学说，指在学术上自成系统的主张、理论。各专题中不同学说的划分应注意以下几点：其一，有一个共同对象，即同言一个事物或某一个专题理论；其二，每一种学术主张或观点均是独立的，其间也可以是相互矛盾、互不相融的；其三，每一种学术主张或观点应自成系统，即各自均有自己的理论和实际内容。鉴于《内经》实际情况，笔者认为不应被医家名称所限，而应主要从某专题的不同学术主张入手研究《内经》各家学说。

阴阳五行是医学家用以阐释医学理论的一种理论，其间存在着多种学说。王玉川从阴阳学说的发展演变出发，认为《内经》中有“早期阴阳说”“太少阴阳说”“三阴三阳说”“三阴三阳六气说”等多种学说；笔者也从五行与方位、时令的不同配属出发，并引《管子》之文为证，提出了《内经》五行有四分法、五分法、八分法的各个学派。“脏腑”是《内经》藏象理论的重要内容，笔者曾对《内经》中的“脏腑”概念及数目进行了分析，认为《内经》中存在着“形脏”“形腑”“奇恒之腑”“《内经》中占主导地位的脏腑”以及“十一脏腑说”“十二脏腑说”等多种学术主张，这些是“脏腑”理论发展过程中的产物，其中有些则可称为《内经》时期关于“脏腑”问题的各家学说。在其他具体理论方面，如认为阴阳经脉气血循环有阴阳表里循环、经水云雨循环、阴出阳入循环、十二经首尾衔接大循环四种形式，也是关于经脉气血循环问题不同流派的代表；又如，关于脉法，《内经》有脏腑经脉遍诊法、全身三部九候法、人迎寸口对比法、独取寸口法四种方法，并认为这四种方法的出现有一定的先后次序，是《内经》脉学的各家学说。这样的例子很多，涉及藏象、经络、病机、诊法、治则及养生等多个方面，可以说是研究《内经》学术流派的另一个代表。

用这种方法研究《内经》学术流派，虽突破医家名称所限，做到了从实际内容上进行划分，对深入研究各个专题理论的产生、形成、发展确有帮助，但也存在着不足之处。由于专题过多、过细，使得总结出来的不同学说也较纷繁、过于零散，由于标准不统一，很难用几个较大的学术流派把各个专题中的不同学说统帅起来。因此，不能满足于仅在某个专题、某些理论上研究各家学说。《内经》中错综复杂的学说有无主线，能否以什么为纲统帅《内经》不同的医学流派，这点应是今后研究的重点。

三、注家注本

《内经》自问世以来就被医家称之为医之经典。其研究者甚众，研究方法亦众多。为便于学习、理解《内经》原文，对从类分研究、注解研究及校勘研究的注家与注本进行整理。

类分研究《内经》著作

由于《内经》属论文汇编性质，有时某一篇涉及许多不同内容，有时几篇又同时谈论同一个专题，因而一些医家便用分类的方法，按其不同性质，对内容各以类分。这里需要说明的是，由于我们常用于学习的蓝本的篇章排列是按唐代王冰《素问》注本及宋代史崧《灵枢经》本次序，与隋代杨上善《黄帝内经太素》本分类编排不同，故这里暂把《黄帝内经太素》归入类分研究之列。按照医家分类方法的不同，类分研究又可分为3种。

全部类分

《类经·序》认为,《内经》162篇“言言金石,字字珠玑,竟不知孰可摘而孰可遗”,故虽然把每一篇拆散而重新归类编排,但毕竟一字不遗地将所有内容全部保存了下来。其中以隋代杨上善的《黄帝内经太素》和明代张介宾的《类经》为代表。

隋代杨上善的《黄帝内经太素》

该书是类分研究《内经》最早的一本著作,可惜的是该书在我国宋代以后渐失传,直至清末民初才有学者东渡日本发现该书,并陆续影印回国,几经修补,现仍缺5卷(缺卷第一、卷第四、卷第七、卷第十八、卷第二十)。它将《素问》《灵枢》原文分为摄生、阴阳、人合、脏腑、经脉、俞穴、营卫气、身度、诊候、证候、设方、九针、补泻、伤寒、寒热、邪论、风论、气论、杂病19类,每类又分若干篇目并给予注释。该书不仅开创《内经》分类研究之先河,且对《内经》理论体系的构建进行了首次探析,为以后《内经》的编次分类研究开展提供了宝贵的思路,进而为后世“内经学”学术研究的开展打下了良好的基础。由于该书同《内经》成书的年代最接近,具有重要的文献校勘价值,对我们学习、理解、研究《内经》具有重要意义。

明代张介宾的《类经》

该书是现存全部类分《素问》《灵枢》最完整的一部著作。它将《内经》全部内容分为摄生、阴阳、藏象、脉色、经络、标本、气味、论治、疾病、针刺、运气、会通12大类,凡390目,共30卷。张介宾在《类经·序》中云:“夫人之大事,莫若死生,能葆其真,合乎天矣,故首曰摄生类。生成之道,两仪主之,阴阳既立,三寸(才)位矣,故二曰阴阳类。人之有生,脏气为本,五内洞然,三垣治矣,故三曰藏象类。欲知其内,须察其外,脉色通神,吉凶判矣,故四曰脉色类。脏腑治内,经络治外,能明终始,四大安矣,故五曰经络类。万事万殊,必有本末,知所先后,握其要矣,故六曰标本类。人之所赖,药食为天,气味得宜,五官强矣,故七曰气味类。驹隙百年,谁保无恙,治之弗失,危者安矣,故八曰论治类。疾之中人,变态莫测,明能烛幽,二竖遁矣,故九曰疾病类。药饵不及,古有针砭,九法搜玄,道超凡矣,故十曰针刺类。至若天道茫茫，运行今古，苞无穷，协惟一，推之以理，指诸掌矣，故十一曰运气类。又若经文连属，难以强分，或附见于别门，欲求之而不得，分条索隐，血脉贯矣，故十二曰会通类。”由于张介宾有丰富的临床经验（著《景岳全书》），加之文字简明畅达，注释结合实际，故影响较大。张介宾将《内经》原文分12类，较隋代杨上善的分类方法有所提高，也扼要得多。

选择性分类

此种分类不把《内经》看作是“言言金玉，字字珠玑”，而只认为《内经》是前人总结经验和理论的资料。由于实践的不断加强、经验的不断丰富、理论的不断提高、科学的不断发展，过去总结的东西不可能完全与现在符合，因此，必须要有选择地吸收。这较“全部类分”来说，确又是一大进步。采用这种方法类分《内经》的以元代滑寿的《读素问钞》、明代李中梓的《内经知要》、清代汪昂的《素问灵枢类纂约注》和清代沈又彭的《医经读》为代表。

元代滑寿的《读素问钞》

选择性分类研究《内经》当为元代滑寿所首创。他对《素问》反复研究后，先进行删繁撮要，然后再以类相从。他把经过选择的有关内容分门别类地进行编次，共分为藏象、经度、脉候、病能、摄生、论治、色脉、针刺、阴阳、标本、运气、汇萃12类。总的来看，此分类达到了钩元提要这一目的。

明代李中梓的《内经知要》

李中梓选择《素问》《灵枢》二书的内容加以分类注释，共分道生、阴阳、色诊、脉诊、藏象、经络、治则、病能8类，两卷。所选内容数量少但都很精。如他认为论脏腑不选《灵枢·本输》便遗漏了五脏六腑表里相合的重要问题；言望诊不选《灵枢·五色》则对颜面部位就会茫然无所知；谈经络不选《灵枢·经脉》则对手足阴阳各经的循行起始毫无分晓；而如五运六气等不是急切所需，故省略之亦无大害。其所选内容已足以概括中医学基础理论，且简练实用，故颇受学者欢迎，流传甚广。

清代汪昂的《素问灵枢类纂约注》

这是一部以《素问》为主、《灵枢》为副的选择性分类本，共分藏象、经络、病机、脉要、诊候、运气、审治、生死、杂论9类。其所加注释十之有七选自唐代王冰、明代马莳、明代吴崑、清代张志聪4家，十之三略陈已见，或节其繁芜，或辨其谬误，或畅其文义，或详其未悉，或置为缺疑，务令语简义明，故名之为“约注”。

清代沈又彭的《医经读》

该书是类分中最简明的选本，分为“平、病、诊、治”4类，即脏腑、疾病、诊法、治则4大类。从实际运用来看，分类虽不多，却是很恰当。

调整篇次分类法

此种分类法是因为有些医家认为《内经》162篇文章的顺序略有杂乱，不易理解，于是在保持《素问》《灵枢》各篇原文内容不动的基础上，仅将其篇次予以重新类分注解，以清代黄元御的《素问悬解》《灵枢悬解》为代表，其单注《素问》者，则以清代姚绍虞的《素问经注节解》为佳。

清代黄元御《素问悬解》《灵枢悬解》

黄元御精研《素问》《灵枢》，广搜博采，相互参照，对原文重新编次，《素问悬解》分为养生、藏象、脉法、经络、孔穴、病论、论治、刺法、雷公问、运气等类；《灵枢悬解》分为刺法、经络、营卫、神气、藏象、外候、病论、贼邪、疾病等类。黄氏注文，条理分明，详略得当，颇有裨于明畅经旨，为学习《内经》的参考文献之一。但是该书亦以错文为说，以《灵枢》为例，谓《灵枢·经别》前十三段为正经，后十五段为别经，乃《灵枢·经别》之所以命名的原因，但这后十五段，却误在《灵枢·经脉》中；《灵枢·四时气》大半误入《灵枢·邪气脏腑病形》中等等，在今天看来，其编次有擅改经文之弊。

清代姚绍虞《素问经注节解》

姚绍虞殚精《灵》《素》，历时7年完成《素问经注节解》。姚绍虞所注《素问》以唐代王冰注为底本，参以宋之《新校正》，复以明代张介宾、明代马莳诸家注而参断之。除了对原文有所删节注解外，还一改唐代王冰本原来的篇章顺序，将原书分为内、外2篇，内篇3卷48篇，论阴阳、治法等，属义理范畴；外篇5卷31篇，论针灸、岁运等，属象数之类。该书对王注多所议论，并申述己意。其注文未冠“按”字者，悉为唐代王冰注；冠"按"字的，则为姚绍虞注语。姚绍虞对唐代王冰的讹误，发挥自己的见解，多有创见。

注解《内经》著作

此种方法不打乱《内经》原有的排列次序，逐字、逐句、逐段或逐篇予以注释阐发，当属此类。注解《内经》最早者，当推梁代全元起的《素问训解》。惜早已亡佚，现仅能从宋代林亿所校订的《重广补注黄帝内经素问》中见到其少数的注释。现尚存较完整的注本可分为单注《素问》与全注《素问》《灵枢》两类。

单注《素问》著作

单注《素问》者，自唐代王冰次注《黄帝内经素问》伊始，此后代有医家发挥。至于单注《素问》的原因，如元代朱丹溪在《格致余论·序》中所云："《素问》载道之书也……非《素问》无以立论。"估计是医家认为《素问》较重要，且也能全面反映出医学理论体系内涵的原因。

唐代王冰次注的《黄帝内经素问》

王冰历时12年整理《素问》。他的工作主要有两个：其一，将《素问》重新编为24卷，并补入"旧藏之卷"第七卷——运气部分；其二，对全书各篇作了系统而详尽的注释，对经旨多有发挥，成为后人注释《素问》的基础。值得一提的是，他的治学态度严谨，如《黄帝内经素问·序》所云"凡所加字，皆朱书其文，使今古必分，字不杂糅"。可惜的是，在宋代林亿等校书时已经朱墨不分，古今杂糅了。唐代王冰注经宋代林亿等校正后，一直流传至今，是我们今日所见《素问》的底本。

明代吴崑的《素问吴注》

该书是以唐代王冰的二十四卷本为底本。其特点有二，一是凡他认为原文有错简讹误之处就直改原文并在注释中加以说明。这与其他本不敢改动经文，而仅在注释中指出其讹误者不同。二是阐发医理较深入而不流于空泛。如注《素问·灵兰秘典论》云"三焦者，决渎之官"时说："决，开也。渎，水道也。上焦不治，水滥高原；中焦不治，水停中脘；下焦不治，水蓄膀胱。故三焦气治，则为开决渎之官，水道无泛溢停蓄之患矣。"结合临床所见的病变说明三焦决渎的生理作用，便不觉空泛，且有实际意义。

清代高世栻的《素问直解》

高世栻曾从其师清代张志聪集注《内经》，但认为《集注》“义意艰深，其失也晦”，因而他“不得已而更注之”，遂成《素问直解》。他的注释明白晓畅，语言通俗易懂，而且每篇之中还分数小节，眉目清晰，使人一目了然，故称《直解》。

清代张琦的《素问释义》

该书有两大特点：一是书中之注语多采用清代黄元御《素灵微蕴》及清代章和节的《素问阙疑》两家之说，而黄书、章书流传较少，故可于《释义》中求之。另一个特点是，宋代林亿《新校正》关于篇卷变迁的校语，基本上他都采用了。其注释较为精炼，亦偶有所发挥。

全注《素问》《灵枢》著作

有些医家将《素问》《灵枢》两部著作在保持原有篇次顺序的基础上进行全文注释。这些著作也是现行流传较多的《内经》参考书。

明代马莳的《素问注证发微》和《灵枢注证发微》

马莳素来长于针灸经脉，故其对经脉俞穴证治、注证颇为详尽，而《灵枢》多论经脉、俞穴和针刺，因此，马莳所注的《灵枢》很受人们重视。又由于马注之前《灵枢》被人重视不够，故马莳注《灵枢》又被认为是专门研究《灵枢》之启端，而其《素问注证发微》则并不太为他人所称许。正如清代汪昂在《素问灵枢类纂约注》中所云：“至明始有马玄台之注，其疏经络穴道，颇为详明，可谓有功于后学。虽其中间有出入，然以从来畏难之书，而能力开坛坫，以视《素问》注，则过之远矣。”

清代张志聪的《素问集注》和《灵枢集注》

张志聪精于医理，治学严谨，会同其同学、门人数十人，在集体讨论的基础上，历五载写成《素问集注》9卷，继而又完成《灵枢集注》9卷。因其集众人之智慧而成，故注释质量较高，亦开集体著作之先河。其特点有二：其一，联系《内经》各篇解释原文，注意到《素问》与《灵枢》二书医理的相互联系，互相印证，这一特点又称以经释经；其二，在注释中并不拘泥于历代医家的看法，而主张以临床实践为标准，强调从临床应用来阐发医理。

日人丹波元简的《素问识》和《灵枢识》

该书的特点是重在选用他人的注释。在选注方面，多采用唐代王冰、明代马莳、明代张介宾、明代吴崑、明代张志聪等家注释，以考证精确、符合经旨而有发挥者入选。对各家注释有分歧时，则提出自己的看法，指出孰是孰非。如未能肯定，或可并存者，则用“恐非”“似是”“可并存”等口吻，望学习者思考抉择。本书在阐述自己的见解时，旁征博引，逻辑性强，对学者分析诸注、体会经旨很有帮助。

校勘《内经》著作

汉以前的书籍主要是用竹简、帛书、木版等方式流传，不易保存。时间一长便发生错落遗佚、涣散剥蚀等现象。加之，古今语言文字的不断变迁，时间间隔愈远，其间的变化愈大。所以，阅读古代书籍往往要通过仔细的校勘和训诂才能真正读懂和理解。由此校勘、训诂便成为阅读古书不可缺少的手段。可惜的是，向来注释《内经》的医学家鲜有精于校勘者，而对《素问》《灵枢》校勘、训诂做出一定贡献者往往不是医学家。

宋代林亿的《新校正》

公元1057年北宋政府成立校正医书局，对一批古医书进行了校正。其中，《新校正》就是宋代林亿等校《素问》时所作的校勘，今存于《重广补注黄帝内经素问》中。《新校正》校的时间较早，数量也多，如《重广补注黄帝内经素问·序》云“正缪误者，六千余字；增注义者，二千余条”。所勘定的质量亦较高。如唐代王冰注释《素问·生气通天论》“高梁之变，足生大丁”曰：“所以丁生于足者，四支为诸阳之本也，以其甚费于下，邪毒袭虚故尔。”《新校正》则云：“丁生之处，不常于足，盖谓膏粱之变，饶生大丁，非偏著足也。”把“足”训为虚词，较唐代王冰为优。

清代胡澍的《素问校义》

胡澍为清代安徽绩县人。咸丰九年（公元1859年）中举，次年升户部郎中，其精于小学，因多病而留心医方，著《素问校义》一卷，未成而逝，故仅存32条，但其精通声韵训诂，故其校勘法度谨严。该书借汉学考据之法，博引诸子经籍，旁及元代熊本、明代《道藏》本，或正全氏、王氏之讹误，或纠宋代林亿之偏失，勘正《内经》文字，穷及音韵训诂之原，彰明《素问》之蕴意，于后学对经文之校勘，窥见经旨原貌多有裨益。

清代俞樾的《内经辨言》

俞樾为清代浙江德清县人，道光进士，撰有《群经评议》《诸子评议》等著作。俞樾"湛深经学"，长于正句读、审字义、辨假借。《内经辨言》对《素问》难字疑句考据精详，探赜索引，辨讹正误，引证确切。惜该书仅限于《素问》，且只有48条。

清代孙诒让的《素问王冰注校》

孙诒让为浙江瑞安人，同治举人，曾任刑部主事，对经学、文学皆有研究，著述极丰，有《周礼正义》《墨子间诂》《札迻》等20余种著作。《素问王冰注校》为《札迻》卷第十一。其校勘训释《素问》凡13条，諟正文字讹舛，或求之于本书，或以声类通转为依据，或审核字体流变以改形讹，多有创获性见解。且孙诒让为有清三百年朴学之殿，在清儒校勘《素问》诸书中，以孙诒让最为后出，故可供借鉴之处甚多。如指《素问·阴阳别论》云"偏枯痿易"之"易"为"弛"、《素问·痹论》云"逢寒则虫"之"虫"为"痋"，均至切当，资料丰富，论证严谨，逻辑性强，故该书对学习研究《内经》不无裨益。

清代冯承熙的《校余偶识》

冯承熙为江苏阳湖人，咸丰年间为国子监学正。冯承熙崇尚清代黄元御之学，为弘扬黄氏医术，于同治十一年（公元1872年）将黄元御遗著《素问悬解》《难经悬解》等校而梓行。《校余偶识》为冯承熙校订《素问悬解》的资料汇编。书中辑录了《太素》、唐代王冰注、《甲乙经》《新校正》等注释《素问》某些章节的不同见解，与黄注并行，交相辉映，可为参考。

清代张文虎的《舒艺室续笔·内经素问》

张文虎为浙江南汇人，其自幼精研经学、历算、乐律等，著有《校史记三注札记》《舒艺室随笔》等。本书是张文虎在俞樾校勘之基础上，对《素问》中余存的衍文奥义、舛误错乱、全本残缺、王注疏漏而进行的考其源流，识其异同，逐句校订工作。尽管仅有19条，但对于《素问》之校勘却不乏精当之处。

清代于鬯的《香草续校书·内经素问》

于鬯，字醴尊，号香草，江苏南汇人，清末有名的小学文字大师，著述甚富。于鬯著的《香草校书》60卷是校勘经部的著作，《续校书》22卷是校勘子史部的著作，《内经素问》属于子部，故校之。于鬯以其严谨的治学态度和博大精深的小学知识，旁征博引诸如小学文字、篆书、隶书、经、史、诸子、传记等，对《素问》102条原文进行了校勘和训诂。其论述精审，义理详明，创见甚多。

清代顾观光的《素问校勘记》和《灵枢校勘记》

顾观光，字宾王，号尚之，别号武陵山人，江苏金山人，清末学者。顾观光笃学嗜古，博览经史，精于考据，兼通医学。就医著而言，除《素问校勘记》和《灵枢校勘记》外，还有《伤寒杂病论补注》，并辑有《神农本草经》。就此而言，亦算作医家之一。《素问校勘记》和《灵枢校勘记》博引古今文献，几乎每篇都经校雠，且对唐代王冰注、宋代林亿《新校正》均有所补正，或引旧说，或出己见，均期于精当。其精深程度虽不能与胡澍、俞樾、孙诒让诸大家相比，但其对校勘误，亦大有助于学者。

清代沈祖绵的《读素问臆断》

沈祖绵为浙江余杭人，对经学及小学深有研究，虽非医工，但喜读医书，每有所获，辄记录以存之，遂成《读素问臆断》和《读灵枢臆断》各1卷，于两个81篇，均已校勘过半数。惜《读灵枢臆断》于抗日战争期间佚于邮。沈祖绵曾受益于清代俞樾、清代孙诒让诸儒，且医易造诣甚深。《读素问臆断》对《素问》62篇100余条原文之校勘，先治训诂，次明章句，考据精详，训解明晰。援《易》释经亦多创见，可为参考。

日人喜多村直宽的《素问札记》

喜多村直宽，字士栗，日本江户、明治时代名医。曾任医学教谕、宫廷侍医等职，注释医书30余部。其释《内经》以唐代王冰注文为本，旁校杨注，且就诸书，每有所考，记之余纸，厘为《素问札记》。该书广征博引，校勘有据，不乏创见。

日人度会常珍的《校讹》

度会常珍生平事迹不详，大致相当于我国清代时期人。唐代王冰次注《素问》24卷明代翻刻本存于世者不一，讹舛甚多。《校讹》以群书异文对《素问》经文及唐代王冰注文进行了全面校勘。该书多以日本医庠古抄本、元椠诸本为校本，庶乎不失宋本之旧，而嘉祐之真厘然可见，故对研究《内经》有重要价值。

四、学术体系

《内经》的成书标志着中医学理论体系的建立，其中《内经》学术体系是其关键。《内经》主要围绕人的健康、疾病进行阐述，形成了有关人的生命规律及其医学应用的知识和理论，而这些知识和理论的形成，必有古代自然科学、社会科学等方面的知识和方法的渗透与影响，它既是医学理论形成的基础，也是《内经》学术体系的有机组成部分。因而，《内经》学术体系结构主要包括医学理论和医学基础两部分。

医学理论

《内经》学术体系医学理论的内容，基本上可以由历代医家对《内经》内容的分类来概括。在分类研究《内经》的诸注家中，具有代表性的有：隋代杨上善《黄帝内经太素》分 19 类，元代滑寿《读素问钞》分 11 类，明代张介宾《类经》分 11 类、明代李中梓《黄帝内经知要》分 8 类，清代沈又彭《医经读》分 4 类，虽繁简精粗不同、类别间有出入，但大体可以概括《内经》医学理论的内容。经过繁简修合、纲目条贯的整理，主要内容如下：

藏象

藏象是研究脏腑经脉形体官窍的形态结构、生理活动规律及其相互关系的理论，是《内经》学术体系的核心。“象”，指外在的生命现象，既包括有形可见的躯体肢节脏腑血脉的形象及其动态变化，又包括各种无形的生理、精神现象；“藏”，是指藏于体内的脏腑组织。藏象学说的内容主要包括脏腑、经络、精气神。同时，人的活动与天地自然、社会人事密切相关，因而人们在探索人体生命活动时，又将它们联系在一起进行研究，因而也成为藏象内容的有机组成部分。

疾病

论异常的生命活动，有两部分内容：一是病因病机。病因即生病的原因。病机是阐述疾病发生、发展变化及转归的机理和规律，其内容包括发病、病理、传变等。其中的病理，主要论述病变的机理，如表里出入、寒热进退、邪正虚实等的具体病变机理。二是论疾病的概念、分类及其临床表现，即病证。《内经》论疾病多以“疾”“病”“候”表述，个别之处提到“证”，与候同义。《内经》论疾病重其整体功能异常和阶段变化性质，后世概括为“证候”，体现了中医疾病学理论的特色。

诊法

论疾病的诊断方法，包括疾病的诊断原理、诊察方法与判断法则。《内经》深刻地阐述了中医的诊病原理，主要是创造性提出望闻问切与四诊合参的直观察验的疾病诊察方法。此外，在疾病判断法则方面，《内经》的特点是以“审察病机”为中心的审机论病，并体现在疾病的脏腑分证、经络分证、病因分证等，实为后世“证候诊断”之源。

论治

《内经》除了阐述天人合一、心身一体以及治未病等治疗思想外，主要阐述治疗原则和治疗方法。治疗原则，是指导治法、疗法的准绳和法则，如治病求本、调节阴阳、因势利导等。治疗方法又有无形的方略技巧与有形的处理措施之别，前者称治法，如解表清里、理气活血等；后者称疗法，如药物疗法、针灸疗法、饮食疗法、精神疗法等。《内经》记载了多种疗法，并论述了它们的治病原理、使用方法与宜忌等。《内经》论治内容丰富，形成了完整的论治体系。

养生

即颐养生命，包括两方面内容：一是无病之摄养，目的是健身缓老与防病。在对疾病和衰老的认知基础上，《内经》确立了“治未病”养生思想，并提出外以避邪、内以养正的原则和多种养生方法，建立了中医学独特的养生学说。二是病后康复。

以上内容，未将阴阳五行与运气学说包括于内。阴阳五行，是战国秦汉占主流的哲学，是中国古代自然科学的认识论、方法论。在《内经》学术体系之中，它虽然含有具体的医学内容，但其主要作用也是论证和规范医学知识与理论的指导思想与方法学工具，因而未列入医学理论，而是将其划归于医学基础的哲学部分。运气学说，不仅讨论气候变化规律同生物生存、人的生理病理关系，也探索论治、方药原理与原则，还富含藏象、病机、病证、诊法与摄生等内容，属于综合性理论，宜作专题研究，非医学理论固有组成部分。

医学基础

《内经》学术体系的医学基础，无论其固有内涵、表述方式，还是其研究方法、形成过程，广泛涉及中国古代传统科学的各个领域，主要包括哲学、天文历法、气象学以及社会学等。

哲学

在战国秦汉时期，科学技术处于萌芽时期。在医学领域，对于动物和人体器官、组织，即使解剖也难以完全了解其功能，更难以将实质器官、组织与生命现象完全结合起来，医学研究只能在日常生活和医疗实践基础上，借助自然哲学进行，因而精气、阴阳、五行等学说，不仅成为《内经》学术体系的方法学基础，渗透到中医理论的各部分，而且还借助其哲学术语表述医学概念。具体而言，哲学的作用，一是引导医疗活动的指向，赋予医学观察和医疗实践以特定内容；二是约定医学概念独特内涵及其表述方式；三是建立推理体系、理论模型。

天文历法、地理学、气象学

人生天地之间，气交之中，在广泛的时空条件下受着自然力量的制约，因而人类必须了解自然、把握自然，进而顺应自然、利用自然，为自身的生存和发展服务；同时，中医学是一门应用学科，它的建立、发展和成熟，也有赖于其他学科，成为医学理论形成和建立的基础。

社会学

《内经》中许多篇章阐述了古代社会与医学起源、发展情况。随着社会发展，私有制的建立，经济、政治、文化交往增多，疾病也渐致复杂，单纯的汤液醪醴不能适应临床需要，于是发展了多种剂型、多种治法。此外，《内经》还有大量社会经济状况、风土习俗、人情、心理以及社会地位变迁等及其与疾病关系的记载，并贯穿于病因、发病、诊断、治疗、养生诸学说之中。它将人与社会生存环境的失调作为重要致病因素，丰富了中医病因学理论；它重视在疾病防治过程中纠正社会性致病因素，并以此作为疾病防治的重要原则，完善了中医学疾病防治理论，为中医学社会心理医学模式奠定了理论基础。

另外，农学、数学、物候学等，对《内经》医学理论的形成均有着重要影响，也是其学术体系形成的基础。

五、学术特征

《内经》作为一部医学著作，它的主要任务在于探索和研究与人体生命有关的基本规律。从学术特征分析，主要有以下三个方面。

从功能角度把握生命规律

在医学理论形成初期，东西方都以解剖作为研究手段，如《内经》就有“其死可解剖而视之”的记载。但由于当时的科技水平，古人难以将解剖发现的实质器官、组织与生命现象完全结合起来，其结果也难以指导临床实践的发展，当中国古代的先人们意识到解剖并不能直接解释生命现象与指导医疗活动后，转而采用当时盛行的古代自然哲学方法。他们首先对生命现象及与其相联系的各方面进行观察，然后把观察内容中的“共相”提取出来，按其形态、功能、格局、演化方式进行分类，并将具有代表性的、具有共相的“类”，用象征性符号、图像或有代表性的具体事物表达，进而以类相推，探讨生命现象的机理，这就是古代的意象思维方式。中医学概念与实体脏器不符，并不违背结构与功能统一的原则。清代王夫之《周易外传》云：“天下之用，皆其有者也。吾从其用而知其体之有，岂疑待哉？”生命活动机制是复杂的，生命活动规律也应从多角度探索。

从功能角度把握生命规律是《内经》理论思维方式的一个基本特点，其他特点以此为前提而建立。如讲整体应是功能上的相互联系与制约，因而《内经》中的五脏应是生命活动中各种功能相互联系的方式、机制与过程的概括。而所谓辨证治疗也是辨别人体病理性综合功能状态，并进而进行综合调节。中医作为应用科学在解剖形态方面研究和认识确实存在着缺憾，但也有其一定的优势。它从功能上进行宏观而综合调节，这种论治思路，对于多系统、多脏器、多组织的复杂病变，精神系统、内分泌系统、免疫系统以及原因不明的疾病等，均显示出不凡的疗效，不但具有使用价值，在医学模式转变的今天更有深刻的学术意义。

从整体角度把握生命规律

中医学的整体观念源于把生命现象放在其生存环境，即自然、社会中所进行的观察活动，并接受中国古代自然哲学的指导，将对这种观察结果的分析引向理性认识的层次，形成“天人一体”“人自身一体”“形神一体”观。同时，古人还将这种整体观融入中医学的基本概念之中，形成中医理论的基本学术内涵和临床诊治的指导原则。体现人与自然有机联系，《内经》有“生气通天”的著名论断，因而中医五脏不仅有维持体内生理环境的协调，同时还有时空的内涵，主司人体适应自然界季节昼夜、方域水土的调节功能。于是，五脏成为人体联系内外、协调心身的生命活动中枢，是中医整体观在基本概念的集中体现。五脏之外的中医学其他基本概念，如经络、气血等，其内涵均类于此。这就造就了中医学从自然环境与社会环境、躯体生理与精神心理整体联系上研究人的生命活动及其应用的医学模式。

对于这种人体内外的普遍联系，《内经》运用精气、阴阳、五行学说作为思维框架进行论证。其中精气论概括生命之气浑然一体的生成、演变与消亡过程，阴阳五行论则具体演绎生命体与自然界之间，以及生命体内有机联系之相反相成、生克制化的活动机理。这样就把人体的形体与神志，人体脏腑器官组织的各个局部，人体与外界的时空、地理等从纵向与横向紧密地联系在一起，并构成了一个相对稳定的整体，认为人体是一个有机的自组织系统，如《素问·五常政大论》提出“化不可代，时不可违”，《素问·阴阳应象大论》提出“治不法天之纪，不用地之理，则灾害至矣”的论断。

从变化角度把握生命规律

中医学在形成初期，只能整体观察、综合研究，从而形成了中医学从运动变化角度把握生命规律的学术特征及其动态化的理论表述。其结论虽然失于粗疏，但却反映了生命的自然与真实。主要体现在三个方面：一是医学概念具有时间内涵。时间是事物运动及其状态变化的度量，凡某概念标示有时间含义，便说明这一概念具有动态的内涵。二是在医学理论中，明确表述了生命的运动变化原理。如生命过程的生长壮老已，生理活动的脏腑经络气血升降出入等。三是辨证论治体现中医诊治动态观。证是疾病过程中阶段性病机的概括，它虽然具有一定稳定性，但随病变而变；同时证本身的形成与内外环境的时序流转也有密切关系，如外感邪气形成、致病特点及病证种类时效性很强，内伤病证与患者年龄变化、与体内脏腑经络气血营卫运动节律无不相关。诸如此类，皆为中医诊断所关注，并成为治疗中重视时间因素的依据。而一病前后证异，用药施治随时变换，则是中医理论动态化特征的明显表现。

《内经》理论的这些学术特征，造就了中医方法学上的两大倾向和特点：一是不得不忽略生命体物质的规定性和测量性，而主要从功能象变角度对生命的动态轨迹进行模糊的整体表述，如脉证太过不及和死证死脉的度量，色泽浮沉夭泽的判断，阴阳表里寒热虚实八纲的表述都具有模糊的性质。与之相应，在疾病治疗的探索中，中医也摸索到使用天然药物等进行模糊调控的临床处理方法，至今仍有其科学意义和实用价值。二是把时间流转和空间变化结合起来，认为时间流变具有周期性，即随着时间的流转而发生着空间状态的周期性演变，在《内经》则形成有关生命节律的理论。中医学不但早就观察到这种生命现象，而且用于指导疾病的诊治，显示出它的科学意义和实用价值。

《内经》学术体系的3个方面特征，体现在中医理论的各个方面，如脏腑概念也反映了这一点。以肝为例，肝的生理特性之一是主人体之气的升发，与自然界的春季之气升发相应，而春季的主令之气为风，另外，木性曲直，枝叶条达，亦有生发的特性，故肝在五行属木，在六气为风，在时令与春通应，其生理功能亦被归纳为主疏泄。在人体脏腑组织与精神活动中，通过五行归类构成了以肝脏为主体的肝系统，包括胆、筋、目、爪、怒、魂等。肝脏系统功能活动正常，其生理功能得以正常发挥，否则就会出现肝失疏泄的病理变化。如，胸胁满闷、烦躁易怒、筋脉拘挛、肢体震颤、头目眩晕等病证。而肝脏病变也因四时变化而变化，如《素问·脏气法时论》云："病在肝，愈于夏，夏不愈，甚于秋，秋不死，持于冬，起于春。"即肝病在夏天容易痊愈，因为夏天是五行中火气所主管的季节，火克金，减弱了金对木的制约。如果夏天不好，到了秋天就会加重，秋为金气所主管的季节，金克木。到了冬天病情会处于相对稳定的状态，因为冬天在五行中属于水，水能滋生涵养木。到了春天，为一年中肝气最旺的季节，疾病就会好转。由此可见，中医所讲的肝，是功能性、整体性、运动变化的，是时脏，而不是单纯的血肉之脏。由此也可看到《内经》学术特征之一斑。

作为《内经》理论体系的学术特征，从整体、功能与运动变化角度把握人体生命规律，三者之间无论在思想方法和实际应用意义方面，都是相互联系、彼此照应的。

六、临证之源

《内经》作为中医学的经典著作，其对中医学的重要贡献不仅体现在建立了丰富而完善的理论体系，还在于其蕴含着丰富的临床应用内容，是中医临床实践的源头活水。《内经》在临床中的应用主要体现在以下四个方面：

原文及理论在临床中的应用

《内经》奠定了中医理论的基础，可以说现在中医临床的治疗思路、方法都与《内经》的临床运用有着密切的关系。金代张子和就认为《内经》是一部治病的法书。《素问》《灵枢》的162篇原文不单是医学理论的基础，更是临床实践的指导。如《素问·六元正纪大论》中所说："木郁达之，火郁发之，土郁夺之，金郁泄之，水郁折之。"指出了五郁的治疗原则，其对临床就有一定的指导意义。又如《三国志·魏书·方技传》中的华佗以怒愈病案，《医部全录·医术名流列传·文挚》中的以怒愈病案，《儒门事亲·内伤形》中的因忧结块的喜胜悲案、病怒不食的喜胜怒案、惊门的"惊者平之"案，《儒门事亲·九气感疾更相为治术》中的恐惧胜喜案，《续名医类案·癫狂》中的喜愈因忧致癫案，《续名医类案·哭笑》中的悲胜喜案，均是《素问·阴阳应象大论》的情志理论——怒胜思、思胜恐、恐胜喜、喜胜忧、忧胜怒，以及由于七情作用于人体引起人体气机的不同变化，如《素问·举痛论》所云"怒则气上，喜则气缓，悲则气消，恐则气下""思则气结"。再如"损者温之""劳者温之"，指出治疗劳损虚弱的疾病应重视阳气，从补益阳气入手治疗，也对临床很有启发。

《内经》思维在临床中的应用

意象思维是《内经》中的主要思维方式之一。意象思维作为中国传统思维的主要方法，既对《内经》理论构建有很深远的影响，又对临床运用有着重要的指导作用。如治疗哮喘从肝论治，肝在五行中属木，与自然界的风气相应，风性主动，而哮喘突发突止的症状恰与风之动的特性相应，故治疗哮喘时在治肺的基础上，加以平肝息风之药常能收到更好的疗效。再如治干燥之病从辛温发散治疗，五气之燥与秋相应，秋的主令之气为燥，而秋在五化中主收，在五行属金，具有收敛的特性，故燥性收敛，在治疗中应从发散的角度考虑，使用辛温的药物。这些均是《内经》意象思维在临床运用的代表范例。

注家之论在临床中的应用

《内经》成书之后，后世皆奉其为圭臬。到1990年底，演绎发挥、考校编次、注释研究的著作达到400多部。而因注家所处时代、环境以及临床实践等因素，他们对原文的解释不尽相同。如《素问·生气通天论》中的"因于气，为肿，四维相代，阳气乃竭"，其中"因于气"，古人有两说法：一说"气"为"气虚"，指气虚浮肿之证，如清代姚绍虞说"阳气盛，则四肢实而霍乱动；阳气虚，则手足浮肿，或手已而足，或足已而手，是相代也"；一说"气"指"风"邪，与上文"因于寒""因于暑""因于湿"体例一致，即指感受风邪而肿之风水证。

而对"四维"的解释也有两种：一种解释为"四时"，如《黄帝内经太素》云"四时之气，各自维守，今四气相代，则卫之阳气竭壅不行，故为肿也"；另一种解释为"四肢"，如明代马莳曰"四维者，四肢也""其手足先后而肿，此四维之所以相代也"。以上关于"气"与"四维"的解释，虽不统一，但各有依据，并且在临床也均可以见到相应的病例，说明注家之论对临床确有一定的指导意义。诸如此类的问题在《内经》中有很多，我们应该根据具体情况分析前人的解释，更好地发挥诸注本对临床的指导。

《内经》不同学说在临床中的应用

谈到《内经》对临床的指导，我们不能忽视《内经》不同学术观点的作用，其实这一点才是《内经》对临床指导中最重要与最关键的地方，它对开拓临床治疗思路、创新治疗方法，具有重要的价值。

以脏腑经脉与体表的关系为例，《内经》中虽然在多个篇章中论述了肺与皮毛的密切关系，如《素问·五脏生成》云“肺之合皮也，其荣毛也”、《素问·六节藏象论》云“肺者，气之本，魄之处也，其华在毛，其充在皮”，但也有篇章提到了心与皮表的关系，如《素问·刺禁论》云“心部于表”。其实古代医家在研究医理时，由于心肺共居上焦，所以认为其功能往往有相互影响互通之处，如生理上有心主血脉与肺朝百脉，病理上有《素问·五脏别论》所云“五气入鼻，藏于心肺，心肺有病，而鼻为之不利也”，所以也不难理解心肺与皮表都有一定联系，两者运用时的侧重点也是值得探讨的。肺主皮毛多侧重于皮毛受邪，内传于肺，使肺气机不利而致咳，如《素问·咳论》云：“皮毛者，肺之合也，皮毛先受邪气，邪气以从其合也；其寒饮食入胃，从肺脉上至于肺，则肺寒，肺寒则外内合邪，因而客之，则为肺咳。”临床上外邪侵犯肌表，邪气影响其所合的肺脏，使其宣发与肃降功能失常，出现咳嗽、鼻塞、发热之病。此时当从宣肺发汗解表入手，可根据病证之偏寒、偏热、偏燥而选用。至于“心部于表”则多侧重脏气紊乱所致之病，一般并非外邪侵袭所致疾患，若属外邪亦仅为火热之气。又由于“心主血脉”，故此类病证多见皮表气血运行障碍方面的症状，如皮表疼痛、灼热、瘙痒乃致疮疡等。另外，由于心主神明，《灵枢·本神》“所以任物者谓之心”，故临床上皮表的感知觉障碍，如痛、痒、麻木不仁等，亦可从心论治。心脏为阳中之太阳，通于夏气，故主一身之表。因而皮表之病，不可忽视从心辨治这一途径。

除心、肺之外，在《灵枢·五癃津液别》中曾云“脾为之卫，肾为之主外”，提出脾保护机体，有卫外之功。“脾为之卫”的侧重点在于脾胃功能正常，则脏腑得养，营卫充盛，正气存内。也为后世“扶正以祛邪”这一治疗方法提供了理论根据，后世玉屏风散之运用即是一例。“肾为之主外”与《素问·刺禁论》云“肾治于里”看似矛盾，其实这是从不同角度探讨肾之作用得出的不同结论。“肾治于里”侧重于肾的气机升降，而“肾为之主外”则不仅认识肾与人体五官的密切关系，更是从脏腑功能角度揭示了肾与卫气的联系，如《灵枢·营卫生会》所云“卫出下焦”，指出卫气昼始于足太阳、夜始于足少阴，与肾关系密切，临床上也多有感冒长期不愈，从补肾壮阳治愈的病案。至于经络与体表的关系，《内经》也提及足太阳经循行从头至项背、经背膂抵足小趾外侧端，《素问·热论》谓其“为诸阳主气”，言其经统领全身在表之阳气，故外邪（尤其是寒邪）侵袭人体，先伤在表之阳，则会表现足太阳经脉所循行处的症状，如头项痛、腰脊强以及阳气闭郁导致的发热、无汗、恶寒等症状。此时治疗，则当选用麻黄汤、葛根汤之类方剂，以温散在表之邪。因此，依据《内经》中的不同学说与观点，联系临床实际，更有利于我们临床方法的创新，治疗思路的开拓。

从古至今，中医学理论的发展，就是以临床与经典融汇发展为动力。因此，《内经》理论的发展离不开临床，而临床的实践亦离不开《内经》的指导。

七、学术影响

秦汉时期一个重要的文化背景就是诸子百家在学术上的创新与争鸣，成书于西汉中后期的《内经》之中也体现着各家学说的特点就不难理解了。任应秋先生在《中医各家学说》里说过：“既然在这一时期，有不同的师承授受关系，又有不同的理论见解，出现学术上的争鸣，说明早在汉代以前，就有产生医学流派的条件。”

百家争鸣

正因于此，《内经》的各家学说性质是有一定依据的，而且就《内经》本身内容而言，其中就存在着大量不同，如由于阴阳理论的不同学术观点造成五脏阴阳属性的“太”“少”不同说与至阴之异；同样是由于五行学说的影响，但在具体问题的认识上出现了五脏配五腑说与五脏配六腑说；在五行互藏思想的引导下，《内经》出现心开窍于舌、心开窍于耳等众多不同观点；由于古人对时令认识的诸多不同，《内经》中出现五时配属五脏说、四时配属五脏说等不同学说，以上这些均可说明，在《内经》中存在大量的不同学术观点，汇集了当时医学流派的不同学说，所以，《内经》各家学说性质也是《内经》不容忽视的特点。同时《内经》

的各家学说研究还应该包括后世注家的各种观点，而《内经》成书后，做注释者逾百家。一则因其文义古奥，内容繁杂凌乱，对某些原文的理解尚存颇多争议；二则各家注释多参以己见，其中有许多独到见解，形成一家学说；三则历代注家多重视理论联系临床实际，在丰富的临床实践基础上，引经说之一绪，学用结合，对《内经》理论有所发挥，可以说后世注家结合临床实践，加以发挥，形成不同的理论观点，也是对《内经》学术极为重要的发展。如《内经》中有“肾治于里”与“肾为之主外”两种截然不同的观点，历代医家认识也多有不同，而且两种观点在临床实际都有具体运用，得到过临床验证，很难判断孰是孰非。实际上，根据其原文环境及后世医家认识，我们认为其是从不同角度论述肾脏生理特点的，一个侧重于五脏气机相系，一个侧重于五脏功能互用，所以有了截然不同的两种观点，但都是《内经》从不同角度论述肾脏生理功能的内容，都一样值得重视，而不能只依据目前中医基础理论对肾脏生理的基本认识轻易否定其中难以解释的观点。

由此可见，《内经》中存在不同的观点、体现出不同的学说以及后世注家经个人临床实践而做出的不同注释、形成的不同见解均可视为是《内经》各家学说性质的体现。

源远流长

另一方面，《内经》又因此而成为中医学各个流派的源泉。历代大医家几乎没有一个不是精研《内经》之人，历代医书几乎没有一本不引用《内经》之章句，甚至每一个新的观点如果不能在《内经》中找到理论根据，这个理论就很难获得信服。纵观中医学史上重要的医学流派和医家，其理论源头无不始于《内经》。

东汉张仲景在《伤寒杂病论·序》中写道：“感往昔之沦丧，伤横夭之莫救，乃勤求古训，博采众方，撰用《素问》《九卷》《八十一难》《阴阳大论》《胎胪药录》，并平脉辨证，为《伤寒杂病论》合十六卷。”由此可见，伤寒学派也是从《内经》学术体系中衍生出来的。金元四大家分别以寒凉、攻下、补土、养阴著称医林，而追溯其主要理论观点的脉络，与作为“医家之宗”的《内经》的有关理论指导有着深厚渊源及密切联系。

金代刘完素依据《素问·至真要大论》的病机十九条，著成《素问玄机原病式》，开创了寒凉派。他在其《素问玄机原病式》里，把属于火的 10 条、属于热的 7 条扩大为 57 条。不仅丰富和发展了《素问》病机十九条，在阐述火热为病的广泛性的同时，还从理论上进一步揭示了火热致病的病变机理，为火热病的治疗提供了理论依据。

金代张子和的最大成就在于攻邪论，而其攻邪论之理论基础，则渊源于《内经》。张子和认为："医之善，惟《素问》一经为祖。"所以他无论谈病理、立治法，都努力阐发《内经》精神。如他提出的攻邪三法：天邪可汗而出之，人邪可涌而吐之，地邪可泻而出之，正是《素问·阴阳应象大论》"其在皮者，汗而发之""其高者因而越之""其下者引而竭之"的治疗原则的具体运用。

金代李东垣的学术思想，以"脾胃内伤学说"为核心。李东垣传张元素之学，在《素问》"人以水谷为本""有胃气则生，无胃气则死"的理论指导下，倡"内伤脾胃，百病由生"，形成了具有独创性的"内伤学说"，强调脾胃功能在维持人体生命中的重要性，并创立一系列以升举中气为主的治疗方法，发明升阳泻火和甘温除热的用药法度，被称为"补土派"，

元代朱丹溪创立了著名的滋阴派。他因提出"阳常有余，阴常不足"和"相火论"等新的学说，在治疗上倡用滋阴降火而著名。"阳常有余，阴常不足"之说源于《素问·太阴阳明论》"阳道实，阴道虚"之论。而"相火"之谓，也是最早见诸《内经》。《素问·天元纪大论》有"君火以明，相火以位"之说，但属于运气概念，尔后，医家把它引申到人体脏腑之中来，朱丹溪在总结前人论述相火的基础上加以发挥。

此外，还有许许多多的医家、流派、学说都和《内经》有着不解之缘，这里不一而足。也正因此，我们把《内经》称为中医学发展的理论渊薮，称之为"医家之宗"。

在这里我们谈论《内经》之中的各家学说以及在这些不同学说、理论之上发展起来的中医流派，其实是想让大家明白，中医本来就是一个开放的体系，自古就存在着学术争鸣，也包容着不同的理论和见解。而正是这些不同学派间的不同见解和争鸣，推动了中医理论几千年来的发展。因此，我们要重视《内经》经文之"异"与后世注家之"异"的研究，这将有助于解决中医学后世发展中某些相互矛盾之处，对促进百家争鸣，深入阐释中医理论内涵，为临床发展提供新的思路与依据，都有重要意义。

第二讲
《黄帝内经》认识问题方法钩玄

《内经》一书是中国古代传统文化与自然科学成果精华之汇集，体现了中国古代传统哲学思想对中医学思维模式的影响，全面阐释了人体的生命活动现象。该书反映了《内经》时期不同医家之各自观点，成为当今多种中医学术流派之源头，为从不同角度理解、应用中医理论于临床实践提供了可能，可谓当今中医理论之源。

一、取象比类

中医是建立在中国古代哲学思维框架之上的。因此，中医的特殊就突出表现在它的思维方法上。中医的思维方法主要有：意象思维、辨证思维、直觉与灵感、逻辑思维、系统思维等等。其中运用最多的是意象思维。

意象思维是以文字、物象（图像、现象、符号）表达研究对象抽象含义的思维方式，是人们在观察事物取得直接经验的基础上，进行类比、联想，运用具体事物的形象、文字或其象征性符号进行表述，以反映事物普遍联系与规律的一种思维方法。意象思维主要由三个阶段组成。

观察现象

观察现象即对周围的自然现象、社会现象、人体生命活动现象进行观察。此象有物用之别，即形质与功能之别，传统思维轻物重用，即所观察的“象”，以功能之象为主，形质之象为辅。

形成意象

形成意象即通过观察现象把其中蕴涵的共性和规律抽提出来，并用文字、图像、符号的方式进行表达。由于人所把握的许多抽象含义虽有些可以用文字准确、详细地表达，如阴阳、五行、天干、地支等，但有的不能用语言表达，需要用图像进行描述，因此，便产生了卦象、太极、河图、洛书等。

推演意象

推演意象或称为类推意象。意象显示事物的规律和共性，因此，具有超越自身原有价值的意义与趋势，可以类推。《易传·系辞上》云："其称名也小，其取类也大。"即可以将事物按照功能、格局等进行分类，通过比附、推衍来认识未知事物。

亦有根据某些事物的现象直接类推比拟，从而认识另外一些事物规律的方法，属于简单的意象思维方式。这一方法是中医的主要的思维方法，《内经》则充分反映了这一思维特点。这里举个自然界中风的例子，刮风，可引起自然界多种变化，但人们看到最多的、感受最深的，恐怕莫过于树枝摇动了，那么总结"风"的性质特点，就可以用"动"来概括，由"风"人们联想到"动"，《素问·阴阳应象大论》说"风胜则动"，就是这个意思。即不同的致病因素可以产生不同的病证，其中"风"可以导致人体有关"动"的病证，如"肢体震颤""痉挛""屈伸不利""头晕目眩"等，而通过观象体意、由表知里、审证求因，也就知道产生这些病证的病因是"风"。那么，如果这些致病因素不是外界来的，而是人体内部产生的，则又称为"内风""中风"。人体肝在五行属木，与风象相应，在人体主筋，因此，"风""动"的有关病证也就与"肝"有了关联。著名的《素问·至真要大论》"病机十九条"提到"诸风掉眩，皆属于肝"，谈的就是这个问题，其中"眩"，明代张介宾注"运也"，即头晕目眩之意，仍属"动"的表现。又如，自然界到了冬天，水冰地坼，江河封堵，植物枯萎，动物冬眠，万物蜷缩，"寒"使得万物"收引""收敛""蜷缩"，有"凝滞"之意，而人体疼痛多有蜷缩之象，多是气血凝滞瘀阻所造成，所以《内经》云"痛者，寒气多也，有寒故痛也"。其实这里的"寒"也有外寒、内寒之分，并非完全指外界寒冷的致病因素。

实则，《内经》用“象”说明的是抽象概念，其中包含的具体事物极为广泛，涉及天象、地象、气候象、生物象、颜色象、社会象、生活经验象等。如《素问·生气通天论》：“阳气者若天与日，失其所则折寿而不彰，故天运当以日光明，是故阳因而上卫外者也。”《素问·八正神明论》：“月始生，则血气始精，卫气始行；月郭满，则血气实，肌肉坚；月郭空，则肌肉减，经络虚，卫气去，形独居。”是以太阳类比人体阳气，以月廓盈亏类比血气消长。《素问·五脏别论》：“脑、髓、骨、脉、胆、女子胞，此六者，地气之所生也。皆藏于阴而象于地，故藏而不泻，名曰奇恒之腑。夫胃、大肠、小肠、三焦、膀胱，此五者，天气之所生也，其气象天，故泻而不藏。”以天地藏泻类比脏腑功能特点，是借用天地之象。相类似的，《内经》还以物色晦明含蓄暴露类比人的气色善恶，是借用颜色之象；以官职制度类比脏腑分工合作与主次关系，是借用社会之象；以物态变动类比脉象，是借用生活之象。即使是五脏，也不单纯指解剖实体，所以，《素问·五脏生成》里指出“五脏之象，可以类推”，以表述五脏的功能特性。

这些中医学的主要思维，在《内经》都有充分的反映，如果我们能够充分理解，融会贯通，加以综合运用，往往会在临床治疗中获得出其不意的效果。

二、天地之道

“阴阳”的概念，最早见于《易经》。阴阳，是对自然界相互关联的某些事物和现象对立双方的概括，含有对立统一的思想。阴和阳既可以代表相互对立的事物，也可以代表一个事物内部所存在着的相互对立的两个方面。阴阳的最初含义是很朴素的，是指日光的向背，向日为阳，背日为阴，后来引申为气候的寒暖，方位的上下、左右、内外，动作状态的躁动和安静等等。

古代思想家看到一切现象都有正反两个方面，就用阴阳这个概念来解释自然界两种相互对立和此消彼长的势力，并认为阴阳是事物本身所固有的，是宇宙的基本规律。如《周易·系辞》云：“一阴一阳之谓道。”这样一个“道”在《内经》中得到了最为广泛的诠释与运用。最核心的论述是《素问·阴阳应象大论》中的这句话：“阴阳者，天地之道也，万物之纲纪，变化之父母，生杀之本始，神明之府也。”这句话是说，阴阳是自然界的客观规律，是人类认识事物的法则，是分类事物的纲领，是万物运动变化的本源，也是万物产生与消亡的根本原因。这里主要谈了四个问题。

阴阳是自然界的客观规律

明代张介宾曰：“道者，阴阳之理也。阴阳者，一分为二也。太极动而生阳，静而生阴，天生于动，地生于静，故阴阳为天地之道。”《素问·阴阳应象大论》云：“清阳为天，浊阴为地。地气上为云，天气下为雨；雨出地气，云出天气。”即是以天地云雨的生成过程为例，论述天地阴阳升降，从而交相感应的规律，正是由于阴阳的交感，才有天地阴阳之气的交流、结合，才有世间万物的化生。人生活在自然界之中，对人影响最大者，莫如一年四季气候的变迁与一日白昼黑夜的变化，而古人也认为这是阴阳运动变化的反映。如《素问·至真要大论》云：“故阳之动，始于温，盛于暑；阴之动，始于清，盛于寒。春夏秋冬，各差其分。”《灵枢·营卫生会》云：“夜半为阴陇，夜半后而为阴衰，平旦阴尽而阳受气矣。日中为阳陇，日西而阳衰，日入阳尽而阴受气矣。”因此把阴阳称为自然界的规律，即所谓“天地之道”。

阴阳是人们借以认识客观事物的法则

神明，谓万物神妙莫测的变化。《淮南子·泰族训》云：“其生物也，莫见其所养而物长；其杀物也，莫见其所伤而物亡，此之谓神明。”即神指万物变化莫测，明指物象昭著。府，谓居舍、藏物之所。即阴阳是人们认识自然界一切事物包括树木生长消亡、人体生长壮老已、一年四季温差变化、雷电产生等的法则。

阴阳本身是我国古代哲学的一对范畴，古人将阴阳作为主要的哲学工具，来认识自然界的客观事物，认识人体生命规律，最终成为构建中医学理论体系的主要指导思想，成为中医学理论的重要内容。《易传》之“阴阳”虽也指日月、天地、乾坤等有形实体，但更多的是指刚柔、进退、动静、阖辟、寒暑、伸屈、尊卑、吉凶、贵贱、险易、大小、得失、远近、健顺等相对属性。《灵枢·阴阳系日月》云："且夫阴阳者，有名而无形。"也是强调阴阳主要是一种属性含义，而非某种具体事物。"阴阳"往往与"气"连用，表明阴阳是两种无形的气。一般来说，自然界中相互关联的事物或现象中对立着的双方，具有截然相反的两种属性，可以用阴阳进行概括，这就是事物或现象的阴阳属性。这种阴阳属性，不是任意规定，也不能随便颠倒，而是有一定规律的。阳代表着积极、进取、刚强等特性和具有这些特性的事物和现象；阴代表着消极、退守、柔弱的特性和具有这些特性的事物和现象。一般地说，凡是活动的、外在的、上升的、温热的、明亮的、功能的等属于阳，而静止的、内在的、下降的、寒冷的、晦暗的、物质的等都属于阴。根据阴阳所代表的不同功能和属性，中医学将对于人体具有推动、温煦、兴奋等作用的物质和功能都归属于阳，而对于人体具有凝聚、滋润、抑制等作用的物质和功能都归属于阴。

物质最基本的特性是运动变化，而其根源在于阴阳

《内经》认为，物质世界时时刻刻都处于运动变化之中，这是物质最基本的特性。《素问·六微旨大论》云："升降出入，无器不有""故非出入，则无以生长壮老已；非升降，则无以生长化收藏"。《内经》认为这种特性产生的根源是阴阳。《素问·阴阳应象大论》说："阳生阴长，阳杀阴藏。阳化气，阴成形。寒极生热，热极生寒""清阳出上窍，浊阴出下窍；清阳发腠理，浊阴走五脏；清阳实四支，浊阴归六腑""阳胜则热，阴胜则寒""重阳则阴，重阴则阳"等等，均说明了正是由于阴阳才导致了自然界、人体无时无刻不在运动变化，即把运动变化产生的根源归结于阴阳，因此，把阴阳称为"变化之父母"。

阴阳决定了事物的盛衰生灭

物质有运动变化就会有盛衰生灭，在盛的同时就包含了衰的因素，在生的同时就奠定了死亡的基础，其关键在于运动变化，《素问·六微旨大论》所云"成败倚伏生乎动，动而不已则变作矣"即此意。而这种运动变化的根源在于阴阳，所以事物的盛衰生灭也就由阴阳决定，即

所谓“生杀之本始”。明代李中梓注曰：“阴阳交则物生，阴阳格则物死，阳来则物生，阴至则物死。万物之生杀，莫不以阴阳为本始也。”举凡四时的变迁、昼夜的变化、人体各种生理病理变化，莫不如此。

以上几点阐明了阴阳的基本概念与基本内容，具体而言就是：阴阳作为我国古代哲学的一对范畴，主要代表相反相成的两种属性，用以说明自然界相互关联的事物之间及其内部对立统一的两个方面，它们之间具有互根、互动、互制、交感、消长、转化等关系。阴阳是自然界的客观规律，是人类认识事物的法则，是分类事物的纲领，正是由于阴阳的变化才产生了万物的运动变化，也才有了万物的产生与消亡。阴阳这一概念，从最早的中国古代的哲学范畴，作为一种认识论、方法论引入到中医理论体系中，最终成为中医学最为重要的指导思想。

三、阳升阴降

《素问·阴阳应象大论》中有这样一段文字：“故清阳为天，浊阴为地。地气上为云，天气下为雨；雨出地气，云出天气。故清阳出上窍，浊阴出下窍；清阳发腠理，浊阴走五脏；清阳实四支，浊阴归六腑。”我们应该怎样理解它呢？

阳主升、阴主降是自然界阴阳运动的基本特征。在自然界天地演化的过程中，阳气质地清轻主升，阴气质地厚浊主降，指出清阳上升形成天，浊阴下降形成地。地气上升化为云，天气下降变为雨；雨虽来源于天气，但实出地气所化之云；云虽为地气上升而成，但实出天气所化之雨。天地云雨阴阳互化而互根。人身亦然，其清阳者上升出于五官七窍、向外宣发而敷布于肌肤四肢；浊阴者向下出于前后二阴之窍、向内沉降而为精血津液。本段经文以云雨的形成和机制，描述了自然界阴阳二气的升降、互根和转化过程，以揭示人体气血、精气、卫气、糟粕等代谢和转化过程，从而认为人体的生命活动也不外乎是阴阳二气的升降、交感、交融或交泰的运动过程。

人体清阳、浊阴之气的分布规律

人体清阳、浊阴之气的分布规律即清阳之气向上向外，浊阴之气向下向内，间接论述了人体阴阳的无限可分，由此可见阴阳为一对相对概念，在不同范畴中所指不同。其中三对“清阳”“浊阴”所指有所不同：在“清阳出上窍，浊阴出下窍”中，清阳指饮食所化之精微，其轻清上升化为呼吸之气，并布散于头面七窍，以成发声、视觉、嗅觉、味觉、听觉等功能；其糟粕重浊沉降，由前后二阴排出。在“清阳发腠理，浊阴走五脏”中，清阳为饮食所化之精微，其轻清部分外行于腠理肌表，其浓稠部分内注于五脏；此清阳指卫气，浊阴指精血津液。在“清阳实四支，浊阴归六腑”中，清阳即饮食物化生的精气，充养于四肢；其代谢后的糟粕，由六腑排出。

“地气上为云，天气下为雨”的阴升阳降理论

原文又提出“地气上为云，天气下为雨”的阴升阳降理论，看似矛盾其实不然。明代马莳《素问注证发微》认为：“地虽在下，而阴中之阳者升，故其上也为云；天虽在上，而阳中之阴者降，故其下也为雨。”天气虽为阳，可是必有阴寒的凝聚作用，才能降为雨；地气虽为阴，但是要有阳热的蒸腾作用，才能上为云。即阳中寓阴，阴中寓阳，升中有降，降中有升，高下相召，阴阳互涵，推动了天地之气不断升降运动。明代张介宾曰：“阳在上者为气，气者云也，气降则化为精，雨由云而生也。自下而上者，地交于天也，故地气上为云，又曰云出天气；自上而下者，天交于地气，故天气下为雨，又曰雨出地气。”可见，天地阴阳之升降形成云雨，人身阴阳之升降化生精气。《素问·六微旨大论》云：“升已而降，降者谓天；降已而升，升者谓地。天气下降，气流于地；地气上升，气腾于天。故高下相召，升降相因，而变作矣。”升已而降，降已而升，形成了天地阴阳二气相互交感、交泰和交融不止，宇宙万物生生不息。

清浊升降理论的后世运用

清阳之气向上、向外升发，浊阴之气向下、向内沉降的清浊升降理论也为后世治疗学中多种治法提供了依据。如治疗耳目失聪的益气升提法——金代李东垣的益气聪明汤（黄芪、人参、升麻、葛根、蔓荆子、芍药）；治疗表证的宣肺发散法——麻黄汤（麻黄、桂枝、杏仁、甘草）；

治疗手足厥逆的温经散寒法——当归四逆汤(当归、桂枝、芍药、细辛、甘草、通草、大枣);治疗肠胃积滞的攻下法——大承气汤(大黄、厚朴、枳实、芒硝);治疗水肿的利水逐水法——十枣汤(芫花、甘遂、大戟、大枣)等等。这些治法方药都是在这个理论的启发下发展起来的,现已成为中医学的重要内容而被广泛运用于临床。而本段的天地云雨阴阳互化而互根理论也非常有临床指导价值,如临床上的从阴补阳、以阳补阴、精气互化等治疗方法及方药的使用,便属于这一理论的应用。

如果阳升阴降异常则会产生多种病变。《素问·阴阳应象大论》云:"清气在下,则生飧泄;浊气在上,则生䐜胀。"则具体论述了人体阴阳升降失常造成的病理变化和所致的病证举例,不仅是运用阴阳升降理论说明人体病理的具体体现,也是对"治病必求于本"的进一步阐发。

清阳不升

清阳不升而下陷,其本质是清阳虚弱而无力升举,可致多种临床病证,如眩晕、泄泻、脏器下垂等,益气升阳是基本治则,金代李东垣的补中益气汤、升阳除湿汤等方,即是其代表。其中,飧泄是指完谷不化的一类泄泻,系由中气虚陷、清阳不升而致。清代尤怡《金匮翼·泄泻门》谓:"飧泄,完谷不化也。脾胃气衰,不能腐熟水谷,而食物完出。《经》所谓'脾病者,虚则腹满肠鸣,飧泄食不化'是也。又清气在下,则生飧泄者,谓阳气虚则下陷也。"历代医家论治泄泻诸证,特别是脾虚泄泻,多尊此理而加升清之品。《王九峰医案·泄泻》治飧泄一案,即用此法:"清气在下,则生飧泄;浊气在上,则生䐜胀。肝脉循于两胁,肝实胁胀;脾虚腹满,木乘土位;食少运迟,营卫不和。补中益气是其法程,更兼以涩固胃关之品,冀效。洋参、茯苓、冬术、炙草、川连、升麻、柴胡、归身、木香、陈皮、山药、补骨脂、肉豆蔻。"

浊阴不降

浊阴不降而上逆,亦可致许多病证,常见的如痞证、胸腹胀满、鼓胀等。浊阴不降系由阴实不化聚集于上所致,病机上也每与清阳不升有关。故《金匮翼·胀满门》谓:"䐜胀即气胀,胸膈胀满也。《经》云'浊气在上,则生䐜胀'是也。宜升清降浊,盖清不升则浊不降也……东垣云:浊阴本归六腑而出下窍,今在上,是浊气反行清道,气乱于中,则胀作矣。"《名医类案·痞满》载:"东垣治一贵妇,八月中,先因劳役饮食失节，加之忧思，病痞结，心腹胀满，旦食不能暮食，两胁刺痛，诊其脉弦而细，至夜，浊阴之气当降而不降，䐜胀尤甚。大抵阳主运化，饮食劳倦损伤脾胃，阳气不能运化精微，聚而不散，故为胀满。先灸中脘，乃胃之募穴，引胃中生发之气上行阳道，又以木香顺气助之，使浊阴之气自此而降矣。”

四、阳实阴虚

《素问·太阴阳明论》云：“阳道实，阴道虚。”道，即规律。从阴阳的基本属性来看，此语概括出了阴阳的基本内涵，即凡属于阳的事物，皆有充实、满盛、向上、向外的特点；而属于阴的事物，则有柔弱、不足、向下、向内的特点。元代朱震亨《格致余论》云：“天地为万物之父母，天大也，为阳，而运于地之外；地居于天之中，为阴，天之大气举之。日实也，亦属阳，而运于月之外；月缺也，属阴，禀日之光以为明也。”朱震亨的“阳有余阴不足论”即以“阳道实，阴道虚”等论述为立论依据，认为自然界有“阳道实，阴道虚”的规律，运用“天人相应”之理，以日恒圆、月常缺的自然现象，类比人体的阴阳消长规律，同时分析了人类生、长、壮、老过程中阴阳盈亏的状况，以及“人欲”引致相火妄动（阳有余）的事实，指出阴精难成易亏（阴不足）、相火易于妄动，是发病的关键。明代张介宾则认为“阳非有余”，重视阳气，《大宝论》有云“天之大宝只此一丸红日，人之大宝只此一息真阳”。即应遵循天地“阳道实，阴道虚”自然的规律，谨防其阳气不足。明代马莳从经脉之气解，云：“人与天地相参，故天在外主包夫地，地在内主包于天。人身六阳气，犹天气也，主运于外；人身六阴气，犹地气也，主运于内。阳运于外者为实，阴运于内者为虚。”亦有道理。

根据“阳道实，阴道虚”中所论述的阴阳基本内涵，后世医家又结合临床而多有发挥。

第一，以脏腑病变而言，说明人体脏腑的生理特性与病理演变规律。五脏属阴，主化生、贮藏精气，藏而不泻，静而“主内”，易于耗伤故多不足；六腑属阳，主传化水谷，泻而不藏，动而“主外”，易于积滞，故多有余。故脏病多虚，腑病多实。临证时，在诊断上，虚证多责之于五脏，实证多责之于六腑；在治疗上，五脏病应以补益为主，六腑病应以泻实为主。

第二，以邪气侵犯而言。虚邪贼风为外邪，性质属阳，易伤阳经，致病多为邪实证；饮食不节，起居不时为内因所伤，性质属阴，易伤阴经，致病多为正虚证。明代张介宾曰："阳刚阴柔也。又外邪多有余，故阳道实；内伤多不足，故阴道虚。"

第三，以脾胃病变而言。阳明之病，易伤津液，多从燥化、热化，故以热证、实证多见；太阴病多虚，寒湿不化，故以虚证、寒证多见。正因为脾病多虚，胃病多实，故中焦之病有"阳明多实，太阴多虚""实则阳明，虚则太阴"之说。如在临床上，太阴脾之病症多见脾气虚，动力不足，运化无力，水谷不化的纳呆、神疲、倦怠等虚证和脾阳不足，不能气化升清和温运水湿而致的泄泻、小便不利、水肿等虚实夹杂证。阳明胃之病症则多见胃家（胃与大肠）实的脘闷、腹胀而痛、拒按，或嗳腐吞酸、大便秘结或热结旁流等症。以此理论指导临床，治疗脾胃之病，实证多从阳明而泻，虚证多从太阴而补。虽然胃病亦有虚证，但治疗时也多从脾而补，如理中汤为治疗胃中虚寒而设，但方中之药，人参、干姜、白术、甘草，多为补脾之品；脾病亦有实证，但治疗却往往从泻胃着手，如泻黄散虽为泻脾热而设，但方中清热之石膏、栀子均为泻胃热之品。

值得说明的是，从原文语境看，《素问·太阴阳明论》开篇云："太阴阳明为表里，脾胃脉也。生病而异者何也……阴阳异位，更虚更实，更逆更从，或从内或从外，所从不同，故病异名也……愿闻其异状也。"从而引出了"阳道实，阴道虚"这一重要的理论，实则是用"阳道实，阴道虚"来阐发脾胃的阴阳表里相合思想。对于脾胃相合理论，清代华岫云在《临证指南医案》中结合临床进行了很好的发挥，其云："脾胃之论，莫详于东垣，其所著补中益气、调中益气、升阳益胃等汤，诚补前人之未备。察其立方之意，因以内伤劳倦为主，又因脾乃太阴湿土，且世人胃阳衰者居多，故用参芪以补中，以二术以温燥，升柴升下陷之清阳，陈皮木香理中宫之气滞，脾胃合治……盖东垣之法，不过详于治脾，而略于治胃耳……今观叶氏之书，始知脾胃当分析而论。盖胃属戊土，脾属己土，戊阳己阴，阴阳之性有别也。脏宜藏，腑宜通，脏腑之体用各殊也。若脾阳不足，胃有寒湿，一脏一腑，皆宜于温燥升运者，自当恪遵东垣之法；若脾阳不亏，胃有燥火，则当遵叶氏养胃阴之法。观其立论云：‘纳食主胃，运化主脾；脾宜升则健，胃宜降则和。’又云：‘太阴湿土，得阳始运；阳明燥土，得阴自安，以脾喜刚燥，胃喜柔润也。仲景急下存津，其治在胃；东垣大升阳气，其治在脾。’此种议论，实超出千古。故凡遇禀质木火之体，患燥热之证，或病后热伤肺胃津液，以致虚痞不食，舌绛咽干，烦渴不寐，肌燥熇热，便不通爽，此九窍不和，都属胃病也，岂可以芪术升柴治之乎？故先生必用降胃之法。所谓‘胃宜降则和’者，非用辛开苦降，亦非苦寒下夺，以损胃气，不过甘平或甘凉濡润以养胃阴，则津液来复，使之通降而已矣。”“总之，脾胃之病，虚实、寒热、宜燥、宜润，固当详辨，其于升降二字，尤为紧要。盖脾气下陷固病，即使不陷，而但不健运，已病矣。胃气上逆固病，即不上逆，但不通降，亦病矣。”治疗脾胃病从东垣升脾阳举陷，到清代叶天士养胃阴助胃通降，始终围绕着脾胃感受邪气后的病理特点而谈，即脾多虚证，胃多实证。

五、神机气立

《素问·五常政大论》云：“根于中者，命曰神机，神去则机息；根于外者，命曰气立，气止则化绝。”明代张介宾曰：“物之根于中者，以神为主，而其知觉运动，即神机之所发也；物之根于外者，必假外气以成立，而其生长收藏，即气化之所立也。”历代注家多从动物、植物分别予以释解，认为动物以神为主宰，依靠的是饮食呼吸之出入，故出入废则神机化灭而动者息也；植物以外气为主宰，依靠的是气之升降，故升降息则气立孤危而植者败矣。实则我们认为，动物是以神为主宰，但也依赖“气立”，其精气运动有出入，亦有升降；植物之精气运动有升降，亦有出入，理解不可过于拘泥而片面。神机与气立是两个相对独立，而又密切相关的概念，揭示了生命体生化运动及其内外环境整体联系的两个重要的方面。

神　机

所谓“神机”，相对于“气立”而言，主要指神对生命体内气化活动的调控与主宰。机，即关键，如扳机。如明代张介宾注曰：“凡物之动者，血气之属也，皆生气根于身之中，以神为生死之主，故曰神机。”故神昌则生命活动旺盛，“神去则机息”。由此可见，作为“根于中者”的神机，是生命存在的内在根据，是生命之所以能存在的根本，即生命体的生命力。它通过有组织、有目的的自我调控和运动，实现了人体内环境的稳态，同时在“气立”过程的协助下，维持着人体内、外环境的协调。同时，它也是区别动物与植物、动物之间不同种属的关键所在。另外，神机的自我调控能力，也是中医治疗赖以奏效的内在根据。《素问·汤液醪醴论》指出：“形弊血尽而功不立者何……神不使也。”即脏腑气血竭绝，神机衰败，则任何正确的治疗技术也将无能为力。明代张介宾注曰：“凡治病之道，攻邪在乎针药，行药在乎神气。故施治于外，则神应于中，使之升则升，使之降则降，是其神之可使也。若以药剂治其内而脏气不应，针艾治其外而经气不应，此其神气已去，则无可使矣，虽竭力治之，终成虚废已尔，是即所谓神不使也。”可见，“神应于中”是治疗的关键，神之“使”与“不使”是治疗获效与否的决定性因素。

气　立

所谓“气立”，主要指生命体与自然环境之间“气”的交流与转化，也可以说，是生命体与外环境之间的物质、能量、信息的交换活动，是生命体赖以生存的条件。《素问·宝命全形论》云：“人以天地之气生，四时之法成。”即阐明了其重要性。由于外环境中存在着生命赖以存活的自然条件，正如《素问·六节藏象论》所云“天食人以五气，地食人以五味”。故称“气立”为生命体“根于外者”。人体的气立的作用具体体现在三个方面：一是生命体有选择地摄入外界的物质，如“五谷”“五畜”“五菜”“五果”、自然界空气、阳光、雨露等，经过体内加工，将代谢物排出体外。二是在神机的主持调控下，顺应自然环境的变化，进行调节及适应性生理活动，如《灵枢·五癃津液别》所说“天寒衣薄则为溺与气，天热衣厚则为汗”等，以保证体内、外环境的协调统一。第三，人在神机的主导下，有意识、有目的地利用、改造、创造外界物质与环境，以供人体所需；有意识、有目的地调节心身状态，以主动地适应天地变化。正如《灵枢·本脏》所说“志意者，所以御精神，收魂魄，适寒温，和喜怒者也”。“气立”活动一旦停止，生命体便失去了赖以生存的条件，生命活动也就自然终止，因此称为“气止而化绝”。

重要意义

神机是生命存在的根本，是主宰调控生命活动的机制；而气立则是生命得以维持的条件。二者相辅相成，共同维持着生命体的正常生命活动。而生命活动又是以气的运动变化为基础的，《素问·六微旨大论》提出了“动而不已，则变作矣”的观点，指出气的运动是天地万物存在的形式和固有属性。气运动的表现形式多种多样，概言之有四种：升、降、出、入。自然界的生长化收藏，人体的生长壮老已，无不赖之以变化。升降出入是其共性，也是其基本运动方式。生命体与外环境之间物质、能量、信息的交换活动，主要体现为气的出入运动，如水谷入口、呼吸精气等；而生命体内的气化活动则主要表现为升降运动，如《素问·阴阳应象大论》云：“故清阳出上窍，浊阴出下窍；清阳发腠理，浊阴走五脏；清阳实四支，浊阴归六腑。”脏腑的功能也靠升降维系，如脾升胃降、肝升肺降、心火下达、肾水上腾等。可见，在人的生命活动中，神机、气立与气的升降出入运动是相互渗透，密切相关的。因此，《素问·六微旨大论》指出：“出入废则神机化灭，升降息则气立孤危。故非出入，则无以生长壮老已；非升降，则无以生长化收藏。是以升降出入，无器不有。故器者，生化之宇，器散则分之，生化息矣。故无不出入，无不升降。”认为人体生命活动异常，一个重要原因就是气的升降出入失调，因而也才有“百病生于气”的著名论断。所以《内经》的藏象、病机、诊法、论治、养生理论，均用精气升降出入以分析人的生理、病理，指导疾病的诊断和治疗，其目的就是维护或恢复神机、气立的正常运动，以达到《素问·生气通天论》所云“是以圣人陈阴阳，筋脉和同，骨髓坚固，气血皆从。如是则内外调和，邪不能害，耳目聪明，气立如故”。

六、标本逆从

《内经》中有关标本的内容散见于众多篇章中，如《素问·标本病传论》《素问·至真要大论》《素问·汤液醪醴论》《素问·天元纪大论》《灵枢·卫气》《灵枢·病本》等篇均有涉及，内容包含经脉标本、六气阴阳标本、先病后病标本等。标和本是两个相对的概念，《淮南子·天文训》有“本标相应”之说，指出“标本互相对应”。就其本意而言，草木之枝叶末梢谓之“标”，草木之根谓之“本”。标本常用以概括说明事物的本质与现象、原因与结果、先与后、主与次等关系，范围包含广泛。

经脉标本

在经脉标本理论中，“标”形容经气弥散之所，经气流注之终末部位，故在头面、胸背等。“本”形容经气本源之处，经气始出生部位，故在四肢末端部位。清代张志聪《黄帝内经灵枢集注》云：“盖以经脉所起之处为本，所出之处为标。”《内经》中完整介绍针灸标本理论的是《灵枢·卫气》篇，其中详细记述了手足三阴三阳经脉的标本，并讨论了体表肢节部位与各经标本的相应关系和穴位。“本”，是指经气集中的本源部位，手足三阴三阳经脉的本部都在四肢下部。“标”，是指经气弥漫扩散的部位，十二经的标部主要分布于头面胸背等上部。由此可看出，标本理论讲究本经脉首尾相应，但多强调部位的作用，不强调是哪一个穴，文中可见“之中”“之间”“之端”“所”等记述，并没有直接谈到具体的腧穴。

经脉标本理论主要用以阐明四肢与头面躯干之间经气运行的升降关系，说明经气集中与扩散的关系，着重于经脉脉气的弥散影响，与根结理论同是《内经》成书时期的重要针灸理论。两者主要有三个不同点：标本理论出现早，根结理论出现晚；标本理论指一段经脉，根结理论具体到了穴位；标本理论包含经气布散的范围大，根结理论专指经脉之根井穴以及经脉之结头身部某器官。结合众多《内经》中关于标本理论的论述，可见当时标本理论也是医学通用理论之一，故《灵枢·卫气》云“能知六经标本者，可以无惑于天下”，充分强调了这一理论的重要性。

标本理论强调了人体头身与四肢的密切关系，对针灸临床的诊断和治疗具有重要的指导意义。十二经均有本部和标部，据《灵枢·卫气》载，十二经的本都在四肢部，标则在头面和躯干部，这种以四肢为本的理论，主要是突出了四肢穴位对于头身脏器疾患的远道主治作用。《素问·标本病传论》云：“凡刺之方，必别阴阳，前后相应，逆从得施，标本相移，故曰有其在标而求之于标，有其在本而求之于本，有其在本而求之于标，有其在标而求之于本，故治有取标而得者，有取本而得者，有逆取而得者，有从取而得者，故知逆知从，正行无间。”其中，“前后相应”指胸腹与背腰相互呼应，“标本相移”指上下相互影响，是在十二经的基础上对标本理论的进一步阐述，临床疾病须辨证详察。

标本理论临床配穴可变化多端，如在标治标，在本治本，可谓近取；如在本治标，在标治本，则是远治；更多的是远近结合，即标本同治。此外，《素问·五常政大论》云：“气反者，病在上，取之下；病在下，取之上；病在中，傍取之。”《灵枢·终始》云：“病在上者下取之，病在下者高取之，病在头者取之足，病在腰者取之腘。”多指头身脏腑病证取用四肢肘膝以下的腧穴治疗。五输穴、原穴等重要特定穴均分布于肘膝关节以下，为经气来源，信息量大，刺激性强，分布特征亦属于向心传递，故不仅有较强的治疗作用，还有取穴方便、用穴安全的特点。

六气阴阳标本

在运气学标本理论中，“标”为少阳、阳明、太阳、厥阴、少阴、太阴；“本”为六气风、热、火、湿、燥、寒；在本之下，标之上，与标互为表里之气的就是中气。《素问·天元纪大论》云：“寒暑燥湿风，天之阴阳也，三阴三阳上奉之。”说明六气是气候变化的本原，三阴三阳是六气的标象。《素问·六微旨大论》云：“少阳之上，火气治之”；“阳明之上，燥气治之”；“太阳之上，寒气治之”；“厥阴之上，风气治之”；“少阴之上，热气治之”；“太阴之上，湿气治之”。

标本中气的从化及与疾病的相应关系是运气学说的一个重要内容，用以解释自然界六气的气候变化和人体疾病产生的相关性，说明证候产生的原因。人生存于气交之中，因天地之气上下相召，变化万千，形成了人与自然息息相关的密切联系。在一般情况下，人能适应天地四时阴阳的正常变化，故无病。若天地之气有变，故感邪而生病。标本之气，各有阴阳寒热的不同，以对立性原则为转化条件，因此其从化关系也各不相同。少阳、太阴从本，如少阳病口苦头痛、耳聋目眩等都是生于火之本气；太阴病腹胀泄泻都是生于湿气。少阴、太阳标本异气，故既可以从本化热，也可以从标化寒。如少阴、太阳病变均有寒化证和热化证两类。阳明、厥阴从中气，阳明者，两阳合明，为阳之极，阳极则阴生，故燥从湿化，病不从标本而从中见太阴；厥阴者，两阴交尽，为阴之极，阴极则阳生，故木从火化，病不从标本而从中气少阳。

先病后病为标本

《素问·标本病传论》云："病有标本，刺有逆从。"唐代王冰注曰："本，先病。标，后病。"明代张介宾曰："病之先受者为本，病之后受者为标。生于本者，言受病之原根。生于标者，言目前之多变也。"即先发之病为本，后发之病为标；原发病为本，继发病为标；病因病机为本，病因病机所引发的症状为标等等。在治疗法则上，本篇云"病发而有余，本而标之，先治其本，后治其标；病发而不足，标而本之，先治标，后治其本"。表明病先发者先治，后发者后治，体现了治疗先治本的原则，也是临床的常规治疗法则。本篇亦提出"间者并行，甚者独行"，其意为病势不急而标本同等者，可标本同治；病势较急重者，标急则先治标，本急则先治本。后世急则治其标，缓则治其本，标本俱急则标本兼治，是对《内经》标本治则的引申和概括。

病为本，工为标

《素问·汤液醪醴论》所云："病为本，工为标；标本不得，邪气不服。"包含两方面的意思：其一，就医患关系而言。病人为疾病的主体，所以患者为本；医生治病改善患者症状，所以医生为标。其二，就疾病与治疗手段而言。疾病本身为根本，所采取的治疗方法、治疗所需的药物为标。缓解紧张的医患关系应遵循病人为重，医生为轻的思想，这在《内经》中早有体现。此经文对当今社会医患关系的处理上具有现实指导意义。

七、亢害承制

《素问·六微旨大论》云:"亢则害,承乃制,制则生化,外列盛衰,害则败乱,生化大病。"是指六气变化过程中出现太过时,所表现的一种内在的调节机制。《素问·六微旨大论》从运气学说的角度,对六气相承的自然现象做了具体的论述,指出"相火之下,水气承之;水位之下,土气承之;土位之下,风气承之;风位之下,金气承之;金位之下,火气承之;君火之下,阴精承之"。

唐代王冰之论

唐代王冰借用自然现象解释亢害承制,如"热盛水承,条蔓柔弱,凑润衍溢,水象可见",说明各种正常的生化过程和自然现象,均寓有"承制"之理。就自然五行系统结构来看,王冰重点揭示了五行之间可以通过承制关系而维持五行系统结构的动态平衡,含有深刻的生态平衡之理。明代张介宾则认为:"亢者,盛之极也。制者,因其极而抑之也。盖阴阳五行之道,亢极则乖,而强弱相残矣。故凡有偏盛,则必有偏衰,使强无所制,则强者愈强,弱者愈弱,而乖乱日甚。所以亢而过甚,则害乎所胜,而承其下者,必从而制之。此天地自然之妙,真有莫之使然而不得不然者。天下无常胜之理,亦无常屈之理。"

金代刘完素之论

金代刘完素发挥了《内经》有关气候变化与人体生理病理相关的学说,将亢害承制理论与人体五脏病变相联系,并以此来解释疾病变化中本质与现象的关系。他认为人体和自然界万物相同,都存在亢害承制的道理。其在《伤寒直格·主疗》中指出:"殊不知一身之内,寒暑燥湿风火六气,浑而为一,两停则和平,一盛一衰,病以生也。"认为内生六气失去承制关系所出现的盛衰变化,乃是人体的基本病理机制。但他所言承乃指五行中的相克属正常的生理活动,制则是五行中相侮的异常变化，与《素问·六微旨大论》所言含义稍有区别。刘完素已明确地认识到六气偏亢过极，尚可出现本质与现象不一致的特殊病理情况，即呈现出假象。《素问玄机原病式·自序》云："所谓木极似金，金极似火，火极似水，水极似土，土极似木者也。故经曰：亢则害，承乃制，谓已亢过极，则反似胜已之化也。俗未之知，认似作是，以阳为阴，失其意也。"而之所以出现假象，则是由于已亢过极，胜已一方承而制之所致。因此，假象的出现也就表现出相应的规律性，如湿气过极而见筋脉强直，即"土极似木"等。金代刘完素的上述见解，不仅阐明了疾病本质与现象之间的内在联系，同时在《素问玄机原病式·寒类》中也告诫人们对于这种"胜已之化"所致的病理假象，在诊断上要详加辨识，而不能"认似作是，以阳为阴"；在治疗上"当泻其过甚之气，以为病本，不可反误治其兼化也"。可见，刘完素对亢害承制理论的诠释，不仅阐发了中医病机理论，而且对临床诊断与治疗也有重要的启迪作用。

金代刘完素以亢害承制论病机，已涉及了有关疾病的治疗问题。明代张介宾《类经·运气类》则指出："第承制之在天地者，出乎气化之自然；而在人为亦有之，则在挽回运用之得失耳。"

元代王履之论

元代王履认为"亢而自制"是人体生理活动协调统一的内在机制。他在《医经溯洄集》中专列"亢则害承乃制论"，认为"亢则害，承乃制"是"造化之枢纽"，"承，犹随也……而有防之之义存焉；亢者，过极也；害者，害物也；制者，克胜之也。然所承也，其不亢，则随之而已，故虽承而不见；既亢，则克胜以平之，承斯见矣……盖造化之常，不能以无亢，亦不能以无制焉耳！"而且"亢则害，承乃制之道，盖无往而不然也。惟其无往而不然，故求之于人，则五脏更相平也"。若"亢而不能自制"，则发而为病，故用汤液、针石、导引之法以助之，制其亢而除其害。清代张志聪在《黄帝内经素问集注》中，依据五行生克制化之理对亢害承制论做了进一步阐发。他认为："盖五行之中，有生有化，有制有克，如无承制而亢极则为害，有制克则生化矣……如木位之下，乃阳明燥金，太阳寒水母子之气以承之，母气制之，则子气生化其木矣。"也就是说，如当金旺克木时，金之子水可以生木，以免木被金过分克制；而被克之木，可以克制金之母土，使其不能生金，以抑制过旺之金。这样生制相随，五行之间就可以保持一种动态平衡。

明代虞抟之论

明代虞抟提出一元、六元说与子来救母的观点，以阐释亢害承制的理论。《医学正传·医学或问》云："制者，制其气之太过也；害者，害承者之元气也。夫所谓元气者，总而言之，谓之一元；分而言之，谓之六元。一元者，天一生水，水生木，木生火，火生土，土生金，金复生水，循环无端，生生不息。六元者，水为木之化元，木为火之化元，火为土之化元，土为金之化元，金为水之化元，亦运化而无穷也。假如火不亢，则所承之水，随之而已；一有亢极，则其水起以平之，盖恐害吾金元之气，子来救母之意也。六气皆然。此五行胜复之理，不期然而然者矣。"虞抟以子来救母之理阐发亢害承制的理论，进一步为运用亢害承制的理论指导临床治疗奠定了基础。

明代李中梓之论

明代李中梓在《删补颐生微论·化源论》中，从治病求本的原则出发，依据亢害承制的理论，提出了"资其化源"以及"平其所复，扶其不胜"的治则，并针对病证的不同情况，阐述了具体的治疗方法，如"脾土虚者，必温燥以益火之源"，此治虚之本也；"木欲实，金当平之"，此治实之本也；"金为火治，泻心在保肺之先"，此治邪之本也；"金太过，则木不胜而金亦虚，火来为母复仇"，皆亢而承制，法当平其所复，扶其不胜，此治复之本也。

综上所述，"亢则害，承乃制"讨论五行学说的普遍适用性。正常情况下，包括人体在内的自然界处于阴阳五行的动态平衡之中，但由于阴阳的互相对立消长，故一方偏盛必致一方偏衰，而五行的相克互制也会出现"气有余，则制己所胜而侮所不胜；其不及，则己所不胜侮而乘之"。阴阳五行的失常必然导致自然界以至人体等复杂系统的动态平衡遭受破坏，这就是"亢则害""害则败乱，生化大病"。但自然界及人体也有自我调节功能即"承乃制，制则生化"。《内经》认为，自然界的所有事物和现象均可划分为五类，分属于五行。五行之间存在着生克、乘侮、制化、胜复等关系，可借此解释自然界事物间各种复杂的变化现象及其相互关系。生克是五行间正常的相互资生、相互制约的关系；乘是相克太过，侮是反克，是事物间关系反常的表现。制化与胜复则是五行在相互关系发生紊乱时的自我调节机制，其中制化是针对过亢的正常反应，通过制化使事物之间恢复平衡而达到正常生化；胜复则说明一方过胜，总有被报复的结果。在《内经》中，生克乘侮多用于解释医学基本理论，而制化与胜复主要用于五运六气学说，说明气象、气候的循环往复的现象。总之自然界事物内部的阴阳五行关系处于相互制约、相互促进的动态平衡中，从而维护事物的相对稳定，所以，我们力争要做到“承乃制”，避免“亢则害”。后世发挥的亢害承制论即肇源于《内经》运气学说，主要说明气候变化的内在调节机制，后世医家将自然现象与人体生命活动相联系，类比推论用以说明人体生理活动及病理变化，并进而指导对疾病的治疗。可见，历代医家对亢害承制论的阐发，促进了中医理论的发展，丰富了中医临床诊治的思路。

八、五运六气

运气学说是古人运用当时的天文、地理、气象、历法、物候等科学成就，结合对医疗实践、日常生活现象等的长期观察而产生的一门科学。运气学说源自《内经》，主要见于《内经》中的七个重要篇章：《素问·天元纪大论》《素问·五运行大论》《素问·六微旨大论》《素问·气交变大论》《素问·五常政大论》《素问·六元正纪大论》《素问·至真要大论》，合称运气学说七篇大论。从研究的具体内容分析，突出了自然变化和人体生命活动的各种节律，反映了“人与天地相应”的中医学整体观念思想，对诊断、防治疾病有指导意义。在中医学理论体系中，占有相当重要的地位。

运气学说简介

运气，是五运六气的简称。五运，即木、火、土、金、水五行五方之气的运动。它既是用以说明形成气候变化的地面因素，也是古代用以解释宇宙运动变化规律的一个哲学概念。六气，即存在于空间上的风、寒、暑、湿、燥、火六种气候变化要素，属于气候变化的空间因素。

古代历法是以十天干与十二地支组成的干支结构来纪年的，因此，运气学说亦根据纪年的干支来推算。天干是甲、乙、丙、丁、戊、己、庚、辛、壬、癸十天干的简称，又称“十干”。子、丑、寅、卯、辰、巳、午、未、申、酉、戌、亥，是为十二地支，简称十二支。天干、地支各有阴阳属性。一般说来，天干中的甲、丙、戊、庚、壬为阳干；乙、丁、己、辛、癸为阴干。地支中的子、寅、辰、午、申、戌为阳支；丑、卯、巳、未、酉、亥为阴支。干支配属五行分别为：甲乙属木；丙丁属火；戊己属土；庚辛属金；壬癸属水。寅卯属木；巳午属火；辰未戌丑属土；申酉属金；亥子属水。

天干之数是十，地支之数是十二，两者相合，天干轮转六次，地支轮转五次，以六十年为一个大周期，始于甲子，终于癸亥。这种周期节律有其特殊的推算方式。运气学说在中医学基本理论指导下，运用天干、地支等符号工具，来推算岁时节气及其气候变化，指导辨证论治。

五运推算方式

五运即木运、火运、土运、金运、水运的统称。一般分为大运、主运、客运，都是利用天干配合五行进行推算。其推算顺序均按五行相生规律进行，都是用以说明自然界气候变化的情况。但大运说明全年的气候变化，主运则是说明一年之中五个运季的正常气候变化，而客运则是推算每年五个运季中的异常气候变化。

大运推算法

大运，即统主一年的五运之气，又称岁运。可以用来说明全年的气候变化，同时它又是推算客运的基础。天干化五运的关系：甲己化土，乙庚化金，丙辛化水，丁壬化木，戊癸化火。正如《素问·五运行大论》云：“土主甲己，金主乙庚，水主丙辛，木主丁壬，火主戊癸。”即逢甲己之年为土运，乙庚之年为金运，丙辛之年为水运，丁壬之年为木运，戊癸之年为火运。

《黄帝内经素问运气七篇讲解》云：“大运分为土运、金运、水运、火运、木运五种，各运的特点与五行的特性一致，今年是哪一个大运主岁，今年的气候变化和人体脏腑的变化就会表现出与它相应的五行特性。”说明岁运的意义为用五行来说明一年五个季节的基本特性，阐释一年中全年气候变化情况和脏腑的作用大致情况。在推测年运的太过与不及时，规律是年份干支中阳干为太过，阴干为不及。太过为一年的岁运旺盛而有余，不及为一年的岁运衰少而不足。五行之气，既非太过，又非不及，谓之平气。如戊癸化火，戊年为火运太过，该年一般是热气偏胜；癸年为火运不及，火不及则水来克之。2013 年干支为癸巳，故本年气候不会过分燥热，反而会相对偏寒凉。

主运推算法

主运，即分别主治一年五时的五运之气。如《医宗金鉴》所云：“主运者，主运行四时之常令也。”它反映每一年气候的常规变化，基本上年年如此，固定不变，所以称为主运。主运的推算，从每年大寒日开始，按五行相生的次序推移，即始于木而终于水，木为初运，从每年大寒节开始至春分节后；火为二运，从每年的春分节后十三日开始至芒种节后；土为三运，从每年的芒种后十日至处暑节后；金为四运，从每年的处暑后七日至立冬后；水为终运，从每年的立冬后四日至大寒节。五运主五时，每运主七十三日零五刻，合计三百六十五日零二十五刻，正合周天之数。主运说明一年之中五季的气候常规，是以六气的五行属性为基本规律，即初运属木主风，二运属火主暑热，三运属土主湿，四运属金主燥，终运属水主寒。年年如此，固定不变。至于每运的太过与不及，则有具体的推算方法，运用“五音建运”“太少相生”和“五步推运”等，此不赘述。

客运推算法

客运，即一年五季中的异常气候变化。因其每岁有变更，各季有不同，如客之来去，故称为客运。客运的推算是在每年大运的基础上进行的，即每年当值大运就是该年客运的初运，依循五行太少相生的顺序，分作五步，行于主运之上，逐年变化。《黄帝内经素问运气七篇讲解》云：“各运的特点也与五行的特性一致，这个运季是哪一个客运主事，这个运季中的气候变化和人体脏腑的变化也就会表现出与它相关的五行特性。例如这个运季的客运是土运时，这个运季在气候变化上就与湿的作用密切相关，在人体脏腑上就与脾的作用密切相关。”

六气推算方式

六气以三阴三阳为主，结合地支，即子午少阴君火，寅申少阳相火，丑未太阴湿土，卯酉阳明燥金，巳亥厥阴风木，辰戌太阳寒水。用以说明和推算每年气候的一般变化和特殊变化。每年的六气，一般分为主气、客气。主气用以述其常，客气用以测其变。

主气推算法

主气，又名地气，即主司一年的正常气候变化，六气主时固定不变，年年如此，因此称为主气。具体指风木、君火、相火、湿土、燥金、寒水六气，分主于一年二十四个节气。次序是与五行相生的顺序相一致的。即初之气为厥阴风木，二之气为少阴君火，三之气为少阳相火，四之气为太阴湿土，五之气为阳明燥金，终之气为太阳寒水。

主气的推算方法是：把一年中二十四节气，即立春、雨水、惊蛰、春分、清明、谷雨、立夏、小满、芒种、夏至、小暑、大暑、立秋、处暑、白露、秋分、寒露、霜降、立冬、小雪、大雪、冬至、小寒、大寒，分属于六气六步之中。从每年大寒日开始计算，十五天余为一个节气，四个节气为一步，每一步为六十日又八十七刻半，始于厥阴风木，终于太阳寒水，六步为一年。厥阴风木为初之气，主由大寒后至春分前，相当于十二月中到二月中。少阴君火为二之气，主由春分后至小满前，相当于二月中到四月中。少阳相火为三之气，主由小满后至大暑前，相当于四月中到六月中。太阴湿土为四之气，主由大暑后至秋分前，相当于六月中到八月中。阳明燥金为五之气，主由秋分后至小雪前，相当于八月中到十月中。太阳寒水为终之气，主由小雪后至大寒前，相当于十月中到十二月中。至此则往复一周，循环不息。

客气推算法

客气，又名天气，与主气相对，反映气候上的异常变化。因其年年有转移，与主气之固定者不同，亦犹客之往来无常，故称客气。客气也分为六步，即司天之气，在泉之气，左右四间气。司天、在泉是值年客气在这一年中主事的统称。主管每年上半年的客气称为司天之气，主管每年下半年的客气为在泉之气。

客气推移是以阴阳气之多少为先后次序的。即厥阴、少阴、太阴、少阳、阳明、太阳。按着先三阴，后三阳，再配以十二地支、六气和五行，来推算客气。推算各年的客气，是以值年地支为基础的。其推移顺序是：一阴厥阴风木，二阴少阴君火，三阴太阴湿土；一阳少阳相火，二阳阳明燥金，三阳太阳寒水。所以，客气六步的顺序是：三阴在前，三阳在后。

《素问·天元纪大论》有云："子午之岁，上见少阴；丑未之岁，上见太阴；寅申之岁，上见少阳；卯酉之岁，上见阳明；辰戌之岁，上见太阳；巳亥之岁，上见厥阴。"由此可见，与地支相配属的结果是：子午少阴君火，丑未太阴湿土，寅申少阳相火，卯酉阳明燥金，辰戌太阳寒水，巳亥厥阴风木。即凡逢子午年，则为少阴君火司天，丑未年则为太阴湿土司天，寅申年则为少阳相火司天，卯酉年则为阳明燥金司天，辰戌年则为太阳寒水司天，巳亥年则为厥阴风木司天。依此次序逐年推移，六气六年一循环，地支十二年一循环，周而复始，六十年中地支轮用五周，六气循环十周。在六步中，每年司天之气总是在六步中的第三步上，即固定在主气的三之气上。司天之气确定了，在泉之气以及左右间也就知道了。其规律是：如阳司天则阴在泉，阴司天则阳在泉。如一阴厥阴司天，必定是一阳少阳在泉；二阴少阴司天，必定是二阳阳明在泉；三阴太阴司天，必定是三阳太阳在泉。一阳少阳司天，便是一阴厥阴在泉；二阳阳明司天，便是二阴少阴在泉；三阳太阳司天，便是三阴太阴在泉。如果司天、在泉之气可以确定了，左右四间气也就可以推算出了。

如2013年为癸巳年，地支为巳，巳为厥阴风木，故2013年为厥阴风木司天，厥阴是一阴。因此，本年在泉之气便是一阳少阳，即少阳相火在泉。2013年客气推移便为阳明燥金、太阳寒水、厥阴风木、少阴君火、太阴湿土、少阳相火。

客主加临推算法

客主加临：即把客气加在主气上，共同来进行比较分析和推算。具体方法是：将值年司天的客气加于主气的三之气上，在泉之气加于主气的终之气上，其余四间气则依次相加。由于主气的初之气是厥阴风木，二之气是少阴君火，三之气是少阳相火，四之气是太阴湿土，五之气是阳明燥金，终之气是太阳寒水，这个次序是固定不变的，因此值年司天的客气加于主气的三之气上，实际上就是加于少阳相火之上，在泉之气应加于主气的终之气上，实际上就是加于太阳寒水之上。

客主加临主要用来推测值年四时气候的常变情况。这种变化情况，是根据客主之间的顺逆和相得、不相得的关系来表明的。凡客主之气五行相生，或客主同气，即为相得，相得则气候和平，顺接有序，人体无特殊不适；凡客主之间五行相克，即为不相得，不相得则气候反常，承接紊乱，人体易得疾病。正如《素问·五运行大论》云："气相得则和，不相得则病。"此外，客主之间还存在着顺、逆的关系，若客气胜主气，则为顺；主气胜客气，则为逆。顺则值年气候异常情况变化和缓，人体受到影响较轻微；逆则值年气候异常情况变化剧烈，人体受到影响较强烈，容易发生急危重症。

运气学说的应用

通过对五运六气的推算，推测气候变化是其历来最直接的应用。每年自然气候变化的一般规律，根据主运、主气的变化进行推测。一般认为春季多风、夏季多热、长夏多湿、秋季多燥、冬季多寒。但是各年的气候又具有其特殊的变化和表现，从而形成了每年复杂的气候变化。北宋沈括于《梦溪笔谈》一书中，有这样的记载："熙宁中，京师久旱，祈祷备至，连日重阴，人谓必雨。一日骤晴，炎日赫然。予因事入对，上问雨期，予对曰：雨候已见，期在明日。众以为频日晦暗，尚且不雨，如此旸燥，岂复有望？次日，果大雨。是时湿土用事，连日阴者，从气已效，但为厥阴所胜，未能成雨。后日骤晴者，燥金入候，厥有当折，则太阴得伸，明日运气皆顺，以是知其必雨。此亦当处所占也。若他处候别，所占迹异。其造微之妙，间不容发。推此而求，自臻至理。"可见，运气学说在推测气候的变化上有一定的实用价值。特别是随着气象医学、时间医学的兴起，运气学说引起了更多学者的关注。

通过对五运六气的推算，在预测疾病的发生与流行方面，也应用较多。《灵枢·岁露论》云："人与天地相参也，与日月相应也。"说明人与自然界相通应，自然界气候发生改变，人体也会产生相应的变化。因此，运气学说不仅可以推测气候的变化，同样也可以推测人体疾病的发生与流行。推测每年各个时节发病的常规特征是以主运、主气的变化为主。如春季多风，温病多见；夏季炎热，热病为多；长夏湿盛，湿病多见；秋季干燥，燥病多见；冬季严寒，寒病最多。值年所发之病与五脏相联系的规律是：风病与肝的病理相关联、热病与心的病理相关联、湿病与脾的病理相关联、燥病与肺的病理相关联、寒病与肾的病理相关联。推测每年疾病的特殊变化是以岁运太过、不及和客气变化为主。若岁运太过之年，本气流行，不胜之气受累，相应的脏腑便会受到侵害。如木运太过，则易患肝气亢盛以及肝木克伐脾土之证。若岁运不及之年，则本气不足，所胜之气流行，相应的本脏腑之气和其所不胜之脏腑受到侵害。此外，还应该考虑胜复之气对疾病的影响。对疾病的预测，不仅是预防疾病的根据，也是指导中医临床辨证论治的基础。

以运气学说推算的气候变化为基础，对疾病进行预防以及指导辨证论治，是应用运气学说指导中医临床的最主要方式。运气学说中，五运六气的六十年周期性气候变化，影响人体的主要是脏腑系统。以运气学说指导辨证，就是运用五运六气的理论，根据天干地支推算出各年的运气太过、不及所导致的疾病，以及此类疾病的病因病位、病机演变、传变规律等，从而指导立法用药。主要包括三个方面。

五运岁运太过

当值年岁运太过时，其病因以本运之气淫盛为主，兼以己所胜之气郁而为患。如火运太过，其致病因素主要有火热之邪（火）与燥邪（金）。病位表现为与岁运同属相应的脏腑和其所胜脏腑的疾患。如火运太过，其病位主要在心小肠系统和肺大肠系统。病机则为病因作用于病位，影响相应脏腑而产生疾患和本运相应脏腑克伐己所胜脏腑。仍以火运太过为例，可出现心火亢盛、热邪犯肺、肠燥热盛等。在病情传变上，若火运太过，可预测因制其所胜易传为肺大肠燥邪郁发的病变，或者因侮所不胜易传为肾膀胱的病变。

五运岁运不及

当值年岁运不及时，其辨证关系到胜气、复气。胜气，就是本运之气衰，则胜运之气妄行，此妄行之气即为胜气。如2013年即为火运不及之年，火运不及则“寒乃大行”。复气，就是本运之气不足的时候，被胜运之气抑制到一定程度，便会产生一种气来制约胜气，这种新产生之气即为复气。此处“复”的意思就“报复”之意。如火运不及，寒乃大行，而火运又会产生其相生的土气，来制约寒水之气，此处所产生的土气，即为火运不及的复气。其病因以本运之气不足，胜气和复气为主。如火运不及，其致病原因主要责之于寒邪、湿邪和本运不及之火邪。其病位，在本运不及相应的脏腑及其所不胜和其相生的脏腑系统。若火运不及之年，感邪病位多在心小肠系统、肾膀胱系统、脾胃系统。其病机为病因作用于相应脏腑而使机体致病，如火运不及，可以表现为心气不足、寒邪伤肾、湿困脾胃的病理状态。其传变为传为其所不胜脏腑及其所生脏腑。如火运不及，除了可见心小肠系统病变外，可传及肾膀胱系统、脾胃系统。

六气客主加临

运用六气进行辨证的方法，除了考虑司天、在泉之气对一年气候变化的影响外，主要是以客主加临为基础，用五行生克关系分析，然后进行脏腑辨证。以庚午为例，该年的司天之气是少阴君火，在泉之气是阳明燥金，该年的客主加临为：初之气，主气为厥阴风木，客气为太阳寒水，水木相生即为相得，而司天为少阴君火，水克火，但气候变化较为和缓。二之气，主气为少阴君火，客气为厥阴风木，木生火即为相得，而司天亦为君火，故二之气时以火热之邪、燥邪为主，病情不会十分严重。三之气，主气为少阳相火，客气为少阴君火，虽客主同气，但司天亦为君火，三火相合，病情较为严重。四之气，主气为太阴湿土，客气亦为太阴湿土，主客同气，湿气偏盛，而在泉之气为阳明燥金，湿燥相合，气候变化不大。五之气，主气为阳明燥金，客气为少阳相火，火客金，客胜主，但在泉之气为燥金，主气得助，故气候相对平稳。终之气，主气为太阳寒水，客气为阳明燥金，金水相生则相得，但在泉之气为燥金，气候相对较燥，可仍平稳。

第三讲
《黄帝内经》论藏象何如

人体之生理活动主要由脏腑、形体官窍、经络、精气神等各方面功能协同配合完成，只有脏腑经络功能协调、阴阳平衡、气血津液正常、内外环境相对稳定，达到"形神合一"，才能成为一个"阴平阳秘，精神乃治"的健康人，体现了人体是具有生命活动的统一有机整体的正常生理观，是《内经》理论体系的重要组成部分。

《内经》藏象理论认为脏腑是构成人体的重要组成部分，在《内经》中对其形态结构、生理功能及相关理论已经有较为详细论述。其中五脏是人体之中心，联系诸腑、经脉、形体、官窍等，形成肝、心、脾、肺、肾五个系统，互相之间紧密联系，体现人体局部与整体相联系的生理活动规律。在《内经》中，对于脏腑的相关论述存在着不同学术观点，既反映了中医藏象理论之形成发展过程，又体现了《内经》各家学说，对中医理论之发展创新具有一定启示作用。另外，《灵枢·经脉》云："经络者，所以能决死生，处百病，调虚实，不可不通也。"经络理论也是《内经》理论体系中的重要组成部分，主要包括十二经脉、奇经八脉和络脉系统，其"内属于脏腑，外络于肢节"，联系人体脏腑、形体官窍等人体内外各部组织，且"经脉者，所以行血气而营阴阳，濡筋骨，利关节者也"，能够运行全身气血，是沟通人体上下内外、调节各部的重要通路，与人体的生理、病理现象有着密切关系。

一、脏腑相使

《素问·灵兰秘典论》根据十二脏腑在人体中的不同分工合作关系，将十二脏腑喻为君臣十二官，分别论述了它们的功能。

心

心主宰生命活动，通过神明来协调各脏腑的功能，喻为“君主之官”。明代张介宾注曰：“心为一身之君主，禀虚灵而含造化，具一理以应万几，脏腑百骸，唯所是命，聪明智慧，莫不由之，故曰神明出焉。”

肺

肺主气司呼吸，调节全身气机，辅助心血运行，而且位高近心，犹如宰相，喻为“相傅之官”。明代张介宾注曰：“肺与心皆居膈上，位高近君，犹之宰辅，故称相傅之官。肺主气，气调则营卫脏腑无所不治，故曰治节出焉。”

肝

肝藏血舍魂，职司谋虑，有调动气血应激之功，又主筋，司运动，喻为“将军之官”。民国恽铁樵曰：“肝主怒，拟其似者，故曰将军。怒则不复有谋虑，是肝之病也，从病之失职，以测不病时之本能，故谋虑归诸肝。”《明堂五脏论》：“肝者，干也。”《尔雅》：“干，扞也，即相卫也。”段玉裁以为即“干身蔽目”，皆说明肝脏具有护卫人体的作用。另外，干，含有干犯的含义，说明肝的特性为易于侵犯他脏，如乘脾、侮肺等。

胆

胆参与谋虑而善决断，刚正果决，喻为“中正之官”。因其具有主司人体的决断，不偏不倚，正确处理问题的功能，而临床上胆气虚的病人，易出现易惊、易恐、多疑、不决的症状，故温胆汤可治疗惊悸不宁之证。《明堂五脏论》认为“胆为贯也”，贯，即贯穿，指胆的功能贯穿十二脏腑，一则胆分泌胆汁，可助六腑之消化，一则胆主决断，可通过影响精神活动影响五脏，故又有“十一脏取决于胆”之说。

膻中

膻中，注释凡二：一指气海。唐代王冰注曰：“膻中者，在胸中两乳间，为气之海。然心主为君，以敷宣教令，膻中主气，以分布阴阳。气和志适，则喜乐由生，分布阴阳，故官为臣使也。”二指心包络。清代张琦《素问释义》注曰："膻中即心包络，为心主之宫城也。"作为十二官之一，当指心包络。清代薛雪注曰："膻中亦名上气海，为宗气积之处，心包络，包为膜，心君之宫室……膻中者，宫室外之城府也。"说明膻中为无形之宗气，心包络乃包之血络。程士德《素问注释汇粹》云："然五脏六腑合为十二脏，焉得谓无形之气，这里的膻中当指心包络。"明代张介宾亦注："按十二经表里，有心包络而无膻中，心包之位正居膈上，为心之护卫。《胀论》云：'膻中者，心主之宫城也。'正合心包臣使之义。"《灵枢·邪客》云："心者，五脏六腑之大主也，邪弗能容也，容之则心伤，心伤则神去，神去则死矣。故诸邪之在心者，皆在于心包络。"故清代叶天士有"温邪上受，首先犯肺，逆传心包"的论述。总之，膻中（心包络）护卫心脏，最接近"君主"，犹如内臣，能传达心主的情志与命令，喻为"臣使之官"。

脾胃

脾胃受纳水谷，运化精微以供养全身，犹如藏粮之所，喻为"仓廪之官"。《礼记·月令》云："谷藏曰仓，米藏曰廪。"原通指藏粮之所。五味出焉，清代吴崑注曰："脾胃和则知五味，脾胃不和则诸物失味，故云五味出焉。"《明堂五脏论》认为："脾者，裨也，为言裨助胃气也。"裨，《说文解字》"接益也"。即脾的功能是对胃气功能的接益或补充。《素问·太阴阳明论》将其表述为"脾主为胃行其津液"，"脾脏者，常著胃土之精也"。由于二者在功能的不可分，故将二者并称，并在多处经文中将二者的含义互相指代。

肾

肾藏精，主发育与生殖，主髓养骨充脑，是形体强壮的基础和智慧聪明的源泉，喻为"作强之官"，而出"伎巧"。肾主骨生髓，脑为髓海，髓充则骨强，智多生巧。说明人体格的强健与智力的聪颖，皆是由肾精，主要是先天父母之精决定。据《明堂五脏论》"肾者，引也，为言引水谷和利精神"，由于肾为"胃之关"，开窍于二阴，功能正常有使水谷正常代谢的功能，同时，"肾藏精，精舍志"，故对人体的精神活动有调节功能。

小肠

小肠受纳胃中初步消化的食物，并进一步分别清浊，其精微物质经脾的转输作用运送至五脏，其水液经下焦渗入膀胱，其残渣向下进入大肠，喻为“受盛之官”，“化物出焉”。据《明堂五脏论》“肠者畅也”，即大小肠的功能均宜通畅下行，但由于小肠的功能复杂，食物留驻的时间较长，故曰“小肠”（小畅）；大肠仅传化糟粕，功能单一，故需留驻的时间较短，因此曰“大肠”（大畅）。

大肠

大肠将水谷残渣继续向下传导，称为“传导之官”，其将残渣中部分水分吸收，并形成粪便排出，因而谓“变化出焉”。大肠的传导功能与下列几个脏腑的功能相关：一是肺的肃降。唐容川《医经精义·脏腑之官》云：“大肠之所以能传导者，以其为肺之腑，肺气下达，故能传导。”二是胃的降浊功能。三是肾的气化功能。

三焦

三焦化气行水，维持津液在全身的输布畅通。三当释为大、多；焦乃“会”之意，指空隙之处。凡体腔上下，脏腑之外组织空隙之处，均为三焦之所，被喻为“决渎之官”，而出“水道”。另《内经》中三焦又有三部之意，是上焦心肺、中焦脾胃、下焦肝肾的代称。

膀胱

膀胱是津液汇聚之处，而名为“州都之官”。州，有聚义；都，水泽所聚谓之都。膀胱在肾的气化作用下，将津液中有用的部分升腾输布至全身，而无用的废料则成为尿液经前阴排出，故曰“气化则能出矣”。

《素问·灵兰秘典论》论述十二脏腑的主要功能及其相互关系，强调了各脏腑既分工又协作的整体协调的重要性和心的主导作用。十二脏腑的相互关系在于“凡此十二官不得相失”。十二脏腑在人体生命活动中发挥的功能和所处地位虽不相同，但它们的功能活动必须相互配合，相互为用，协调统一，不得相失，这种关系称之为“相使”。如果十二脏失其相使协调的正常关系，就会“使道闭塞不通，形乃大伤”，充分体现了中医整体观思想。而在这个“相使”关系当中，心起着最为重要的作用。心为君主，君主圣明，则百官各司其职，安于其位，脏腑功能协调、正常。心主不明则神无所主，而脏腑相使之道闭塞不通，致使脏腑的功能失常。使道就是心神协调十二脏腑相互关系的通道，即血脉。而在这里，心实际上又是“神”的代名词，强调了神在脏腑相使中的主宰作用，举凡《内经》论人体生理、病理、诊断、治疗与养生，无不把“神”放在首位，也正体现了这一观点。

二、脏藏腑泻

《素问·灵兰秘典论》提出了人有十二脏腑，但对于十二脏腑为什么有的被划分为脏，有的被划分为腑，《内经》也有一条自己的标准，这就是《素问·五脏别论》提出的“藏泻”标准，这也是《内经》提出的划分脏腑的依据，即“五脏者，藏精气而不泻也，故满而不能实”，“六腑者，传化物而不藏，故实而不能满也”。

脏腑都有藏义

“五脏者，藏精气而不泻也，故满而不能实。”明代张介宾注曰：“精气质清，藏而不泻，故但有充满而无积实。”唐代王冰注曰：“精气为满，水谷为实，但藏精气，故满而不能实。”明确指出所谓脏，应具有藏而不泻、满而不实的特点。而“六腑者，传化物而不藏，故实而不能满也”。明代张介宾注曰：“水谷质浊，传化不藏，故虽有积实而不能充满。”唐代王冰注曰：“以不藏精气，但受水谷故也。”明确提出所谓腑，应具有泻而不藏，实而不满的特点。可见，二者截然不同。“脏”“腑”二字古义可通、可互训，皆为藏物、物聚之意。即脏，取义于“藏”；腑取义于“府”。《内经》也常把脏与腑统称为“脏”，如《素问·灵兰秘典论》“十二脏之相使”，《素问·六节藏象论》“凡十一脏，取决于胆也”等经文中之“脏”皆概有“腑”在内。但在有些情况下二者却不可混同，李今庸《读古医书随笔》提出其规律是：“在古代文献里，是对文则有异，散文则可通。”

脏腑功能不同

众所周知,《内经》对脏腑的认识与命名是有其解剖学基础的,但深入体会《内经》之意,更重要的是运用“天人阴阳相应”的方法探讨脏腑功能活动的特点。按阴阳学说,天阳地阴,阳施阴受。以天阳地阴来认识脏腑,则五脏属阴象地,禀地气所生,具有静敛含蓄的特点,故像大地藏纳化育万物一样,藏精气而不泻;六腑属阳象天,禀天气所生,具有动而不息的特点,故像天主施泻一样,泻而不藏。故《素问·五脏别论》云:“胃、大肠、小肠、三焦、膀胱,此五者,天气之所生也,其气象天,故泻而不藏。”由于脏藏精气,精气无形,故贵乎精气充满,因而“藏精气而不泻也,故满而不能实”;腑主输泻,传化之物以有形水谷为主,故宜乎通降,而不应满闷不通,因此称“传化物而不藏,故实而不能满也”。可见《内经》所谓脏腑藏泻,是取象天地、比类阴阳,从功能特点来论证的。

《素问·五脏别论》所提出的脏腑藏泻理论,《内经》多篇还有涉及。《灵枢·本脏》云:“五脏者,所以藏精神血气魂魄者也;六腑者,所以化水谷而行津液者也。”可谓是对这一理论的进一步发挥。而《灵枢·本神》所云“至其淫溢离藏则精失,魂魄飞扬……智虑去身”,《灵枢·决气》所云“精脱者,耳聋;气脱者,目不明”等,则是对精神血气不藏于脏而导致病变的进一步说明。《内经》认为,由于五脏是人体生理活动的核心,因而五脏不藏精较甚者可以被认为是严重的病证,必须给予重视。正如《灵枢·本神》所云:“是故五脏主藏精者也,不可伤,伤则失守而阴虚,阴虚则无气,无气则死矣。”六腑传化物,贵乎通降,六腑不泻,不仅会引起本身病变,而且常由于五脏浊气不泄,反熏五脏,导致气机升降紊乱,严重影响五脏功能活动,所以《内经》非常重视六腑实证的治疗,在“治病求本”原则的基础上,又特别提出“小大不利,治其标”的法则。实则这也正是对“传化物而不藏,故实而不能满也”的应用。

不仅如此,以藏泻论脏腑,还具有较高的学术价值。《素问·五脏别论》认为脏腑功能虽有藏泻不同,但两者相互依赖,相反相成。正如清代张琦所曰:“精气化于腑而藏于脏,非腑之化则精气竭,非脏之藏则精气泄。”脏藏腑泻，其作用看似相反，实则深含相反相成之妙义。没有脏之藏，维持人体生命活动的物质就不能适当存留，生命活动也就不能进行，也就不可能有腑之泻；没有腑之泻，精气就无从产生，不但脏无所藏，而且脏之藏也会发生障碍。这一藏一泻，藏泻协调，正是生命运动阴阳对立统一的概括，对于研究人体新陈代谢的方式，探索生命的奥秘，是有一定价值的。

另外，也应当指出，脏腑虽有藏泻功能的不同，这仅是就其生理功能特点的区别而言，既不是完全对立的，也不是绝对的。实际上五脏藏中有泻，六腑泻而有藏，《素问·五脏别论》用“魄门亦为五脏使，水谷不得久藏”很巧妙地阐明了这个观点。因此，对脏藏腑泻应辩证地看，应该灵活掌握。《内经》藏泻论确立了脏腑的基本概念，为中医学理论的发展奠定了基础，对临床也有着重要的指导价值。

临床运用

《内经》脏腑藏泻的理论，为后世所遵循，其意义深远。如东汉张仲景《伤寒论》中三阳经多实证，以祛邪为主；三阴经多虚证，以扶正为主。五脏以藏精气为主，贵乎充盈，若精气亏损则脏虚，故临床上五脏病变多虚证，也提示我们虚证常应责之于五脏，从五脏入手诊治，且多以补为主。如心气不足之心悸失神，常用炙甘草汤；肺气虚弱之少气喘息，常用升陷汤；脾气下陷之内脏下垂，常用补中益气汤；肝血亏虚之眩晕多梦，常用二至丸等。而肾主藏精，为“封藏之本”，最忌耗泄，虚证最多，故临床又有“肾无实证”之说，地黄丸类则为常用。六腑属阳，主传导化物，“实而不能满”，若糟粕壅滞，浊气不泄，则腑实，故六腑多实证，也提示我们临床上实证多责之于六腑。如胃失和降，食积胃脘的脘病呕吐，肠有燥屎的腹部胀痛，三焦不泻、膀胱气化不行的癃闭水肿等，就是六腑不泻的常见病证，治疗方法则以通泄为主。而对于六腑本身的病变，也主要采取调畅气机、通畅腑气的方法。临床上采用通里攻下法治疗急腹症，就是应用此理论取得的成果。

三、奇恒之腑

《素问·五脏别论》云："脑、髓、骨、脉、胆、女子胞，此六者，地气之所生也。皆藏于阴而象于地，故藏而不泻，名曰奇恒之腑。"提出了奇恒之腑的概念。奇恒之腑理论在《内经》中仅见此篇，但这一理论在藏象学说中占有相当重要的地位，对于中医学的发展有着极其深远的影响。著名《内经》研究专家王洪图《内经选读》认为："根据藏象学说的特点，所谓'五脏'是指以肝心脾肺肾为中心，广泛联系六腑及全身组织器官而构成的五个功能活动系统，其中骨、髓、脑属于肾；脉属于心；女子胞隶于肝肾；肌肉属脾；筋属于肝；皮毛属于肺。那么，为何又单提出脑、髓、骨、脉、胆、女子胞为'奇恒之腑'呢？其最根本的原因，就是此六者生理功能与病理变化的特殊性与重要性，不能和肌肉、皮毛、筋膜等同样看待之故。这一点在临床实践中表现得很清楚。"

奇恒之腑的功能特点是"藏于阴而象于地，故藏而不泻"。如脑藏脑髓，骨藏骨髓，脉藏血液，胆藏胆汁，女子胞藏有精血，可孕育胎儿。其中值得一提的是胆，胆与肝相表里，故在六腑之列；而其所藏胆汁，属人体精气，且又名中正之官，"决断出焉"，具有"五神脏"功能特点，又与一般腑不同，故又归于奇恒之腑。

那么到底何谓"奇恒之腑"？清代高世栻《素问直解》云："奇，异也。恒，常也。言异于常腑也。"脑、髓、骨、脉、胆、女子胞之所以称为奇恒之腑，历代解释主要有二：一者，明代张介宾《类经》云："凡此六者，原非六腑之数，以其藏蓄阴精，故曰地气所生，皆称谓腑。"指出此六者功能上有异于一般的六腑，故为奇恒之腑。二者，明代马莳《素问注证发微》注曰："其脏为奇，无所与偶，而至有恒不变，名曰奇恒之腑。"因奇恒之腑无表里配偶关系，故谓之奇。所以著名《内经》研究专家程士德《内经》（高等中医药院校教学参考丛书）云："此六者之所以称为奇恒之腑，主要是由其结构性能所决定的。在性能上，它们属阴象地，主藏蓄阴精，与五脏之性能近似；在形态上，它们则与六腑之形态相似；且脏与腑之间有表里配偶关系，而它们却没有。因此，既与一般的脏和腑有相似之处，又异于一般的脏腑，故称'奇恒之腑'。"就《内经》而言，脏与传化之腑的功能差别是很明显的，脏以藏精气神为主，腑以传化水谷为主，故脏满而不实，腑实而不满；腑既然可以传送水谷、水液等有形物质，则其形态必然中空，否则就不可能有传泻的功能。正如《素问·五脏别论》所云："所以然者，水谷入口则胃实而肠虚；食下，则肠实而胃虚。"《内经》对腑的形态尤其是对胃、大肠、小肠等的描述较详细，见于《灵枢·肠胃》等篇，故可以认为《内经》对传化之腑的形态认识是基本清楚的，即中空的管状的或囊状的器官。而脏的功能以藏精气神为主，故满而不实，所藏之物无形，正如清代吴崑《素问吴注》所云"精气妙神用于无迹，故满而不实"。因此，脏的形态不宜断言。另外，《内经》对脏的形态描述基本缺如，加之《内经》理论体系的特点是强调从功能角度研究人体生命活动，所以五脏的形态结构到底如何，《内经》也没有说清楚，但有一点可以肯定，即脏的形态与传化之腑的形态不可能完全相同，因为二者的功能截然不同。因此，也就有了功能似脏、形态似腑命曰奇恒之腑的说法。正如李国卿主编之《素问疑识》所云："因为奇恒之腑的功能象五脏藏而不泻，其形态象六腑外坚里空，既不同于五脏，又别于六腑，故名奇恒之腑。"

按上述理解奇恒之腑概念，似可以看到这样几点：其一，把奇恒之腑的各"腑"与脏腑并列起来，使之属于脏腑之类，就可以把脏腑范围定为：脏、传化之腑、奇恒之腑。其二，未把髓、脉、骨等作为脏腑系统的一个要素来看待，一方面可能是用来说明此六者生理功能与病理变化特殊与重要，不能和其他要素同样看待，但也可能是当时脏腑系统尚未建立之故。而后一种可能性更大些。其三，从提出奇恒之腑的《素问·五脏别论》欲以藏、泻来区分脏、腑来看，说明当时脏腑的概念还较混乱，正如该篇开始所言"或以脑髓为脏，或以肠胃为脏，或以为腑。敢问更相反，皆自谓是"。

故而有理由认为，奇恒之腑概念是当时一派医家欲解决脏腑分类问题而提出的，可能属于脏腑发展过程中某一阶段的产物，因而也有一些不甚完善之处。

胆的特殊性

《素问·五脏别论》把胆列为奇恒之腑，而又言"六腑传化物而不藏”，胆既然属于“藏而不泻”的奇恒之腑，就不可能又为“泻而不藏”的六腑之一。因此，可以认为《素问 · 五脏别论》的“五脏六腑”不同于其他篇章的“五脏六腑”，其中缺胆。既然如此，那么此“六腑”包括什么呢？除该篇点名之“胃、大肠、小肠、三焦、膀胱”五腑外，按该篇经文本文，当有魄门。从文字看，紧接“传化之腑”句下即论魄门，概念是统一的；从功能看，魄门使“水谷不得久藏”，亦符合“传化物而不藏”的六腑概念，故于鬯在《香草续校书》中指出：“魄门亦为传化之腑之一，合为六腑。”魄门为腑之一，实则正是“形脏腑”概念的运用。由此可见，把胆列为“奇恒之腑”为区分脏腑带来了一些问题，后世“六腑（包括胆在内）以通为顺”的理论多数人认为源于《素问 · 五脏别论》，而以“泻而不藏”“传化物而不藏”“水谷不得久藏”为依据，此说值得商榷。

髓的特殊性

《素问 · 五脏别论》把髓列为奇恒之腑，认为它是与五脏、六腑、脑、胆等相并列的脏器。然而这种提法又有它不完善之处，其一，髓与骨、脉、脑并列，但又与它们截然不同，髓虽内含精气具有“似脏”的特点，但是对它的形态结构却从没有论述，即并非“似腑”，故把髓作为“脏器”来认识是不妥的。其二，从奇恒之腑本身来看，脑、骨之所以称奇恒之腑，主要是因为它们藏髓之故，若此，再把髓说成是与脑、骨并列的“腑”，则不免令人生疑。相反，《内经》对髓还有另外一种看法，把它看作是一种精微物质。《内经》多篇对髓的性质、生成、分类、分布以及生理、病理、治疗都作过阐述，故可以把髓看作是与气血津液等并列的物质，原因是：其一，髓是一种液状物质，如《内经》就有“髓液焦枯”“液溢下流”等语，而《灵枢 · 五癃津液别》则竟把髓作为五液之一；其二，髓与气、血、津、液、精之间存在着互化关系。由此说明髓仅是一种液状的精微物质，并非脏器。从中医学的发展也可以看出，髓为脏器的观点逐渐被淘汰，而将髓作为与气血津液并列的物质功能系统的观点正日益引起人们的注意。

脉与骨的矛盾之处

《素问 · 五脏别论》把脉、骨列为奇恒之腑，主要因其既内藏血和髓，外形又中空，故而既似脏又象腑，单从这个意义上讲它们较符合奇恒之腑概念。但是骨与脉遍及全身各处，与六腑形态仅局限于某一处又截然不同。古人在长期的实践中逐渐确立了脏腑概念，建立了以肝心脾肺肾为中心的四时五脏阴阳理论，其中的骨、脉等仅是组织结构而已。《素问·脉要精微论》云："脉者，血之府。"此"府"，仅是物聚之义，并无他意。《内经》对脉还有一种看法，就是把脉称为六气之一。如《灵枢·决气》说："余闻人有精、气、津、血、脉，余意以为一气耳。""何谓脉？岐伯曰：壅遏营气，令无所避，是谓脉。"现有人认为此"脉"当包含"脉管"和"脉气"两种意义。脉管是一种组织结构，而与之并列的精、气、津、液、血五者都是人体内的精微物质，六者相提并论，似不可取。而若作为脉气，则是比较易理解的，但这样理解则与奇恒之腑的"脉"之概念又完全不同。

另外，奇恒之腑包含女子生殖器官而男性缺如，并不完善。因此，我们认为，奇恒之腑的概念类似《内经》"形脏腑"均属于脏腑发展过程中某一阶段的产物，是《内经》中的各家学说，有必要重新认识。此外，王洪图教授认为脑、髓、骨、脉、胆、女子胞，在人体生命活动中占有非常重要的地位，具有"藏而不泻"的功能特点，类同于"脏"。但《内经》理论体系以五脏为"中心"，五脏的地位、层次最高，其次是六腑等组织器官。而"脏"只有五，或者说中心只能有一个，因此脑、髓等六者，尽管功能作用重要，也只能称为"腑"。因其"腑"的概念，着重在比"脏"的层次略低方面，而并非在"传化物而不藏"的功能方面，故以"奇恒"称之。亦备一说。

四、形脏形腑

何谓脏腑？《内经》对脏腑概念的认识为后世乃至现今的中医学理论所遵循。首先，认为脏腑应在人体内部，具体而言是位于胸腹之内。如《灵枢·胀论》云："脏腑之在胸胁腹里之内也，若匣匮之藏禁器也。"其次，脏腑均有一定形态。如《灵枢·经水》云："其脏之坚脆，腑之大小……皆有大数。"其形态的记录可见于《灵枢·肠胃》及成书稍迟的《难经·四十二难》等篇章中。其三，脏腑的功能有别。脏以藏为主，所藏之物包括精气、血气及神气；而腑则以传化为主，所传化之物包括水谷和津液等。脏为阴，腑为阳。如《灵枢·本脏》云："五脏者，所以藏精神血气魂魄者也。六腑者，所以化水谷而行津液者也。"其四，脏腑各有一条自己的经脉。因而也才有《素问·经脉别论》"太阳脏""太阴脏"的称呼。同时《内经》认为"脏"为人体根本，人体有着以"脏"为中心，按其功能活动上的一定规律，一定层次进行联系的，包括腑、体、窍、华在内的功能活动系统。具有这样含义者才可称为"脏腑"。脏腑的这一概念，在《内经》中占有主导地位，并被后世广泛运用着，至今仍指导着中医的发展。

《内经》还存在着脏腑的另一种概念，即"形脏腑"概念，虽然它属于区分脏腑、确定脏腑的早期产物，现已不再使用，但又确实广泛存在于《内经》及注家注本之中，应为《内经》时代一派医家的学说，所以学习中医者、欲研究《内经》者及欲了解中医理论形成者则不可不知。

形　　脏

《内经》提出了"形脏"概念。如《素问·三部九候论》云："形脏四，神脏五，合为九脏以应之。"与此说相类似的还可见于《素问·六节藏象论》等篇。神脏，主要指心肝脾肺肾，似无可争议。而对形脏的理解则有很大不同。唐代王冰谓："形脏四者，一头角，二耳目，三口齿，四胸中也。形分为脏，故以名焉。"而清代张志聪注曰："形脏者，脏有形之物也，胃与大肠小肠膀胱也。"后世多宗张说，如《素问注释汇粹》《黄帝内经素问校释》等。其实从《素问·三部九候论》所说"一者天，二者地，三者人，因而三之，三三者九，以应九野。故人有三部，部有九候"，以及"三部者，各有天，各有地，各有人……合则为九，九分九野，九野为九脏，故神脏五，形脏四"来看，这里的九脏当指三部九候所候之脏器无疑。而该篇又说："故下部之天以候肝，地以候肾，人以候脾胃之气"，中部"天以候肺，地以候胸中之气，人以候心"，上部"天以候头角之气，地以候口齿之气，人以候耳目之气"，可知九脏当指肝、肾、脾、肺、胸中、头角、口齿、耳目。九脏之称早在《内经》之前就已存在。如《周礼·疾医》云："两之以九窍之变，参之以九脏之动。"至于为什么叫形脏，唐代王冰讲得较明确。他说："所谓形脏者，皆如器外张，虚而不屈，含藏于物，故云形脏也”，“形分为脏，故以名焉”。很明显，所谓形脏就是指形在外，直观且又藏蓄精气之类。故其脏概念与现今不同。属于这类概念的脏腑《内经》中有其例，如《素问·脉要精微论》云：“夫五脏者，身之强也。头者精明之府……背者胸中之府……腰者肾之府……膝者筋之府……骨者髓之府……得强者生，失强者死。”对于此文中的“五脏”，历代注家多释为五神脏，而李今庸《读古医书随笔》则持不同见解，认为此段的五脏用的是形脏腑的概念。《素问·诊要经终论》在谈“脏腑主时”时，用五神脏加上头，各主两月，这一现象以五行理论是解释不通的，其实这正是把形脏头混入五脏之中，五神脏与形脏并列而不分的一个反映。这种现象说明当时脏腑概念尚不完善，还较混乱。这一点也可用下例为证。《淮南子·精神训》在谈五脏与天气相应时说：“胆为云，肺为气，肝为风，肾为雨，脾为雷。”而《淮南子·坠形论》在谈五方五色与脏腑相配时则把肝心肺肾胃同列。这也正是把胆、胃混入五脏中，脏、腑并列而不分的反映。

形　腑

“形腑”一词，虽然《内经》原文中未出现，但《素问·脉要精微论》中的背、膝、腰之类则是它的应用。明确提出“形腑”者，当推唐代王冰。他在注《素问·气穴论》“腑俞七十二穴”时说：“腑，谓六腑，非兼九形腑也。”九形腑为何？笔者尚未从文献中查到，但从名称可知，它同形脏的概念大体属一类，均指人体的身形部分。九脏是根据人应九野而来，九形腑亦当是人体身形应九野的分类。据《灵枢·九针论》所述：“请言身形之应九野也，左足应立春，其日戊寅己丑。左胁应春分，其日乙卯。左手应立夏，其日戊辰己巳。膺喉首头应夏至，其日丙午。右手应立秋，其日戊申己未。右胁应秋分，其日辛酉。右足应立冬，其日戊戌己亥。腰尻下窍应冬至，其日壬子。六腑膈下三脏应中州，其大禁，大禁太一所在之日及诸戊己。”我们认为，所谓九形腑可能就是本篇所说的应于东北方艮宫的左足、应于正东方震宫的左胁、应于东南方巽宫的左手、应于正南方离宫的前胸以上部位、应于西南方坤宫的右手、应于正西方兑宫的右胁、应于西北方乾宫的右足、应于正北方坎宫的腰至下窍部位以及应于中宫的腹部。

《素问 · 五脏别论》的“五脏六腑”不同于《内经》其他篇章的“五脏六腑”，其中缺胆，因胆属于“藏而不泻”的奇恒之腑，而不在传化之腑之中。既然如此，那么此“六腑”包括什么呢？除该篇点名之“胃、大肠、小肠、三焦、膀胱”五腑外，按该篇经文本义，当有魄门。从文字看，紧接“传化之腑”句下即论魄门，概念是统一的；从功能看，魄门使“水谷不得久藏”，亦符合“传化物而不藏”的六腑概念，故于鬯在《香草续校书》中指出“魄门亦为传化之腑之一，合为六腑”。魄门为腑之一，实则正是“形脏腑”概念的运用。

《内经》“形脏腑”的概念现已不再使用，我们认为它属于区分脏腑、确定脏腑的早期产物，因其不完善、较混乱，且把表现于外的器官及身形部位也定作脏腑，不符合在《内经》中占有主导地位的脏腑定义，因而未被后世所重视。《素问 · 五脏别论》开篇就论述了当时方士对脏腑概念认识不一、混乱的情况，说“黄帝问曰：余闻方士，或以脑髓为脏，或以肠胃为脏，或以为腑。敢问更相反，皆自谓是。不知其道，愿闻其说。”就如同奇恒之腑概念一样，形脏腑概念也是当时一派医家的认识，属于脏腑概念发展过程中某一阶段的产物，也是《内经》时代关于脏腑概念的各家学说。

五、脏腑数目

《内经》所论脏腑数目不尽相同，这也符合《内经》各家学说的性质，具有多家观点，在这里仅对基本符合脏、腑定义的脏腑数目加以探讨，诸如“形脏四，神脏五”及唐代王冰所谓“九形脏”，均是从“天人相应”观得出的认识，但其中夹杂着“形”，故不符合在《内经》中占主导地位的“脏腑”的定义，在中医学里也未能得到进一步发展，所以不在此讨论。“奇恒之腑”虽属脏腑之范畴，但也因其不符合脏、腑的严格定义，因此也不再进行讨论。

十一脏腑说

《内经》多处提到“五脏六腑”，包括心、肝、脾、肺、肾、胃、大肠、小肠、胆、三焦、膀胱这十一个脏器。显而易见，这种学说在《内经》中占据主导地位，也是十一脏腑说的主体内容。如《素问·金匮真言论》云："肝、心、脾、肺、肾五脏皆为阴，胆、胃、大肠、小肠、膀胱、三焦六腑皆为阳。"《灵枢·师传》亦云："五脏六腑者，肺为之盖……心为之主……肝者主为将……脾者主为卫……肾者主为外……六腑者，胃为之海……鼻隧以长，以候大肠。唇厚、人中长，以候小肠。目下果大，其胆乃横。鼻孔在外，膀胱漏泄。鼻柱中央起，三焦乃约，此所以候六腑者也。"这种在《内经》中占据主流的观点，也为之后脏腑配属中的五脏配五腑说、五脏配六腑说奠定了基础。

十二脏腑说

《素问·灵兰秘典论》云："心者，君主之官也，神明出焉。肺者，相傅之官，治节出焉。肝者，将军之官，谋虑出焉。胆者，中正之官，决断出焉。膻中者，臣使之官，喜乐出焉。脾胃者，仓廪之官，五味出焉。大肠者，传道之官，变化出焉。小肠者，受盛之官，化物出焉。肾者，作强之官，伎巧出焉。三焦者，决渎之官，水道出焉。膀胱者，州都之官，津液藏焉，气化则能出矣。凡此十二官者，不得相失也。"十二脏腑说即由《素问·灵兰秘典论》篇提出，指出人有十二脏腑，在上述十一脏腑之外还有膻中。膻中在《内经》中具有不同的含义，《灵枢·海论》中说"膻中者为气之海"，即指胸中；《灵枢·胀论》中说"膻中者，心主之宫城也"，即指心包络。另外，《灵枢·经脉》等篇十二经脉与脏腑配属有心包络而无膻中。《素问遗篇·刺法论》亦说："膻中者，臣使之官，喜乐出焉，可刺心包络所流。"指出膻中有邪刺心包络，根据其他脏腑皆刺本经的论点，可知膻中即心包络。

《内经》认为心包络仅起代心行令、代心受邪、保护心脏的作用。正如《灵枢·邪客》云："故诸邪之在于心者，皆在于心之包络。"除此并无其他特殊功能。因此，中医在论述各个脏腑功能时，大多把心包络放入心中讨论，并且认为它只是心的一个附属器官，所以无论是在《内经》还是在后世医籍，心包络均未受到过多的重视，十二脏腑说也并未占据主要位置，而仍以十一脏腑说为主。

另外，《难经》在《内经》十二脏腑说的基础上多有阐述。如《难经·三十六难》云："脏各有一耳，肾独有两者，何也？然：肾两者，非皆肾也。其左者为肾，右者为命门。命门者，诸神精之所舍，原气之所系也；男子以藏精，女子以系胞。故知肾有一也。”又如《难经·三十八难》云：“五脏亦有六脏者，谓肾有两脏也。”《难经·三十九难》云：“经言腑有五，脏有六者，何也？然：六腑者，正有五腑也。五脏亦有六脏者，谓肾有两脏也。其左为肾，右为命门。命门者，谓精神之所舍也；男子以藏精，女子以系胞，其气与肾通，故言脏有六也。腑有五者，何也？然：五脏各一腑，三焦亦是一腑，然不属于五脏，故言腑有五焉。”可见，《难经》中的十二脏腑是将肾分为两脏，左为肾，右为命门的观点。把肾与命门对立，认为命门是一个独立的脏腑，但从《难经》所述的“命门者，谓精神之所舍也，男子以藏精，女子以系胞，其气与肾通”来看，这里所称命门的功能，实为肾脏功能的一部分。值得说明的是，从《难经》的论述中，我们还能看出对三焦这一脏器认识的不同，这些均是关于早期中医学在脏腑数目中存在不同观点的反映。

十三脏腑说

元代王好古《此事难知》认为六脏六腑为十二，又加胞一腑，则为十三脏腑。胞在《内经》中实有三个概念，一者尿胞，一者心包络，一者女子胞。王好古把胞作为一腑，用的是尿胞概念，如其云“膀胱胞内居之”，“膀胱者，胞之室也”。

笔者认为，“胞移热于膀胱”语出《素问·气厥论》，对于“胞”的解释，历代医家主要有两种意见：其一认为指精室与女子胞，如明代吴崑、明代张介宾等；其二认为膀胱之中又有一胞，如元代王履、明代马莳等。这些解释均不能尽其经旨。考“胞”字，《内经》有多种含义，其一为心包络。如《素问·痿论》“悲哀太甚，则胞络绝”，据此，此“胞”当为心包络。心包络之脉同手少阳三焦相表里，“下膈，历络三焦”，膀胱正位于下焦，从而构成心君、心包络和膀胱之间的经络联系。正如隋代杨上善注《素问·痿论》时所云“心悲哀太甚，则令心上胞络脉绝，手少阳气内动有伤，心下崩损，血循手少阳脉下，尿血”，强调血从包络循手少阳脉下至膀胱，也就阐明了心君、心包络有热、包络移热于膀胱的途径。《内经》原文说：“胞移热于膀胱，则癃、溺血。”癃是指排尿困难，甚则小便闭塞不通，由膀胱气化不利所为。膀胱气化不仅取决于脏器自身，且与心、心包络有关。清代曹仁伯认为："经曰：胞移热于膀胱则癃、溺血，故药用导赤散合火府丹加灯火。"清代程国彭认为："心主血，心气热，则遗热于膀胱，阴血妄行而溺出焉"；"清心，阿胶散主之"。由此不难看出，这些临床大家，虽然没有明确指出"胞"即"心包络"，但却是依此用药行治，而且行之有效，这也从实践上证明这一论点的正确性。

综上所述，十三脏腑说主要争议在"胞"，"胞"或为尿胞为膀胱之一部分，或为心包络已包含在六腑之内，因此，十三脏腑说不能成立。总之，就脏腑数目而言，《内经》形成时期主要有十一脏腑说、十二脏腑说两种。

六、脏腑配属

《内经》中有关脏与腑的配属问题，主要是运用五行学说、经络、脏腑系统等理论，把脏腑对应进行配属，主要有五脏配五腑、五脏配六腑、六脏配六腑等几种学说。现将有关学说分别表述如下。

五脏配五腑说

《灵枢·本输》云："肺合大肠，大肠者，传道之腑。心合小肠，小肠者，受盛之腑。肝合胆，胆者中精之腑。脾合胃，胃者五谷之腑。肾合膀胱，膀胱者津液之腑也。少阳属肾，肾上连肺，故将两脏。三焦者，中渎之腑也，水道出焉，属膀胱，是孤之腑也，是六腑之所与合者。"上述《灵枢·本输》篇对五脏配属五腑的问题表述得很明确。这一种学说属于脏腑相合说，五脏分别一一对应配属的五腑，一脏一腑，表里相合，内外相应。即肺与大肠相表里，心与小肠相表里，肝与胆相表里，脾与胃相表里，肾与膀胱相表里。可如果按照这种工整的一脏一腑的模式进行配属，势必多出一腑，《灵枢·本输》篇将这多出的一腑"三焦"命名为"孤之腑"，并且进一步通过经脉关系将三焦与膀胱联系起来，如明代张介宾云"三焦下腧出于委阳，并太阳之正入络膀胱约下焦也"，因而"属膀胱"。

五脏配六腑说

关于五脏配六腑说,《内经》中主要有以下两种观点。

肾合三焦膀胱

《灵枢·本脏》云:"肺合大肠,大肠者,皮其应;心合小肠,小肠者,脉其应;肝合胆,胆者,筋其应;脾合胃,胃者,肉其应;肾合三焦膀胱,三焦膀胱者,腠理毫毛其应。"《灵枢·本脏》篇所云脏腑配属关系与《灵枢·本输》篇肺合大肠、心合小肠、肝合胆、脾合胃均一致,所不同的就是"肾合三焦膀胱"。在上述"五脏配五腑说"中提到,三焦为孤之腑,属膀胱。而本篇医家则认为三焦与膀胱在主气、主水的功能上有相通之处,"气本相依,体同一类",并均受肾的制约,于是将"三焦膀胱"合称,便出现了"肾合三焦膀胱"的观点。后世医家对此观点也多有发挥,如明代马莳曰:"肾合三焦者,左肾合膀胱,右肾合三焦也。"明代张介宾曰:"然三焦为中渎之腑,膀胱为津液之腑,肾以水脏而领水腑,理之当然,故肾得兼将两脏。将,领也。两脏,腑亦可以言脏也。《本脏》篇曰:肾合三焦膀胱,其义即此。"日人丹波元简曰:"《本输》篇曰:三焦者,中渎之腑也,水道出焉,属膀胱。盖三焦膀胱,但是指下焦膀胱,膀胱为太阳经,主周身之表,肾与膀胱合,所以应腠理也。"清代章楠曰:"盖上明腑生于脏,故同脏气之应,而肾之腑本是膀胱,乃又合三焦者,以明一脏两腑,相合而生化气血,出陈入新也。"

可见,此种认识与五脏配五腑说虽为两种不同的学说,但是之间关系密切,可以说"肾合三焦膀胱"的观点是参考了"肾合膀胱"中三焦"属膀胱"之说。这种脏腑配属理论,配合工整,又宜用五行阐述,且较符合经脉络属关系,故一直被后世所重视。

至阴之类

《素问·六节藏象论》云:"心者……通于夏气。肺者……通于秋气。肾者……通于冬气。肝者……通于春气。脾胃大肠小肠三焦膀胱者,仓廪之本,营之居也,名曰器,能化糟粕,转味而入出者也。其华在唇四白,其充在肌,其味甘,其色黄,此至阴之类,通于土气。凡十一脏取决于胆也。"《素问·六节藏象论》将这十一脏腑的功能与四时阴阳结合起来论述,其中心通夏、肺通秋、肝通春、肾通冬,而脾胃大肠小肠三焦膀胱"能化糟粕，转味而入出"，同属一家通于土气，胆则因主决断、主升发而与各脏腑关系密切。这种五脏六腑配合的方法，是把心、肝、肺、肾单列，而把脾与传化之五腑归为一类，形成一个与众不同的脏腑群，即称为"仓廪之本"，归属"至阴之类"，用胆维系着各脏腑的功能。这种学说在《内经》其他篇亦有体现，如《灵枢·本输》曾有"大肠、小肠皆属于胃"的论述，并非将大肠归肺，小肠归心，而是划为脾胃系统。《伤寒论》云："阳明之为病，胃家实是也。"这里的"胃家"显然包含有肠，举凡承气汤类、抵当汤类也均是胃肠并治。实则，现今临床"消化系统"疾病的诊治思路与方法也是这一观点的运用。但这种学说并没有将一个脏一个腑地进行配属，也未考虑脏腑经络的络属关系，与传统的脏腑阴阳五行系统理论有些差异，可谓是脏腑配属的各家学说之一。

六脏配六腑说

《内经》有关脏腑学说的篇章中，有关于十二脏腑的记载，但并没有明确提出六脏配属六腑。十二脏腑说主要就用于十二经脉说。十二经脉表里相应，有各自络属脏腑，由此形成了六脏配属六腑说。正如《灵枢·海论》云："十二经脉者，内属于腑脏，外络于肢节。"六脏配属六腑除了大家熟知的心-小肠、肺-大肠、肝-胆、脾-胃、肾-膀胱外，《灵枢·经脉》又云："心主手厥阴心包络之脉，起于胸中，出属心包络，下膈，历络三焦……三焦手少阳之脉，起于小指次指之端，上出两指之间，循手表腕，出臂外两骨之间，上贯肘，循臑外，上肩，而交出足少阳之后，入缺盆，布膻中，散落心包，下膈，循属三焦。"《灵枢·经别》亦云："手少阳之正，指天，别于巅，入缺盆，下走三焦，散于胸中也。手心主之正，别下渊腋三寸，入胸中，别属三焦，出循喉咙，出耳后，合少阳完骨之下，此为五合也。"因此还包括心包络与三焦。六脏配属六腑说满足了经脉表里相配、脏腑阴阳五行相合的关系，并增加了"心包合三焦"，也解决了三焦为"孤之腑"的矛盾。

值得注意的是，《素问·灵兰秘典论》论十二脏腑，有膻中而无心包络，《灵枢·经脉》论经脉，有心包络而无膻中。明代李中梓《内经知要》考证认为："按十二脏内有膻中而无包络，十二经内有包络而无膻中，乃知膻中即包络也。”另外，《难经·三十九难》又云：“经言腑有五，脏有六者，何也？然：六腑者，正有五腑也。五脏亦有六脏者，谓肾有两脏也。其左为肾，右为命门。命门者，谓精神之所舍也；男子以藏精，女子以系胞，其气与肾通，故言脏有六也。腑有五者，何也？然：五脏各一腑，三焦亦是一腑，然不属于五脏，故言腑有五焉。”将肾分为两脏，左为肾脏，右为命门，所以明代马莳将其发挥为“左肾合膀胱，右肾合三焦”的观点，亦为一说。

综上所述，六脏配属六腑说是作为十二经脉表里相合所衍生出来的一派观点，在经络学说中逐步被接受并固定下来。笔者认为，从马王堆出土的文献及《内经》有关记载来看，经脉数目有个由十一经脉过渡到十二经脉的历程，十一经脉两两配属，势必会多出来一条经脉，这如何解决？于是促成十二经脉的形成，由此出现心包经脉与三焦经脉的配属，由此产生了六脏配属六腑说。

七、五脏气机

脏腑气机的升降出入特性是通过脏腑的生理活动所体现的。人的生命活动，即是气的升降出入运动。如《素问·六微旨大论》云：“出入废则神机化灭，升降息则气立孤危。”可见，气的升降出入须协调平衡，才能维持人体正常的生理活动。

《素问·禁刺论》云：“肝生于左，肺藏于右，心部于表，肾治于里，脾为之使，胃为之市。”此处所言，即从气机输布运行论五脏功能特点。气机输布运行是五脏功能的重要特征，肝气从左生升，肺气从右肃降，相反相成；心属火性炎散其气布于表，肾属水性内沉其气治于里；脾主运化如信使之运行不息，胃主受纳如市之百物汇聚。具体分析如下。

肝生于左，肺藏于右

《素问·阴阳应象大论》云：“左右者，阴阳之道路也。”明代张介宾注曰：“阳左而升，阴右而降。”即说明就自然界而言，左为天地之气升发之途，右为天地之气收降之路，故称左右是阳升阴降的道路。比拟于人体，亦是如此。

"生"之本义,《玉篇》谓"起也",唐代王冰注曰"生,动出也",明代张介宾曰肝木主"发生"。显然,生,即生发上升之意。肝生于左,说明人体升发之气由左上升,归肝所主。其临床意义在于,肝病多见左侧部位的疾病,如《素问·刺热》"肝热者左颊先赤";《灵枢·邪气脏腑病形》"肝脉微急为肥气,若覆杯";《难经》认为肥气的部位在左胁下;唐代孙思邈《备急千金要方》"肝咳者,其状左胁痛"。

同样,肺藏于右的实质,是通应金、秋的生理特性,说明人体肃降之气由右下降,归肺所主。其临床意义在于说明,肺病多表现为右侧部位的病变特征。如《素问·刺热》云:"肺热病者,右颊先赤。"清代陈复正《幼幼集成》言:"右颊配肺","以候脏气之强弱耳"。《难经·五十六难》认为:"肺之积,名曰息贲,在右胁下,覆大如杯,久不已,令人洒淅寒热,喘咳,发肺壅。"同时,亦有人认为此句对脏气位置的描述是"河图"象数模式在医学中应用的体现。

心部于表,肾治于里

有从属性上注解,认为表里为阴阳之意。如清代张志聪注曰:"心为阳脏而主火,火性炎散,故心气分布于表;肾为阴脏而主水,水性寒凝,故肾气主治于里。"亦有人从解剖位置上理解,认为表里为外内、上下。如明代马莳注曰:"心属阳,居于膈上,故心部于表;肾属阴,居于膈下,故肾治于里。心为五脏部主,故称曰部;肾间动气内治,故称曰治。"《素问·太阴阳明论》云:"阳者,天气也,主外;阴者,地气也,主内。"故可说明此句经文是指心为阳脏,位居膈上,其性属火,其气部于表;肾为阴脏,位居于下,其性属水,藏精而主内。元代朱震亨在《格致余论·臌胀论》中提到:"心肺之阳降,肝肾之阴升。"以水火而言,"心为火居上,肾为水居下,水能升而火能降,一升一降,无有穷已"。

心肾功能正常,互相协调,保持动态平衡,就称为"心肾相交",也叫做"水火既济"。升降失常,则出现各种病证,当治以恢复水火升降之常。如用治心火偏亢,心肾不交之怔忡、失眠的交泰丸,方出《韩氏医通》,由黄连、肉桂心两味药物组成,共奏交通心肾、清火安神之功。

而皮肤感知觉异常的表病多从清心开窍来论治,疗效确切。笔者早年侍诊王洪图教授,曾遇一病人患全身皮肤刺痛之证,现详述如下。

张某,女,51岁,主诉全身皮肤刺痛1个月余。触摸皮肤刺痛更甚,腰及颈项部皮肤刺痛更加剧烈,持续性刺痛,无论坐卧不得缓解,伴心慌、心烦、睡眠欠佳、盗汗,食可,二便调。舌质黯,苔薄白略腻、舌中间有剥落,脉象节律欠调、左弦细略数、右弦滑。观其皮肤颜色无明显异常。证属心经郁热,拟用凉血清心之法。方药多选用黄连、丹皮、赤芍、炒栀子等清心热而凉血,以清除其在表之邪,药与证应,服用6剂后皮肤疼痛基本消失,继服6剂即告痊愈。因此,皮表之病,不应忽视从心论治这一途径。

脾为之使,胃为之市

"之"指五脏。趋走不息谓之使,百物聚集谓之市。如清代高世栻云:"脾主为胃行其津液,以灌四旁,故脾为之使。胃为水谷之海,众物所聚,故胃为之市。"由于使、市也就是畅通无阻之意,可引申为转枢,故后世医家将此引申为脾胃的转枢功能,即脾胃有转枢五脏气机的作用。肝升肺降,心表肾里,脾胃居于中焦以转枢,如此脏腑气机输布构成了一个动态的、连续的、完整的系统,而这个系统中脾胃位居中焦、有升有降、通连表里内外上下,是其关键,不仅帮助各脏气机输布,也制约各脏气机的过度升降,而且维持其和谐状态,起着调度、协调的作用。

由于脾胃对人体五脏之气的这种转枢、斡旋作用,一方面脾胃之病可以表现为五脏气机的升降失常,如清代黄元御在《四圣心源》中所说"中气衰则升降窒,肾水下寒而精病,心火上炎而神病,肝木左郁而血病,肺金右滞而气病。神病则惊怯而不宁,精病则遗泄而不秘,血病则凝瘀而不流,气病则痞塞而不宣。四维之病,悉因于中气。中气者,和济水火之机,升降金木之轴"。中气一病,则气血精神无所不病。

另一方面,五脏气机升降失常的病证,往往可以通过治疗脾胃而获效。明代周慎斋《慎斋遗书》所谓:"诸病不愈,必寻到脾胃之中,万无一失。"如金代李东垣《医学发明·两肾有水火之异》中三才封髓丹(天门冬、熟地、人参、黄柏、砂仁、甘草)为"降心火,益肾水"而设,而制方则苦寒与辛甘温并用,用黄柏之苦寒坚肾清火,天门冬、熟地滋肾阴,人参、甘草温补脾胃,用砂仁行脾胃之气。其人参、砂仁、甘草的用药目的，在于通过脾胃之气的健运，使肾精下泄之证得以治疗。本方不单可治遗精、下泄之证，凡属心肾不交、水火不济的病证，皆可使用。故《蒲辅周医疗经验》中治疗口疮时，药味虽有加减变化，但“皆用补土伏火之封髓丹”。清代汪昂《医方集解》载七气汤，治疗“七情气郁……胸满喘急”证，即肝气郁结不升、肺气失降的喘证，但其用药为半夏、厚朴、茯苓、紫苏、生姜、大枣。根据1990年版《中药大辞典》，方中除紫苏、生姜，其余均非升肝气、降肺逆之品，而是皆入脾胃之经。考其用药目的，亦不外通过脾胃之气的调畅，而使木气得疏，金气得降。其他如《伤寒论》桃花汤治疗少阴虚寒、下利脓血，用甘草、粳米补益中气，清代柯韵伯《伤寒来苏集》云“故此制方，不清火，不利水，一惟培土，又全赖干姜转旋，而赤石脂、粳米得收平成之绩也”；东汉张仲景在《伤寒论》中不仅将黄疸归入阳明经病中，而且在治疗的主要方药茵陈蒿汤中用大黄行胃腑之气，等等，其原理皆为通过调脾胃之气治疗五脏气机运行失常。

八、脏窍对应

《内经》中有多个篇章涉及五脏与面部官窍的关系，如《素问·阴阳应象大论》《素问·五常政大论》《素问·金匮真言论》《灵枢·脉度》《灵枢·五阅五使》《灵枢·师传》等，主要认为五脏与面部官窍一一对应，是五脏与面部官窍关系的主要内容。

五脏不和则七窍不通

《灵枢·五阅五使》云：“鼻者，肺之官也；目者，肝之官也；口唇者，脾之官也；舌者，心之官也；耳者，肾之官也。”《灵枢·脉度》亦云：“五脏常内阅于上七窍也。故肺气通于鼻，肺和则鼻能知臭香矣；心气通于舌，心和则舌能知五味矣；肝气通于目，肝和则目能辨五色矣；脾气通于口，脾和则口能知五谷矣；肾气通于耳，肾和则耳能闻五音矣。五脏不和则七窍不通；六腑不合则留为痈。”说明五脏与七窍的生理关系密切，五脏的精气由经脉输送至颜面五官七窍，使七窍与五脏通应相连，发挥正常的生理功能。肺主呼吸，鼻为气道，故“肺气通于鼻”。鼻的功能是通行呼吸，辨别香臭。心主血脉，心血可以通过经别上荣舌本，故“心气通于舌”，舌具有分辨五味，调节发音的功能。肝藏血，开窍于目，故“肝气通于目”，目能视物形态，分辨五色。脾主运化，水谷赖口摄入，故“脾气通于口”。脾的功能正常，则食欲旺盛，口味调和。肾藏精，充养于耳，故“肾气通于耳”。耳具有主持听觉，分辨五音的功能。五脏与七窍在病理上相互影响，如肺气失宣，则鼻塞不通；心火上炎，则舌赤红肿；肝经风热，则目赤肿痛；脾虚不运，则饮食口淡无味；肾精亏虚，则听力下降，不能分辨五音。故曰：“五脏不和则七窍不通。”

《内经》中论及心与诸窍关系时，出现了两种观点，除心开窍于舌说之外，还有心开窍于耳说。

心开窍于舌

心开窍于舌是五脏主五窍说的通行观点，有其一定的实际意义。正如《素问·阴阳应象大论》云：“心主舌……在窍为舌。”《灵枢·五阅五使》云：“舌者，心之官也。”《灵枢·脉度》亦云：“心气通于舌，心和则舌能知五味矣。”以上这些说明了心与舌的密切关系。心开窍于舌，是指舌为心之外候，又称舌为“心之苗”。舌的功能是主司味觉和表达语言，而舌的功能，有赖于心主血脉和心主神志的生理功能，如果心的生理功能异常，可导致味觉的改变和舌强语謇等病理现象。由于舌面无表皮覆盖，血管又极丰富，因此，从舌质的色泽可以直接察知气血的运行和判断心主血脉的生理功能。心的功能正常，则舌体红活荣润，柔软灵活，味觉灵敏，语言流利。若心有病变，可以从舌上反映出来。

心开窍于耳

心开窍于耳的出现可能就是出于对舌作为一窍的疑虑，所以在《素问·金匮真言论》中提出了另外一种五脏与体窍的配属法，那就是心开窍于耳，肾则开窍于二阴，这应该是五脏配属五窍的另外一种观点。如《素问·金匮真言论》云：“南方赤色，入通于心，开窍于耳……北方黑色，入通于肾，开窍于二阴。”《内经》中的“心开窍于耳”说，有其一定道理，直接证据如在经脉循行方面，手少阴之络会于耳中，心经之气血可通过本经之络脉而直接运达于耳；心与小肠相表里，小肠经脉从目外眦转入耳中，故心经气血亦可假小肠之脉上注于耳而滋养耳窍。

临床意义

五脏与官窍密切相关的理论具有重要的临床意义，官窍疾病可通过治疗五脏获效。如伤风鼻塞，嗅觉不灵，治宜宣肺透窍；心火上炎舌赤红肿，治宜清心降火；肝血不足之眼目干涩，治宜补血养肝；脾虚失运之口淡乏味，治宜健脾消滞；肾精亏虚耳鸣耳聋，治宜滋肾补精。这是七窍有病治从内脏着眼的依据。而耳、目、鼻、唇、舌"五官"是五脏之外窍，为五脏之外候，望其色泽、形态变化，可测候内脏病变，如鼻头色青多为腹痛，色黄为湿热，色白为失血，或见于虚寒证，色赤为脾肺两经有热，色微黑为水饮等；心阴耗竭或肝经气绝可见舌卷短缩，热病津伤则舌焦干枯，热腐伤血则舌本烂，热入气分则舌苔黄等。又，《灵枢·本脏》举耳、唇外形与脾肾内脏关系云："高耳者，肾高；耳后陷者，肾下；耳坚者，肾坚；耳薄不坚者，肾脆；耳好前居牙车者，肾端正；耳偏高者，肾偏倾也。""揭唇者，脾高；唇下纵者，脾下；唇坚者，脾坚；唇大而不坚者，脾脆；唇上好者，脾端正；唇偏举者，脾偏倾也。"耳唇与肾脾关系如此，五脏的偏倾、脆弱、畸形等，均可从五官上有所反映，在诊察病情时可以参考。

值得说明的是，除了五脏与面部官窍一一对应的五脏主五窍说之外，《内经》中五脏与官窍配属还有一些认识，也具有临床意义。如《内经》在提出心开窍于舌说与心开窍于耳说的同时，也记载了心与目、鼻的密切关系。如《素问·解精微论》云："夫心者，五脏之专精也，目者其窍也。"将目也称为心之窍，可见对心与目关系的重视。有关心与鼻的关系，如《素问·五脏别论》云："心肺有病而鼻为之不利。"鼻本为肺窍，肺病而呼吸不利或鼻不闻香臭最为常见，但心有病也可引起鼻不利，应引起我们的重视。心病引起鼻塞不利或不闻香臭的机理，可从三方面来分析：一是《素问·五脏别论》所云"五味入口，藏于胃，以养五脏气"，"五气入鼻，藏于心肺"。即肠胃受纳水谷，化生精微以营养五脏；自然界清气，通过鼻而入藏于上焦心肺，布达周身以维持生命。可见自然界清阳之气赖心肺共同作用，才能进入人体。若心肺有病，则不能纳藏清气，从而反映到鼻，而表现出阻塞不利或嗅觉失灵。二是《难经·四十难》云："肺者，西方金也，金生于巳，巳者南方火，火者心，心主臭，故令鼻知香臭。”即肺开窍于鼻，而肺金生于南方巳火心，在色、臭、味、声、液之中，心主臭，故知香臭的功能出于鼻窍而来源于心。三是经脉所系。《灵枢·经脉》云：“心手少阴之脉……其直者，复从心系却上肺。”心脉系肺，鼻为肺窍，所以心有病及肺而影响于鼻，“鼻不利”虽直接受肺影响，但其本则是心病。因此，治疗此类鼻不利之病，必当治心脏，始能获效。

九、脏腑与目

《内经》中有关目与脏腑的关系在《灵枢·大惑论》中有专门的记载，同时在《素问·金匮真言论》《灵枢·五阅五使》《灵枢·脉度》《灵枢·师传》《素问·解精微论》诸篇均有提及，主要观点有三个。

肝与目

目为肝之窍，肝和则目能辨五色。《素问·金匮真言论》《灵枢·五阅五使》提出目为肝之窍。《灵枢·脉度》则云：“肝和则目能辨五色矣。”由于肝藏血，经脉与目相连，故肝气通于目，决定着目的视物形态、分辨五色的功能。而胆为肝的相合脏腑，目既为肝之窍，必与胆相关，所以《灵枢·师传》云“目下果大，其胆乃横”。

心与目

目为心之窍，从眼神中最易察知人的精神活动。《素问·解精微论》称：“夫心者，五脏之专精也，目者其窍也。”明代张介宾说：“心为五脏六腑之大主，精神之所舍也，故为五脏之专精。”唐代王冰注曰：“神内守，明外鉴，故目其窍也。”

五脏六腑与目

目为五脏六腑精气所注，五脏六腑决定了目的功能。《灵枢·大惑论》云：“五脏六腑之精气，皆上注于目而为之精。精之窠为眼，骨之精为瞳子，筋之精为黑眼，血之精为络，其窠气之精为白眼，肌肉之精为约束，裹撷筋骨血气之精而与脉并为系，上属于脑，后出于项中……

是故瞳子黑眼法于阴，白眼赤脉法于阳也。故阴阳合传而精明也。”明代张介宾从五色配属角度解释眼睛五脏配属，其注曰：“五脏六腑之精气皆上注于目，故眼为精之窠而五色具焉。瞳子，眸子也。骨之精，主于肾，肾属水，其色玄，故瞳子内明而色正黑。黑，眼黑珠也。筋之精，主于肝，肝色青，故其色浅于瞳子。络，脉络也。血脉之精，主于心，心色赤，故眦络之色皆赤。”隋代杨上善分析眼睛的形成有三个方面的因素，其注曰：“目之有也，凡因三物：一为五脏六腑精之所成，二为营卫魂魄血气所营，三为神明气之所生。是则以神为本，故神劳者，魂魄意志五神俱乱也。是以骨精瞳子，筋精黑眼，此二是肝肾之精，故法于阴也。果气白眼及血之赤脉，此二是心肺两精，故法于阳也。肺虽少阴，犹在阳中，故为阳也。”总之，认为眼睛及其视觉的形成是由五脏精气上注而成，其中肾精形成瞳子（瞳孔），肝精形成黑眼（虹膜），心精形成血络，肺精形成白眼（结膜），脾精形成约束（眼睑）。脏腑之精与目之经脉相合而形成目系，上联于脑，眼睛及其视觉的形成是五脏精气上注，阴阳协调的结果。故脏腑的盛衰，在眼睛上的反映最为明显。

以上三说实为《内经》目与脏腑关系理论的不同学说，在临床中均有重要的指导意义。从肝诊治目疾，临床已普遍运用，比如双目干涩、夜盲、视物昏花不清等症，一般选择滋肝阴、补肝血之法；若见目转耳鸣，多运用泻肝火、舒肝气之方。从眼神诊断人的精神状态，判断患者是否抑郁、偏执、思维异常等，也有着非常重要的参考价值，也是中医诊断学的主要内容。值得说明的是，五脏六腑分主目的各部分组织的理论，对临床颇具指导意义，为中医眼科“五轮说”奠定了基础。“五轮说”将眼由外向内划分为胞睑、两眦、白睛、黑睛、瞳神五部分，内应五脏分别与脾、心、肺、肝、肾相联系，分别命名为肉轮、血轮、气轮、风轮、水轮。五轮说体现了中医的整体观，是眼科疾病诊断和治疗的理论基础，同时也为临床从五脏治疗目疾提供了立法依据。例如眼睑属脾胃，故眼睑病麦粒肿（睑腺炎）多予以清胃泻火之法、眼睑下垂多补脾益气；结膜属肺，故结膜病多泻肺清火；角膜属肝，故角膜病多滋养肝阴、肝血为主；瞳仁属肾，故白内障多补益肝肾为主等。这些均为五轮说在目病辨证论治中的具体运用。

临床应用

《内经》中所载目病较多，有目赤、目痛、目盲、目瞑、目不合、黑眼小、泣下等30多种。目主视物，外则与周围环境直接接触，内则由脏腑精气所注，所以，凡外感内伤诸因，皆可引起目病。兹举一病证，来具体论述目与脏腑的关系。

黑眼小，语出《灵枢·玉版》。从病证名称分析，可知黑眼具有伸展收缩的特性，其意明指瞳孔缩小。如清代黄庭镜《目经大成·五轮》云："风轮下一圈收放者为金井。"《银海精微·辘轳展开》亦云："瞳人之大小随黄仁之展缩，黄仁展则瞳人小，黄仁缩则瞳人大。"故黑眼又称瞳人、瞳神、瞳子、金井等。按"五轮学说"，瞳神属水轮，水轮内应脏腑于肾，而肝肾同源，故此病发病当责之于肝肾。黑眼小的病证特点即指瞳神展缩失灵，持续缩小，甚至缩小如针孔的目病。若病情进一步发展，则瞳神失去正圆，边缘参差不齐，又名瞳神缺陷。如《银海精微·瞳人干缺》所云："劳伤于肝，故金井不圆，上下东西如锯齿，偏缺参差。久则渐渐细小，视物蒙蒙，难辨人物，相牵俱损。治法，宜泻肝补肾之剂。"导致本病的病因，既有外感，亦有内伤。正如清代张志聪所曰："如白眼青，黑眼小，肺肝肾三脏之气伤也。"明代傅仁宇《审视瑶函·瞳神缩小症》称："亦有头风热症，攻走蒸于精液，而细小也。"明代王肯堂《证治准绳·七窍门》对其病因亦有涉及，曰："火强搏水，水实而自收，其病神水紧小。"故此病证多为风热夹湿，阻滞于中，上蒸于目所致，病位当在肺肝肾。黑眼小，易反复发作，应尽早彻底治疗。王肯堂在《证治准绳·强阳搏实阴之病》中认为本病早期当属风湿热侵袭瞳子所致，主张用抑阳酒连汤加减。抑阳酒连汤原方中生地、知母滋阴抑阳；黄连、黄芩、黄柏、寒水石苦寒泻火，芩、连用酒制，可引导诸药直达病所；防风、蔓荆子、白芷、羌活、独活、防已祛风除湿；甘草和中，调和诸药。诸药合用，共奏滋阴抑阳、清热解毒、散风除湿之功。若肝胆火炽，上灼神水者，用还阴救苦汤或者龙胆泻肝汤加青葙子、夏枯草，以清泻肝胆之火。还阴救苦汤出于《原机启微》，全方由桔梗、连翘、红花、细辛、当归身、炙甘草、龙胆草、苍术、黄连、羌活、升麻、柴胡、防风、藁本、知母、生地黄、黄柏、黄芩、川芎组成，若目昏甚，加倍知母、黄柏，共奏升阳化滞、益阴泻热、除湿之功。若劳伤精血，肝肾俱伤，元气衰弱，目窍失养者，清代张璐主张运用六味地黄丸加二冬，亦可用杞菊地黄丸加减以滋养肝肾之阴，若兼见阴虚火旺者，可加知母、黄柏以滋阴降火。

由此可知，虽然《内经》中目与脏腑存在着一一对应的关系，但在临床上，对复杂的病证还应辨证论治，综合运用。

十、脏腑时令

古代的计时，主要是根据太阳之升落、天色的明晦，而将一日分为不同的时段。“时”，指时段，有的是指瞬间现象，有的则较长，且一年四季昼夜的长短不一，故时域不等。“辰”，指十二辰，将一日分为十二等分，各辰时域相等，四季昼夜无别。《内经》认为时辰与脏腑有着密切的关系，每一脏腑之气，都在一天中特定的时辰内，表现出相对的旺盛，从而影响人的生理和病理，也影响着对疾病的诊断和治疗。由于《内经》理论体系具有以五脏为中心的特点，所以有关时段与内脏的关系，也往往以五脏为代表。这里的五脏，实际是指五脏系统，它包括六腑、五体、诸窍等。因此，时辰与脏腑虽然有不同的配属，但以五脏为中心的特点，却是一致的，其配属主要有以下几种。

五时段配属五脏

五时段配属五脏，即将一昼夜分为五个时段，各配属一脏，其中有两种配属法。

阴阳配属

根据五脏所在部位及其功能特点，以上下腹背分别阴阳，并与昼夜阴阳时段相互联系而配属。如《素问·金匮真言论》云：“平旦至日中，天之阳，阳中之阳也。日中至黄昏，天之阳，阳中之阴也。合夜至鸡鸣，天之阴，阴中之阴也。鸡鸣至平旦，天之阴，阴中之阳也。”所谓“合夜”，即“始夜”，天黑之始也。这种时段划分，除黄昏到始夜外，其他都是相连贯的，即合夜→鸡鸣→平旦→黄昏。由此可见，黄昏至合夜亦当为一个时段。这样就把一昼夜分为五个时段，恰好与五脏相配。

该篇接着说:“背为阳,阳中之阳,心也。背为阳,阳中之阴,肺也。腹为阴,阴中之阴,肾也。腹为阴,阴中之阳,肝也。腹为阴,阴中之至阴,脾也。”前四段分别与四脏相配甚明,鸡鸣至平旦配肝,平旦至日中配心,日中至黄昏配肺,合夜至鸡鸣配肾。脾为至阴,至者,到也,交也;从阳始交于阴,故称至阴。黄昏至合夜正属这样一个时段,故与脾相配。

五行配属

根据五脏的五行属性,分别与五个时段相配属。如《素问·脏气法时论》以五脏配五季,为肝主春、心主夏、脾主长夏、肺主秋、肾主冬。对五脏与昼夜时段相配的关系,是从五脏病在各自相配的时段其病情好转而表现出来的,如“肝病者,平旦慧”,“心病者,日中慧”,“脾病者,日昳慧”,“肺病者,下晡慧”,“肾病者,夜半慧”。这样,它们的配属关系是:平旦(木)配肝,日中(火)配心,日昳(土)配脾,下晡(金)配肺,夜半(水)配肾。此种配属法,是根据五行学说以五脏、五时、五行相关为标准,所以脾土在其所生肺金之前;而上述第一配属法,则主要是按照阴阳学说,以五脏上下腹背阴阳为标准,因此,上焦胸背之肺脏,在于腹中脾脏之前。余脏配属顺序相同。这一差异,除反映出阴阳学说与五行学说两者虽然相互融合,但仍表露出结合并不十分紧密之外,更重要的是各自从不同的侧面,部分地反映出脾脏主时的特殊性。

四时段配属五脏

四时段配属五脏,即将一昼夜分为四个时段,分别配属肝、心、肺、肾四脏,而将脾脏分散于各时段。又因脾脏是分散于四时段全部还是各时段一部,而有两种说法。

脾脏分散于四时段全部

脾脏分散于四时段全部,没有自己单独所配之时。《灵枢·顺气一日分为四时》云:“以一日分为四时,朝则为春,日中为夏,日入为秋,夜半为冬。”根据《素问·脏气法时论》及《内经》其他多处记载,不难看出,朝配属肝,日中配属心,日入配属肺,夜半配属肾。《素问·玉机真脏论》云:“脾为孤脏,中央土以灌四傍。”脾为后天之本,对其他四脏起滋养作用；春、夏、秋、冬四季亦皆赖土气之长养；四时脉象都当有胃气，说明人体一时一刻不可离开脾土，四脏亦须臾不可无土气。所以说脾脏没有单独所主之时，但四时段均有脾气。《灵枢·九宫八风》记载五行与九方八时相配时，土数五居中央，不主时令，而其他六方各主四十六日，两方各主四十五日，凡三百六十六日为一岁，也是认为脾不独主一时。一年如此，一日中分四时，亦如此。

脾脏分散于四时段之末

脾脏分散于四时段之末，各寄配每段五分之一。如《素问·太阴阳明论》云："脾不主时何也？岐伯曰：脾者，土也，治中央，常以四时长四脏，各十八日寄治，不得独主于时也。"人是一小天地，一昼夜亦是一年的缩影，在一昼夜中，说明脾脏分主四个时段末的各五分之一时间。因每季九十日，十八日则其五分之一，脾脏全年共占七十二日，与其余四脏所主之时的各七十二日，合为三百六十日整。此种四时段配属五脏的方法，与上述五时段配属五脏的基本区别，在于脾脏不独主一个时段而分散于其他四时段之中。虽然如此，但是两类配属法的根本道理则是一致的，都是以"土以灌四傍"为根据的，不论脾主一时还是脾不主时，其中心意思都在于说明脾土具有生化之源、气机转运之枢两重作用。

十二辰配属五脏

上述四时段、五时段的划分，因其时域不等，不易掌握，而十二辰把一日分为十二等分，结合现代计时标准，每辰两个小时，运用计算均较方便。早在《内经》时期，即有一日分为十二时段的记载，在汉武帝太初元年以后，便用十二地支来纪一日的十二时段，称为十二辰。《内经》的十二时辰与脏腑配属是在脾"不得独主于时""寄旺于四季之末各十八日"的基础上逐渐形成的，即寅卯（朝）与肝胆木气相配，巳午（日中）与心小肠火气相配，申酉（日入）与肺大肠金气相配，亥子（夜半）与肾膀胱水气相配，辰、戌、丑、未四个时辰与脾胃土气相配。前四个时段，分别主两个时辰，后者主四个时辰，凡十二时辰，合为一昼夜。

这种十二辰与脏腑配属的关系，与上述《灵枢·顺气一日分为四时》篇时段划分法一致，而更加精细；同时又补充了脾不主时的认识，但脾旺的时间，不是《素问·太阴阳明论》指出的占一年或一昼夜的五分之一，而是三分之一。这一配属关系，为目前临床所常用。

《内经》认为："人与天地相参也，与日月相应也。"天体不停息地运动，对包括人类在内的生物界具有广泛而深刻的影响。这种影响，以具有明显节律性的太阳、月亮和地球的运动最为突出。动植物以及人类，在有节律运动变化的环境中发生和演化，也正是在适应这种环境争取生存的漫长过程中，形成了同步于太阳、月亮和地球运动的几种不同节律周期。《内经》认为人体主要生命活动在于肝、心、脾、肺、肾五脏功能活动系统，而由于"天人相应"的关系，这五个系统也必然是"开放"的。因此，对于一年中四季、一天中四时寒热温凉阴阳消长的变化，人体也有不同的功能系统与之相通应，并产生相应的变化。

十一、十 二 经 脉

经络是由十二经脉、十二经别、奇经八脉、十五络、孙络以及其联属部分的十二经筋、十二皮部所组成。其中十二经脉是经络系统的主体，因此也叫"十二正经"。经络是运行全身气血，联络脏腑肢节，沟通上下内外，调节体内各部分的通路。十二经脉的内容主要见于《灵枢·经脉》《灵枢·九针十二原》等篇。

十二经脉简介

十二经脉的命名是结合阴阳之盛衰，所属之脏腑以及行于四肢之手足部位三个方面而定的。阴阳，以一阴一阳衍化为三阴三阳，相互之间具有对应的关系（即里表相合）。阴阳经气的盛衰情况分别是阴气最盛是太阴，其次为少阴，再次为厥阴；阳气最盛为阳明，其次为太阳，再次为少阳。各经脉经气之盛衰，所属之脏腑及循行之部位分别与其名称对应。

手太阴肺经

【循行部位】起始于中焦，向下联络大肠，回过来沿胃的上口，通过横膈，属于肺，再从肺系（指肺与喉咙相联系之脉），横行出来，向下沿着上臂内侧，行于手少阴心经和手厥阴心包经的前面，向下到肘窝中，沿着前臂掌面桡侧，进入寸口，经过鱼际部，沿着它的边缘，出拇指的桡侧端。

腕部列缺处的支脉：一直走向食指掌面桡侧食指端，与手阳明大肠经联接。

【主治病证】以胸、肺、喉部病为主，如喉痛、胸痛、咳嗽、气喘、咳血等及经脉循行部位病变。

【穴位举例】

少商：拇指桡侧指甲根角旁 0.1 寸。主治咳嗽气喘，咽喉肿痛，癫狂，高热昏迷等。

太渊：在腕掌侧横纹桡侧，桡动脉的桡侧凹陷中。主治咳嗽气喘，咯血，喉痹，胸背痛，手腕无力疼痛，无脉证。

手阳明大肠经

【循行部位】起于食指背面桡侧末端，沿着食指背面桡侧，通过第 1、2 掌骨之间，向上进入拇长肌腱及拇短伸肌腱之间的凹陷中，沿着上肢背面桡侧，上行肩端，出于肩峰前缘，向上会于大椎穴，再向下进入锁骨上窝，联络肺脏，通过横膈，属于大肠。

锁骨上窝部的支脉：上走颈部，通过面颊，进入下齿龈，回出口唇两旁，交叉于人中，左脉向右，右脉向左，分布在鼻孔两侧，与足阳明胃经相联接。

【主治病证】以头面、五官病证为主，如头痛、鼻衄、齿痛、喉痛、口眼歪斜、牙关不利和发热等，以及经脉循行部位病变。

【穴位举例】

合谷：在手背处，第 1、2 掌骨间，当第 2 掌骨桡侧中点。主治头痛、目赤肿痛、齿痛、鼻衄、口眼歪斜、耳聋等五官疾患；发热恶寒等外感病证，热病无汗或多汗；经闭、滞产等妇产科病证。

足阳明胃经

【循行部位】起于耳翼两侧上行到鼻根部，与旁侧足太阳经交会，向下沿着鼻的外侧，进入上齿龈内，回出环绕口唇，向下交会于颏唇沟承浆穴，再向后沿着口腮后下方，出于下颌大迎处，沿着下颌角颊车，上行耳前，经过足少阳经的上关，沿着发际，到达前额。

面部的支脉：从大迎之前下走人迎，沿着喉咙，进入锁骨上窝，向下通过横膈，属于胃，联络脾。

锁骨上窝部直行的经脉：向下经过乳头，从乳房的内缘向下挟脐旁，进入少腹两侧气冲处。

胃下口的支脉：沿着腹里向下到气冲，与前支会合，再由此下行至髀关，至抵伏兔部，下至膝盖，

再下沿着胫骨前嵴外缘，下经足背，进入第2趾外侧端。

胫部的支脉：从膝下3寸处分出，向下进入足中趾外侧。

足背部的支脉：从足背上分出，进入足大趾内侧端，与足太阴脾经相联结。

【主治病证】以治胃、肠疾患为主，如胃痛、腹胀、呕吐、泄泻、便秘、食欲不振等，以及头、面、眼、鼻、口、齿和经脉循行部位病变。

【穴位举例】

足三里：屈膝，在髌韧带外侧凹陷中（即犊鼻穴）下3寸，筋骨前嵴外1横指处。主治胃痛、呕吐、腹痛、腹泻等胃肠病证；下肢痿痹；癫狂等神志病；乳痈、肠痈等外科疾患；虚劳诸证，为强壮保健要穴。强壮保健常用温灸法。

足太阴脾经

【循行部位】起于踇趾末端，沿着大趾内侧赤白肉际，经过第1趾跖关节突起（核骨）的后面，上行内踝前线，再上小腿的内侧，沿着胫骨的后面，交出足厥阴经的前面，上经膝关节及大腿内侧前缘，进入腹部属于脾，联络胃，通过横膈上行，挟食管两旁，联系舌根，分散于舌下。

胃部的支脉：又从胃分别出来，上经横膈，流注于心中，与手少阴心经相联接。

【主治病证】以胃、肠及生殖、泌尿系统病证为主，如呕吐、腹胀、胃脘痛、泄泻、月经不调、崩漏、下血、遗尿、尿闭、水肿、失眠、多梦及经脉循行部位病变。

【穴位举例】

阴陵泉：在小腿内侧，当胫骨内侧髁下方凹陷处。主治腹痛、腹胀、泄泻、痢疾、便秘、水肿、黄疸、小便不利、膝关节肿痛。

三阴交：在小腿内侧，内踝尖上3寸，胫骨内侧面后缘。主治腹痛、腹胀、水肿；遗精、阳痿；癃闭；月经不调、崩漏、赤白带下、难产、

经闭；失眠、高血压。

手少阴心经

【循行部位】起于心中，出属“心系”（指心与其他脏腑相联系的脉），经过横膈，联络小肠。

“心系”向上的脉：挟着食管上行，联系“目系”（指眼球与脑相联系的脉）。

“心系”直行的脉：上行于肺部，再向下出于腋窝部，沿着上臂内侧后缘，行于手太阴经和手厥阴经的后面，到达肘窝内面，沿着前臂内侧的内侧缘，到掌后豆骨部，进入掌内尺侧，沿着小指桡侧至末端，与手太阳小肠经相联接。

【主治病证】以心、胸、神志病为主，如心悸、怔忡、胸痛、失眠、健忘、癫痫等，以及经脉循行部位病变。

【穴位举例】

神门：腕横纹尺侧端，尺侧腕屈肌腱的桡侧凹陷处。主治心痛、心烦、惊悸、怔忡；健忘、失眠、癫狂；胸胁痛、指麻。

手太阳小肠经

【循行部位】起于小指尺侧端，沿着手背尺侧上腕部，出于尺骨茎突，直上沿前臂背面尺骨的尺侧，经尺骨鹰嘴与肱骨内髁之间，沿上臂背侧后缘，出于肩关节，绕行肩胛部，交会于大椎，向下进入锁骨上窝，联络心脏，沿着食管，向下通过横膈，到达胃部，属于小肠。

锁骨上窝部的支脉：沿着颈部，上达面颊，到目外眦，转入耳中。

颊部的支脉：上行眼眶下，通达鼻旁，到目内眦与足太阳膀胱经相联接。

【主治病证】以头项、五官疾患为主，如头项强痛、耳聋、目翳、颊肿、咽喉肿痛等，以及热痛、神志疾患和经脉循行部位病变。

【穴位举例】

养老：以手掌面向胸，当尺骨茎突桡侧骨缝凹陷中。主治目视不明；肩、背、肘、臂酸痛。

足太阳膀胱经

【循行部位】起于目内眦，上额，交会于巅顶。

巅顶的支脉：从头顶到颞部。

巅顶部直行的脉：从头顶入里联络于脑，回出分开下行项后，沿着肩胛骨内侧，挟着脊柱，到达腰部，进入内腔，联络肾脏，属于膀胱。

腰部的支脉：向下挟着脊柱，通过臀部，进入腘窝中。

后项的支脉：通过肩胛骨内侧缘下，经过臀部下行，沿着大腿外侧，与腰部下来的支脉会合于腘窝中，从此向下，通过腿肚，出于外踝的后面，沿着第5跖骨粗隆，至小趾外侧端，与足少阴肾经相联接。

【主治病证】以头项、目、鼻疾患和腰背、神志疾患为主，如头痛、项强、目眩、鼻塞、腰背痛、癫狂、痫等，以及经脉循行部位病变。位于背部第一侧线上的一些"背俞"穴，主治有关脏腑所联属的组织器官病变。

【穴位举例】

睛明：在面部，目内眦角稍上方的凹陷处。主治目赤肿痛，流泪，视物不明，目眩，近视，夜盲，色盲。

攒竹：在面部，当眉头陷中，眶上切迹处，睛明直上眉头凹陷处。主治口眼㖞斜、目视不明、流泪、目赤肿痛、眼睑下垂、眉棱骨痛、头痛。

足少阴肾经

【循行部位】起于足小趾下，斜向足心，出于舟骨粗隆下，沿着内踝后，进入足跟，再上行于腿肚内侧，出于腘窝的内缘，上经大腿内侧后缘，通向脊柱，属于肾脏，联络膀胱，还出前面，沿着耻骨上缘上行，到达锁骨下缘。

从肾直行的经脉：向上通过肝和横膈，进入肺，沿着喉咙，挟于舌根两侧。

肺部的支脉：从肺出来，联络心脏，流注于胸中，与手厥阴心包经相联结。

【主治病证】以生殖、泌尿系统疾病为主，如月经不调、阴挺、遗精、小便不利、大便秘结、泄泻等，以及咽喉、胸、肺疾患和经脉循行部位病变。

【穴位举例】

涌泉：在足底部，卷足时足前部凹陷处。主治癫狂、小儿惊风、中风；头痛、眩晕；咽喉疼痛、失音；小便不利、便秘；足心热。

太溪：在足内侧，内踝后方，当内踝尖与跟腱之间的凹陷处。主治头痛眩晕；咽喉疼痛；虚火牙痛；耳鸣，耳聋；咳喘，咯血；月经不调，遗精，阳痿，小便频数，足跟痛。

手厥阴心包经

【循行部位】起于胸中，出来属于心包络，向下通过横膈，从胸至腹，依次联络上、中、下三焦。

胸部的支脉：沿着胸中，出于胁部，当腋缝下 3 寸处，上行抵腋窝，沿着上臂内侧正中，行于手太阴和手少阴之间，进入肘窝中，向下行于前臂掌长肌腱与桡侧腕屈肌腱的中间，进入掌中，沿着中指到指端。

掌中的支脉：从劳宫分出，沿着无名指到指端，与手少阳三焦经相联接。

【主治病证】以心、胃、胸部和神志疾患为主，如心痛、心悸、胃痛、呕吐、胸痛、癫狂、昏迷等，以及经脉循行部位病变。

【穴位举例】

内关：腕横纹上 2 寸，掌长肌腱与桡侧腕屈肌腱之间。主治心痛、心悸、胸闷；胃痛、呕吐、呃逆；失眠、眩晕、癫痫；产后血晕；偏头痛；热病。

手少阳三焦经

【循行部位】起于无名指末端，向上出于第 4、5 掌骨间，沿着腕背，出于前臂背侧的桡骨与尺骨之间，向上通过肘尖，沿着上臂外侧，上达肩部，交出足少阳经的后面，向前进入锁骨上窝，分布于胸中，布散联络心包，向下通过横膈，从胸至腹，属于上、中、下三焦。

胸中的支脉：从胸向上，出于锁骨上窝，上走项部，沿耳后直上，出于耳上方，再屈而下行，经头部至面颊，到达眼眶之下。

耳部支脉：从耳后进入耳中，出走耳前，经过上关穴的前面，与前支脉交叉在面颊部，到达目外眦与足少阳胆经相联接。

【主治病证】以侧头部、耳、目、咽喉、胁肋部疾患为主，如偏头痛、耳聋、耳鸣、目痛、咽喉痛、胁肋痛等，以及经脉循行部位病变。

【穴位举例】

外关：腕背横纹上 2 寸，尺骨与桡骨正中间。主治偏头痛；面瘫；耳鸣耳聋；目赤肿痛；胁痛，肘臂挛痛；感冒，热病。

足少阳胆经

【循行部位】起于目外眦，向上到达头部，下行至耳后，沿着颈部行于手少阳经的面前，到肩上又交出于手少阳经后面，向下进入锁骨上窝。

耳后的支脉：从耳后进入耳中，出来经过耳前，到外眦的后方。

外眦部的支脉：从外眦分出，下走大迎，与手少阳经会合，到达眼眶下，下经颊车至颈部，与前脉会合于锁骨上窝，然后向下进入胸中，通过横膈，联络肝，属于胆，沿着胁肋里面，出于少腹的腹股沟部，环绕外阴部，横入髋关节处。

锁骨上窝部直行的经脉：下走腋窝前面，沿着侧胸部，经过胁肋部，与前支脉会合于髋关节处，再向下沿着大腿和膝关节的外侧，向下经腓骨前面，直下到达腓骨下端，再出于外踝前面，沿足背上，进入第4趾外侧端。

足背上的支脉：从足临泣穴分出，沿着第1、2跖骨间，出于大趾端穿过趾甲，到趾甲上的丛毛部，与足厥阴肝经相联接。

【主治病证】以头颞、耳、目、胁肋部疾患为主，如偏头痛、目眩、耳鸣、耳聋、胁肋痛和热病、黄疸等，以及经脉循行部位病变。

【穴位举例】

风池：胸锁乳突肌与斜方肌上端之间的凹陷中，平风府穴。主治头痛眩晕；目赤肿痛、近视、迎风流泪、雀目；鼻塞、鼻渊；耳鸣、耳聋；癫痫中风；颈项强痛、感冒、热病。

环跳：侧卧屈股，当股骨大转子高点与骶管裂孔连线的外1/3与外2/3交点处。主治腰胯疼痛、下肢痿痹、半身不遂等腰腿疾患；风疹。

阳陵泉：小腿外侧，腓骨头前下方凹陷中。主治黄疸、胁痛、口苦、呕吐、吞酸等肝胆犯胃病证；膝肿痛、下肢痿痹及麻木等下肢、膝关节疾患；小儿惊风。

足厥阴肝经

【循行部位】起于足大趾趾甲后的丛毛边际，向上沿着足背高起的上缘，经内踝前1寸处，上行到内踝上8寸处，交出于足太阴经的后面，向上经膝弯内缘，沿着大腿内侧，进入阴毛中，绕过阴器，上达小腹，挟着胃旁，属于肝，联络胆，再向上通过横膈，分布于胁肋，沿着喉咙的后面，向上进入鼻咽部，联结于“目系”（眼与脑相通的脉），再上出于前额，与督脉会合于巅顶。

“目系”的支脉：下行颊里，环绕口唇之内。

肝部的支脉：从肝分出，通过横膈，向上流注于肺，联络于手太阴肺经。

【主治病证】以生殖、泌尿系统疾患为主，如崩漏、阴挺、月经不调、遗精、疝气、遗尿、小便不利，以及经脉循行部位病变。

【穴位举例】

大敦：足大趾外侧趾甲根角旁约0.1寸。主治疝气、少腹痛；遗尿等泌尿系病证；月经不调等月经病及前阴病证；癫痫、善寐。

行间：足背，当第1、2趾间的趾蹼缘上方纹头处。主治中风等肝经风热头目病证；月经不调等妇科经带病证；阴中痛、疝气；遗尿、癃闭等泌尿系病证；胸胁满痛。

太冲：足背，第1、2跖骨结合部之前凹陷中。主治中风、头痛等肝经风热病证；月经不调等妇科经带病证；黄疸、胁痛等肝胃病证；癃闭、遗尿；下肢痿痹。

十二经脉循行规律

十二经脉有一定的起止、一定的循行部位和交接顺序，在肢体的分布及走向有一定的规律，与脏腑有直接的络属关系。

走向规律

手三阴经，从胸腔内脏走向手指端，与手三阳经交会；手三阳经，从手指走向头面部，与足三阳经相交会；足三阳经，从头面部走向足趾端，与足三阴经交会；足三阴经，从足趾走向腹部和胸部，在胸部内脏与手三阴经交会。

交接规律

相为表里的阴经与阳经在四肢末端交接。手三阴经与手三阳经交接在上肢末端，足三阳经和足三阴经交接在下肢末端。同名手足阳经在头面部交接。如手阳明大肠经与足阳明胃经交接于鼻翼旁，手太阳小肠经与足太阳膀胱经交接于目内眦，手少阳三焦经与足少阳胆经交接于目外眦。足手阴经在胸部交接。

在体表的分布规律

头面部的分布：手足六阳经均行经头面部。阳明经主要行于面部，其中足阳明经行于额部；少阳经主要行于侧头部；手太阳经主要行于面颊部，足太阳经行于头顶和头后部。手少阴心经、足厥阴肝经均上达目系，足厥阴肝经与督脉会于头顶部，足少阴肾经上抵舌根，足太阴脾经连舌本、散舌下，均行达头面之深部或巅顶。

四肢部的分布：阴经行于内侧面，阳经行于外侧面。

躯干部的分布：手三阴经均从胸部行于腋下，手三阳经行于肩部和肩胛部。足三阳经则阳明经行于前（胸腹面），太阳经行于后（背面），少阳经行于侧面。足三阴经均行于腹胸面。循行于腹胸面的经脉，自内向外依次为足少阴肾经、足阳明胃经、足太阴脾经和足厥阴肝经。

十二经脉循行于躯干胸腹面、背面及头面、四肢，均是左右对称地分布于人体两侧，每侧 12 条。其分布基本上是纵行的。左右两侧经脉除特殊情况外（如手阳明大肠经在头面部走向对侧），一般不走向对侧。

流注次序

十二经脉是气血运行的主要通道，它们首尾相贯，从手太阴肺经开始，依次流注手阳明大肠经、足阳明胃经、足太阴脾经、手少阴心经、手太阳小肠经、足太阳膀胱经、足少阴肾经、手厥阴心包经、手少阳三焦经、足少阳胆经，最后传至足厥阴肝经，复再回到手太阴肺经，如环无端。

与脏腑、官窍的通联规律

十二经脉中，每一经都分别属络于相为表里一脏和一腑，即阴经属脏络腑，阳经属腑络脏。如手太阴经属肺络大肠，手阳明经属大肠络肺等。与目系相连的有足厥阴经、手少阴经；交会于目内眦的是手、足太阳经，足阳明经；交会于目外眦的有手、足少阳经，手太阳经；进入耳中的有手、足少阳经，手太阳经；环绕口唇的是手、足阳明经，足厥阴经；连舌的经脉有足太阴经，足少阴经；进入齿中的是手阳明经，足阳明经；入喉咙的经脉有手太阴经、足阳明经、足少阴经、足厥阴经。

十二、奇经八脉

奇经八脉包括督脉、任脉、冲脉、带脉、阴跷脉、阳跷脉、阴维脉、阳维脉。因十二正经中未包含此八脉，且八脉又与脏腑无直接络属，无表里相配关系，故名奇经。奇经八脉是经络系统的重要组成部分之一，有加强十二经脉之间的联系，调节十二经气血，并参与肝、肾、女子胞、脑、髓生理功能活动等作用。

任督冲三脉循行规律

奇经八脉中冲、任、督脉是奇经八脉的主体部分，三脉均起于“胞”中，出于会阴，上行腹正中、两侧及背正中，因而唐代王冰有“一源三歧”之说。此“胞”非但指女性器官，而是如《类经·藏象类》所云为“男女藏精之所”，即在女子指胞宫，在男子则指精室。冲、任、督与众多脏腑经脉有着密切联系，从而形成了各自生理特点。由于胞宫和精室是男女藏精之处，又是构成新生命原始物质的发源地，其气均通于肾，故冲、任、督三脉起于此处有其重要生理意义。又如任督二脉与肝肾的关系密切，且督脉为“阳脉之海”，总督诸阳；任脉为“阴脉之海”，“任主胞胎”；冲脉分布联系更为广泛，与胃、肝、肾等关系密切，以其能调节十二经气血，故又有“十二经脉之海”“血海”及“五脏六腑之海”之称。在十二经脉中，冲脉与足少阴、阳明的关系更为密切，因为冲脉既“与少阴之大络起于肾下”，“并少阴之经”，又隶属于阳明，而兼有先后天之气。

任脉循行规律

任脉循腹而行身之前。起于小腹之胞中，下出会阴，沿阴阜，沿腹部和胸部正中线上行，至咽喉，上行至下颌部，环绕口唇，沿面颊，分行至目眶下。其分支由胞中别出，与冲脉相并，行于脊柱前。

督脉循行规律

根据《素问·骨空论》的记载，督脉循环路线有三条：其一，起于少腹部胞中，下抵阴器至会阴部，经绕臀，与足少阴、足太阳经的中络会合，贯脊属肾。其二，与足太阳经同起于目内眦，上额交会于头顶部，入络于脑，再别出下颈项，循脊柱抵腰中入络于肾。其三，从少腹胞中直上，贯脐中央，上贯心，进入咽喉部，至面颊，环绕口唇，抵达目下中央部。参考《难经 · 二十八难》“督脉者，起于下极之俞，并于脊里，上至风府，入属于脑”的记载，以及《针灸甲乙经》在此基础上补入的“上巅循额，至鼻柱”一段，与《素问 · 骨空论》所述有出入。一般认为《素问 · 骨空论》的主要精神，是说明督脉与任脉、冲脉、足少阴经、足太阳经在循行路线、生理功能、病理变化上有着密切联系，而后世所宗多为《难经》的记载。加之《黄帝内经太素》有“督脉起于下极之输……为阳脉之聚”的论述，《奇经八脉考》明确指出“督脉……为阳脉之总督，故曰阳脉之海”，因此，督脉的循行规律应以身后为主，在头、背与各阳经广泛联络，总统诸阳，如《十四经发挥》所云“督脉督于后”“督之为言都也，行背部之中行，为阳脉之都纲”。结合《内经》《难经》论述，可以认为，督脉的循行除上述三个支脉外，其主干应为：起于少腹下的会阴部，沿脊柱向上分布至项后风府处，入脑，上行巅顶，沿头额下达鼻柱，止于上唇系带处。

冲脉循行规律

在《内经》中有多个篇章提及冲脉，如《素问 · 上古天真论》《素问 · 痿论》《素问 · 疟论》《素问 · 骨空论》《素问 · 举痛论》《灵枢 · 海论》《灵枢 · 岁露论》《灵枢 · 逆顺肥瘦》《灵枢 · 五音五味》《灵枢 · 动输》《灵枢 · 百病始生》等。其分布广泛，如《灵枢 · 逆顺肥瘦》云：“夫冲脉者，五脏六腑之海也，五脏六腑皆禀焉。其上者，出于颃颡，渗诸阳，灌诸精；其下者，注少阴之大络，出于气街，循阴股内廉，入腘中，伏行骭骨内，下至内踝之后属而别。其下者，并于少阴之经，渗三阴；其前者伏行出跗属，下循跗，入大指间。”可见其有行身之前者，有行身之后者，有上行于唇口者，有下行至足趾间者。其与其他经脉的联系亦较广，不仅系于任督带脉，并注于少阴，会于阳明，及于太阳。一般认为冲脉起于胞中，下出会阴，并在此分为三支：一支沿腹腔前壁，挟脐上行，与足少阴经相并，散布于胸中，再向上行，经咽喉，环绕口唇；一支沿腹腔后壁，上行于脊柱内；一支出会阴，分别沿股内侧下行到足大趾间。

任督冲三脉为病特点

任脉的为病特点，主要为妇科病证。如《素问 · 骨空论》所论：“任脉为病，男子内结七疝，女子带下瘕聚。”任脉主身前之阴，称“阴脉之海”，主胞胎，与肝脉相系。故任脉不通，肝经气滞，则睾丸胀痛、疝气。任脉起于胞中，气血失养，则宫寒不孕、带下色白。

督脉的为病特点与其循行规律密切相关。第一，主脊髓病。督脉行于脊背，经气不利，可致脊背强直、角弓反张等。《素问·骨空论》云：“督脉为病，脊强反折。”第二，主脑病。督脉入络脑、贯心、属肾。脑为髓海、元神之腑，心主神明，肾藏精生髓，故督脉为病可见癫狂、痫疾、健忘、中风等神志病变，以及头痛、头重、眩晕等头部病证。《灵枢·经脉》又云：“督脉之别……实则脊强，虚则头重，高摇之。”第三，主生殖及二阴病。督脉起胞中，出会阴，系廷孔，贯肾，并足少阴、太阳经，故不孕不育、癃闭、遗尿、痔疾、冲疝等病证常与督脉有关。

冲脉所发生的病候。《素问·骨空论》云：“冲脉为病，逆气里急。”《难经·二十九难》作：“冲之为病，逆气而里急。”又《灵枢·海论》称冲脉为血海。《灵枢·五音五味》云：“血气盛则充肤热肉；血独盛则澹渗皮肤，生毫毛。今妇人之生，有余于气，不足于血，以其数脱血也。冲任之脉，不荣口唇，故须不生焉。”说明冲脉与生殖关系密切。其病候有月经不调、崩漏、不育等。此外，还主要表现为胸腹气逆而拘急，燥热，瘕疝，喘动应手，痿证等。

奇经八脉理论临床运用

奇经八脉理论，为临床辨治内、妇各科疑难杂证提供了理论依据及重要指导，尤其在妇科的经带胎产病及男科的遗精、阳痿、不育等治疗中显得更为重要。故清代沈金鳌在《杂病源流犀烛·凡例》中云：“奇经八脉所以总持十二经，不明乎此，并不知十二经之纲维，十二经之出入。如肝藏血，其人体血病，治其肝而勿愈，必求源于冲，冲为血海也。肺主气，其人本气病，治其肺而勿愈，必求其源于督，督为气海也。其任带跷维六经，可以类推。”

运用奇经八脉理论治病当首推清代叶天士。叶天士在长期的临床实践中，应用奇经八脉的理论辨治某些杂病，形成了独到的奇经辨治学术经验体系。他认为奇经八脉病证辨治可分为虚实两端：虚证方面，首先与肝肾的关系最为密切，肝肾损伤，下元亏虚，导致奇经八脉空乏，可表现为精血耗竭，应属虚损病证范畴。其次，八脉中的冲任二脉又与阳明关系密切，所谓“冲任血海皆属阳明主司”“冲脉隶于阳明，阳明久虚，脉不固摄，有开无合矣”。虚证虚在精血亏损，治宜补之；实证实在气血痹阻，络脉不通，诸如男子疝气、女子带下瘕聚等证，多与奇经不通、气血失调相关，治宜通之。并且进一步指出，治疗奇经虚证不同于一般的虚损病，须用血肉有情之品填补精血，以峻补奇经，如“鹿茸补督脉之阳，鹿霜通督脉之气，鹿胶补督脉之血”。

民国张锡纯《医学衷中参西录》对女性月经不调、赤白带下或不孕等病证的治疗多从冲脉入手，其依据冲脉理论创制的“四冲汤”，疗效显著：理冲汤治妇女经闭不行或产后恶露不尽；安冲汤治妇女行经时量多且久，过期不止或不时漏下；固冲汤治妇女血崩；温冲汤治血海虚寒不育。

十三、是动所生

《内经》“是动病”“所生病”，是《灵枢·经脉》在叙述完每条经脉的循行起止后，关于疾病的证候记载。后代医家对其有不同见解，主要观点如下。

气血先后说

《难经·二十二难》云：“经言是动者，气也；所生病者，血也。邪在气，气为是动；邪在血，血为所生病。气主煦之，血主濡之。气留而不行者，为气先病也；血壅而不濡者，为血后病也。故先为是动，后所生病也。”即每一条经脉都分为气病和血病，气病在先，血病在后；新病在气，久病在血。可知，“是动病”是气分病，“所生病”为血分病。

经络脏腑说

《校注十四经发挥》认为“是动病”为经络病，“所生病”为脏腑病。唐代王冰也直接将“是动”解释为“脉动”，表示此经脉异常变动，则可以在本经循行所过之处出现相应病证。因为“是动”病直接来源于脉诊病候，只言“动”而不言具体脉象，后人多将“是动病”直接解释为经络病。相对而言，“所生病”则为脏腑病。

内因外因说

《灵枢集注》云:“夫是动者,病因于外;所生者,病因于内。”即经脉因受外邪侵犯所发生的病证称“是动病”,本脏腑发生疾病影响到本经的称“所生病”。

本经他经说

《难经经释》云:“《经脉》篇是动诸病,乃本经之病;所生之病,则以类推而旁及他经者。”即本经之病称“是动病”,影响至他经之病称“所生病”。

穴动诊病说

《灵枢注证发微》认为“此篇‘是动’之义,正言各经之穴动则知其病耳”,即根据各经腧穴的脉动变化诊断疾病及预后。“主 × 所生病者”是对“是动”后所列病证的结语,表示经脉病涉及的内容;而“主 × 所生病者”之后所列病证,“或出木经,或由合经”,是对该经病补充的另一组病证。

病证主治说

上海中医学院(现上海中医药大学)《针灸学》(1974年版)也认为:“是动病”说明经脉的病理现象,而“所生病”是说明该经经穴的主治证候。可以认为,“是动”是由于本经脉变动而出现的各种病候,其病候彼此之间在病理上必然相互关联。明代张介宾注曰:“动,言变也,变则变常而为病也。”也指出“是动病”为这一经脉发生异常变化就可能出现有关病证。“是主……所生病者”是指本经腧穴可主治之病证,可以是本经之病,亦可以旁及他经,病证范围较“是动”广,病候间不一定有病理上的联系。

以上几种观点,从不同角度解释了“是动病”“所生病”的含义,均有一定的理论价值。相对而言,“病证主治说”比较符合经文之义。考“主”有主持、掌管之义,在医书中常引申为“主治”的意思。如《灵枢·九针论》有:“五曰铍针……主大痈脓。”“主”即“主治”之义。《阴阳十一脉灸经》也有“是……脉主治其所产病”的记载,可以作为这一训释的佐证。因此，将“是主……所生病者”理解为“此经脉主治某脏（或津、血等）所产生的病证”，是文通理顺的。所以，“病证主治说”把“是动病”释为该经发生异常变动所产生的病证，视“所生病”为该经脉腧穴所能主治的病证，主要依据即为经脉所循行的部位、所主的层次出现异常以及经脉所配属的脏腑功能异常时的表现，故可参。

临床运用

兹举一例以说明经文的指导意义。笔者曾跟随王洪图教授诊治过一例“胆足少阳之脉所生病寒热如疟”证，现详述如下。王某，女，51岁，主诉低热1个月余。体温在37.5~38.5℃，先恶寒后发热，每天反复多次。心烦、口苦、食欲不振，睡眠不实。经某医院检查，血沉、肝功能出现异常。西医治疗多日，病情无变化。舌胖苔黄腻，右脉濡，左脉弦细。证属湿热之邪郁于少阳，肠胃气机不畅。治以和解少阳、健胃除湿之法。方药：小柴胡汤加减。药用柴胡、清半夏、黄芩、槟榔、赤芍药、草果、知母、川厚朴等，5剂，水煎服。忌食辛辣油腻食物。二诊：服上药后体温恢复正常，已无往来寒热症状。仍有心烦、口微苦、食欲不振、睡眠不实。此乃湿浊未尽之象，仍宗前法进治。方药：柴芩温胆汤加味。上方酌加青皮、陈皮、云茯苓、竹茹等，5剂。禁忌及煎服法同前。三诊：微感心烦，食欲稍差，乏力，余无不适，脉弦细，苔薄黄。继用前法为治，前方继服，5剂水煎服。四诊：食欲好转，诸症悉除。脉弦细，舌苔薄。患者要求再服药以巩固疗效。乃以三仁汤化裁为方，以善其后。5剂，水煎服。

《灵枢·经脉》云：“胆足少阳之脉……是主骨所生病者，头痛……汗出振寒，疟……”胆经主治有关“骨”方面所发生的病证，头痛……自汗出，战栗发冷，形似疟等。足少阳胆经行于人身之两侧，位居半表半里之间，感受外邪之后，邪正交争，而有往来寒热如疟的临床表现。故凡见“发热”之病，其兼有往来寒热之象者，当以疏泄少阳为基本治法。《伤寒论》在总结《灵枢·经脉》胆足少阳之脉所生病症状的基础上，提出少阳病除了“往来寒热”之外，若侵犯他脏，亦可见“口苦，咽干，目眩，心烦喜呕，嘿嘿不欲饮食”等症状。遂初诊投以小柴胡汤加减，以和解少阳为主，数剂病除。病案中患者为中年女性，症见往来寒热、口苦、心烦、纳差，舌苔黄腻，显然是少阳经脉不和，木郁日久而影响肠胃，以致湿热内生。故处方用药中，酌加草果、厚朴、知母、槟榔以调中焦，开湿郁兼清阳明之热，5剂则体温恢复正常，又数剂自觉症状全消。

值得注意的是，关于“胆经主骨病”的原因历代医家认识不一。明代张介宾谓足少阳经配属脏腑为胆腑，经脉承胆腑刚性之气，故对全身骨骼的强度具有调控作用。日人丹波元简据《素问·热论》中“伤寒一日，巨阳受之……二日阳明受之，阳明主肉……三日少阳受之，少阳主骨”的内容，在《素问识·热论》中云：“盖太阳主皮肤，阳明主肉，少阳主骨，从外而内，殆是半表半里之部分，故改胆作骨，于义为长。”按照经脉所主层次所论，太阳对应皮，阳明对应肉，少阳对应骨，由皮表向体内递进。可参。

十四、经脉时辰

《内经》不仅有关于脏腑与时辰相配属的认识，而且还根据经脉自身的特点，提出了经脉与时辰的配属关系。古人在天有十二月、地有十二水、日有十二时(辰)、人有十二经的“天人相应”思想指导下，逐渐发现了十二经脉流注的先后顺序及其与十二时辰的配属关系。

十二经脉流注交接次序

《灵枢·经脉》与《灵枢·营气》等篇记载了十二经脉流注交接次序。如《灵枢·营气》关于营血流注过程的记载，说明十二经脉交接的先后顺序是从肺经开始，而大肠经，而胃经，而脾经，而心经，而小肠经，而膀胱经，而肾经，而心包经，而三焦经，而胆经，而肝经，复从肝经注入肺经，周而复始，循环无端，日夜运行五十周。经脉之所以有自手太阴至手阳明……至足厥阴，复至手太阴有序交接，是由十二经脉之间阴阳表里及相互联络的特定结构所决定的。至于营血的流注为何从手太阴经开始，而肺为十二经之首呢？其原因主要有二：首先，由于阴阳互根，营行脉中属阴，卫行脉外为阳，阳气需赖阴精的主持与滋养，所以卫气虽日行于阳、夜行于阴各二十五周，但肾主藏阴精，故每周必交会于足少阴肾经一次，即《灵枢·邪客》所谓“常从足少阴之分”；而营血属阴，阴血必赖气之统帅和推动，肺主气，故其运行每周必从手太阴肺经开始。其次，营血的生化，虽然始于中焦，但水谷精微之气须如《灵枢·营卫生会》所云“上注于肺脉，乃化而为血”，所以营血的运行亦必从肺始。

时辰与经脉的关系

在认识到十二经脉流注交接次序后，医学家在实践中，尤其是针灸实践中，进一步观察到某经疾病，在特定的时辰里施用治疗，较其他时辰疗效显著，进而发现了时辰与经脉的关系。即以寅时配属肺经，《灵枢·阴阳系日月》云：“寅者，正月之生阳也。”《史记·律书》亦云：“寅言万物始生”。在十二月中，寅属正月，为生阳之气，同样一昼夜中寅主生阳，为十二时辰之首。由于手太阴为十二经之首，而“寅”是一天之中阳气初生之时，故寅配属手太阴经，可见，“寅”时与手太阴配属是这一理论的关键。寅时配属肺经确定后，其余各经便自然成有序排列。其配属次序正是《灵枢·营气》等篇记载的营气在十二经中流注的次序，即卯时配属大肠经、辰时配属胃经，巳时配属脾经、午时配属心经、未时配属小肠经、申时配属膀胱经、酉时配属肾经、戌时配属心包经、亥时配属三焦经、子时配属胆经、丑时配属肝经。与五脏是指五个功能活动系统一样，这里的十二经，也是指包括了经别、经筋、络脉和皮部等在内的十二经生理功能活动系统。

机理解析

至于时辰与经脉配属的机理，古今医家大多根据《灵枢·经脉》《灵枢·营气》等篇关于营气在十二经流注的记载，认为营气、卫气或经气流注到某经，使某经气血旺盛之时，便是其所配属的时辰。实则，我们认为，时辰与经脉配属的实质，是每值某经所配属时，则该经功能活动相对旺盛，自身敏感性增加。因而，能对针灸等治疗效果产生影响。这一配属和时辰与脏腑配属同一道理，是人类在长期生存并适应这个具有明显节律变化的环境中所形成的。

值得说明的是，在《内经》“天人相应”和昼夜阴阳消长的理论指导下，东汉张仲景在《伤寒论》提出六经病各有“欲解时”之说，即“太阳病欲解时，从巳至未上”“阳明病欲解时，从申至戌上”“少阳病欲解时，从寅至辰上”“太阴病欲解时，从亥至丑上”“少阴病欲解时，从子至寅上”“厥阴病欲解时，从丑至卯上”。说明“六经”与时辰有特定的关系，但是由于各经之病的欲解时，都涉及三个时辰，因而对各“经”与时辰的具体配属，主要有三种解释。其一，以每经各配两个时辰，六经合为十二时辰，共一昼夜。即子丑配少阴、寅卯配厥阴、辰巳配少阳、午未配太阳、申酉配阳明、戌亥配太阴。由于此配属明显与经文不符，所以未被医学界广泛接受。其次，以每经各配属三个时辰，这样势必导致其中四经配时重复，另两经则无重复。因而缺乏统一性和规律性，亦未完善。再次找出各经欲解的“中心时”，如“从巳至未上”，以午时为中心，则太阳病欲解时早不过巳，晚不过未。如此，卯配少阳、午配太阳、酉配阳明、子配太阴、丑配少阴、寅配厥阴。这种解释与经文记载相符，我们认为尚可从。

《伤寒论》“六经”命名，即含各经阴阳多少之意。在三阳中，太阳的阳气最盛，少阳的阳气最少，阳明介于两者之间；三阴中，太阴的阴气最盛，少阴的阴气稍盛，而厥阴则是阴阳交换之经，因而阴气最少。昼为阳，故与“三阳经”相配，“阳气者，一日而主外，平旦人气生，日中而阳气隆，日西而阳气已虚”，故卯时配属人身之少阳；午时配属人身之太阳；酉时阳气虽虚，但仍盛于卯，故与阳明相配。夜为阴，故与“三阴经”相配。夜半子时，自然界阴气正盛，阳气潜萌于下，故与人身之太阴相应；丑时阳气虽渐长，但阴气尚盛，故与少阴相应；寅时阳气渐长，阴气将尽而未尽，故与厥阴相应。“六经”与时辰相应如此，因而各经在其所配属的时辰内，功能相对旺盛，这也就是“欲解”的内在依据，其与脏腑主时的道理是一致的。掌握“六经”与时辰相应的配属，不仅对《伤寒论》所述疾病，而且对某些内科杂病的病情预后、服药时间的选择，以及治疗等，均有很大的临床指导意义。

以上介绍了十二经脉时辰配属和六经时辰配属，应值得注意的是，临床上，六经时辰配属主要适用于外感热病及某些内科杂病，而十二经脉时辰配属则主要运用于经脉病变。

临床运用

根据经脉与时辰的配属关系，便可以指导临床运用。临床上，此理论主要运用于时间疾病。首先判断病证是在那个时辰加重、出现、减轻或消失，其病位即与该时辰相对应的经脉或其所属的脏腑有关，然后根据脉证的具体情况，判定其证的虚实寒热，作为进一步治疗的依据。如寅时为手太阴主时，病有寅时阵发咳喘者，可诊为肺经病，此时可取肺经穴针灸治疗，或用入肺经之药。不仅如此，由于该理论确定了经脉与时辰的对应配属关系，所以也成为了后世子午流注针法的主要理论依据，为其形成与发展奠定了重要基础。

十五、五输五变

周身经脉腧穴中具有特殊治疗作用，并以特定称号概括的腧穴，称为特定穴。五输穴即属于特定穴中重要的一类，其分布特点：在四肢肘、膝关节以下。其排列次序特点：从四肢末端向肘、膝方向排列。其经气流注特点：经气由小到大，由少而多，由浅入深地出入、流注，分为井穴、荥穴、输穴、经穴、合穴五类。

五输穴含义

五输穴首见于《灵枢·九针十二原》，其云："五脏五腧，五五二十五腧，六腑六腧，六六三十六腧。经脉十二，络脉十五，凡二十七气以上下。所出为井，所溜为荥，所注为腧，所行为经，所入为合，二十七气所行，皆在五腧也。"古人用自然界的水流由小到大、由浅入深的变化，来比喻经气在经脉中运行的特点。即"井"为初出之意，像水的源头，比喻脉气运行起始的部位；"荥"为小水流之意，像水流刚形成小流而未成大流，比喻脉气逐渐充盈的部位；"输"为灌注、输送之意，像水流灌注由少向多变化，比喻脉气运行较盛的部位；"经"同径，为直行道路之意，像水在河道中畅行流过，比喻脉气运行通畅的部位；"合"为汇集之意，如江河水归入大海，比喻脉气运行汇集的部位。由此可见，五输穴是脏腑经脉气血运行出入的部位，也是调节脏腑经络、阴阳气血的重要穴位。

临床运用

五输穴的临床运用，总体上的论述如《灵枢·邪气脏腑病形》云：

"荥输治外经，合治内腑。"即荥穴、输穴多治疗经脉病证，而合穴多治疗与经脉配属的脏腑疾病。《难经·六十八难》又有所发挥，云："井主心下满，荥主身热，俞主体重节痛，经主喘咳寒热，合主逆气而泄。此五脏六腑井荥俞经合所主病也。"这就是五输穴所主之病。如井穴能通接十二经之大气，能苏醒厥逆，兼有清热、通络止痛活血之功，所以临床上用于治疗急证或慢性病的急性发作。例如厥证，其病因虽各不相同，但病机则主要在于气机紊乱，升降乖异，气血妄行。其主要证候为：手足或四肢逆冷，或突然昏倒不省人事。井穴因能通接十二经气，使阴阳顺接，从而达到开窍苏醒之功。无论何种厥证，刺十二井穴出血均有较好疗效。中风及痫证等原因所致的厥证，应以针刺十二井穴为主，即可达到治疗或缓解的目的。荥穴有退热作用，既能退外感发热，又能清脏腑之热。对外感发热常"井""荥"合用，井穴放血，并根据兼证的不同配刺其他穴位。

五变主五输

《灵枢·顺气一日分为四时》提出"五变主五输"之说，如"人有五脏，五脏有五变，五变有五输，故五五二十五输，以应五时"。就本篇所提后人一般有两种认识：其一为按时序不同而分刺五输，即"脏主冬，冬刺井；色主春，春刺荥；时主夏，夏刺输；音主长夏，长夏刺经；味主秋，秋刺合。是谓五变，以主五输"。其二为按病变表现的不同特征分刺五输，如"病在脏者，取之井；病变于色者，取之荥；病时间时甚者，取之输；病变于音者，取之经；经满而血者，病在胃及以饮食不节得病者，取之合"。根据五变的具体情况，选择相应腧穴进行治疗，是针刺治疗的基本法则之一。临床上，一般根据病变不同，所刺腧穴各异的原则，以取穴施针。若能参合时日，则疗效更佳。

治咳证

《素问·咳论》在论及咳证的治法时说"治脏者治其俞，治腑者治其合，浮肿者治其经"。治疗脏咳，取五脏之输穴。五脏咳症状中多伴随疼痛，如《素问·咳论》云"心咳之状，咳则心痛""肝咳之状，咳则两胁下痛""肾咳之状，咳则腰背相引而痛"等，即《难经》所云"俞主体重节痛"，故取俞穴。明代马莳曰："五脏俞穴者，肺俞太渊，脾俞太白，心俞神门，肾俞太溪，肝俞太冲是也。"治疗腑咳，取六腑的合穴。六腑咳症状中多伴随呕、遗矢、遗溺，如《素问·咳论》所云“胆咳之状，咳呕胆汁”“大肠咳状，咳而遗矢”“膀胱咳状，咳而遗溺”等，即《难经》所云“合主逆气而泄”，故取合穴。明代马莳曰：“六腑合者，大肠合曲池，胃合三里，小肠合小海，膀胱合委中，三焦合天井，胆合阳陵泉是也。”治疗咳证兼浮肿者，加刺其经穴。咳嗽伴随浮肿者，即《难经》所云“经主喘咳寒热”，故取经穴。明代马莳曰：“若脏腑之咳而面浮肿，则随脏腑之经穴而各分治之。肺之经穴经渠，大肠之经穴阳溪，胃之经穴解溪，脾之经穴商丘，心之经穴灵道，小肠之经穴阳谷，膀胱之经穴昆仑，肾之经穴复溜，心包络之经穴间使，三焦之经穴支沟，胆之经穴阳辅，肝之经穴中封是也。”

治痿证

《素问·痿论》对痿证的治疗原则除了“治痿独取阳明”之外，还有“补其荥、通其俞”。经云：“各补其荥而通其俞，调其虚实，和其逆顺，筋脉骨肉，各以其时受月，则病已矣。”明代吴崑注曰：“十二经有荥有俞，所留为荥，所注为俞。补，致其气也；通，行其气也。”也是强调了治痿必须辨证论治，调其荥输，有虚有实，谨按时间。例如肺气热之痿躄，若肺有热邪，属实，则取肺经输穴太渊，泻法治之；若肺气不足，属虚，则取肺经荥穴鱼际，补法治之。故明代张介宾曰：“如筋痿者，取阳明、厥阴之荥俞；脉痿者，取阳明、少阴之荥俞；肉痿、骨痿其治皆然。”

治痹证

《素问·痹论》有云：“五脏有俞，六腑有合，循脉之分，各有所发，各随其过，则病瘳也。”强调五脏痹以刺俞穴为主，六腑痹以刺合穴为主，五体痹要根据发病部位，进行循经取穴治疗，分辨其属于何经病变，进行针刺治疗。这也是痹证针刺原则之一，五脏痹以“通”为主，六腑痹以“泻”为要。如心痹取神门、心俞治之；肝痹取太冲、曲泉；肠痹取曲池、小海等。

综上所述，五输穴是腧穴中的一些特殊穴位，与脏腑关系密切，有重要的临床价值。另外值得说明的是，《灵枢·本输》所论手少阴心经所述各穴，都属于手厥阴心包经。因心与心包络本属一体，其气相通，心有病，则由心包络代心受邪。这也印证了关于《内经》经脉数目的不同学说中，“十一条经脉”理论确有其存在过的痕迹。

十六、胸中宗气

脏腑功能的正常，须有一定的物质基础，宗气即为保证人体脏腑功能正常的重要物质基础。在《内经》的《灵枢·邪客》《灵枢·五味》《灵枢·海论》等篇中均有论述，被后世诸多医家所重视。

宗气含义

宗气的形成和人体吸入的自然界的清气有关。《灵枢·邪客》云："五谷入于胃也，其糟粕、津液、宗气分为三隧。"《灵枢·五味》亦云："其大气之抟而不行者，积于胸中，命曰气海，出于肺，循喉咽，故呼则出，吸则入。"说明宗气是人体一身之大气，其来源于水谷，通过呼吸出入，纳入自然界的清气，由水谷之气合于自然清气而成，故生成于脾肺。《灵枢·邪客》又云"宗气积于胸中，出于喉咙，以贯心脉，而行呼吸焉"，表明了宗气的分布及功能。宗气聚集于胸中，上出于喉咙，具有贯通心脉，推动气血运行，推动肺脏，助益呼吸功能的作用。此外，宗气走息道以形成声音，司呼吸以维持气血清浊交换，贯心脉以推动营血运行，故临床诊治发声病证（如声音嘶哑）、呼吸病证（如咳喘、气短）、血脉病证（如血脉运行迟缓、血脉滞涩等），多从调治宗气入手，实则泻邪以畅宗气，虚则补益脾肺之气。《灵枢·海论》运用取象比类的方法，以自然界东西南北四海为比喻，来说明胃、冲脉、膻中、脑在人体生命活动中的重要性，并称之为人之四海，其所云"膻中者，为气之海，其输上在于柱骨之上下，前在于人迎"，说明膻中为气海，其输上在哑门穴与大椎穴，前在于人迎。《灵枢·海论》同时指出人体四海作用正常，可维持人体的生命；如果四海作用反常，就容易败亡。懂得调养四海的，就有利于健康；不知道调养四海的，就有害于健康，即"得顺者生，得逆者败；知调者利，不知调者害"。而后还总结了气海有余不足的表现：气海有余者，气满胸中，悗息面赤；气海不足，则气少不足以言，与肺气不足有关。正因为四海是人体精气汇聚之处，其有余为邪气壅滞，不足则是精气虚弱，而其临床表现与相关脏腑有密切关系，则气海有余、不足与肺气虚实相关。

后世发挥

后世医家根据《内经》中有关"胸中大气"的论述结合自身的体会，多有进一步的发挥。

清代喻昌所倡"大气论"

喻昌所倡"大气论"认为"胸中大气"主司全身诸气，在其代表著作《医门法律》中提出"其所以统摄营、卫、脏腑、经络而令充周无间，环流不息，通体节节皆灵者，全赖胸中大气为之主持"，可见"胸中大气"对人体的生理、病理具有重要的作用，并且明确提出"胸中为生死第一关"。喻昌指出"可见太虚寥廓而其气充周磅礴，足以包举地之积形而四虚无着，然后寒、暑、燥、湿、风、火之气，六入地中而生其化。设非大气足以苞地于无外，地之震崩坠陷，且不可言。胡以巍然中处而永生其化耶？人身亦然，五脏六腑，大经小络，昼夜循环不息，必赖胸中大气，斡旋其间。大气一衰，则出入废，升降息，神机化灭，气立孤危矣。"喻昌以天人相应整体观为指导，运用取象比类的方法，由《内经》太虚大气之论引申发挥为人体"大气论"。喻昌所谓的大气是特指胸中大气，其特征无名无状，无道路无分布，即"必如太虚中，空洞沕穆，无可名象，包举地形，永奠厥中，始为大气"，并认为胸中大气与宗气是不同的，"或谓大气即宗气之别名，宗者尊也、主也，十二经脉，奉之为尊主也。讵知宗气与营气、卫气，分为三隧，既有隧之可言，即同六入地中之气，而非空洞无着之比矣"，即胸中大气无名无状，无道路无分布，而宗气则与营、卫分为三遂，与大气不符。喻昌在《医门法律》中还列举了东汉张仲景《金匮要略》所论"胸痹心痛短气"等证，运用"胸中大气"理论来说明其治疗法则，正如"其治胸痹心痛诸方，率以薤白白酒为君，亦通阳之义也"，使得"胸中大气一转，其久病驳劣之气始散"。

民国张锡纯所倡"大气下陷"

张锡纯在深研《内经》及前世诸多医家论述的基础上，提出大气即为宗气，指出"大气积于胸中，为后天全身之桢干，《内经》所谓宗气者也"，认为"大气者，原以元气为根本，以水谷为养料，以胸中之地为宅窟也"，即胸中大气以人体先天之气为基础，以后天脾胃吸收的水谷精微之气为补充，在胸中与肺吸入自然界的清气相结合而成。张锡纯之所以如此认为，在他的代表著作《医学衷中参西录》中的《大气诠》中给出了解释。他认为《素问・平人气象论》所云“胃之大络，名曰虚里，贯膈络肺，出于左乳下，其动应衣，脉宗气也”，既点明了大气即为宗气的原因，又明确指出了大气的重要作用。其云“虚里之络，即胃输水谷之气于胸中，以养大气之道路。而其贯膈络肺之余，又出于左乳下为动脉。是此动脉，当为大气之余波，而曰宗气者，是宗气即大气，为其为生命之宗主，故又尊之曰宗气。其络所以名虚里者，因其贯膈络肺游行于胸中空虚之处也”，意即大气统摄全身气血，维持心脉搏动，是生命活动的根本。又因“大气者，充满胸中，以司肺呼吸之气也”，故若出现胸中大气下陷之证，则无力鼓动肺脏开合，致使呼吸顿停，心脉搏动停止，有可能出现《灵枢・五色》所云“人不病卒死”之证。张锡纯深感大气下陷之证被当时的医生所不识，出现误治，因此自制升陷汤一方，载于《医学衷中参西录》中。全方由生黄芪、知母、桔梗、柴胡、升麻组成，在临床实践中，还常根据兼症之不同而有所加减，化裁后引申出回阳升陷汤、理郁升陷汤等。在治法上多采用补虚敛气、培元固脱、温补回阳、解郁活血、滋阴清胃等，书中所载数则医案论治精详，疗效明确，是为运用大气论指导临床实践的明证。

十七、营卫生会

《内经》认为营卫之气的阴阳出入、循环运行，是睡眠的机枢所在，营卫运行出入阴阳之分，是魂魄离合的前提。卫气出于阳而寤，魂魄相合而随神外张，若其离也，即病幻觉、神志失常；卫气入于阴而寐，魂魄亦相合而随神内敛，若其离也，即魂不守舍而梦，亦有魄失所主而睡行者。营卫运行是睡眠的机枢所在，体现在人之营卫循环往复运行与昼夜交替周期相应。《内经》有关营卫之气的运行和会合，除《灵枢・营卫生会》外，尚有《灵枢・营气》《灵枢・五十营》《灵枢・卫气》《灵枢・卫气行》等多篇有载，其说法总结如下。

营气运行

营气运行的主体路线是循十二经脉之顺序运行，始于肺，终于肝，复还于肺。其支别的路线则是从足厥阴别出，循督脉，过任脉，复入于手太阴经，即“阴阳相贯，如环无端”。

卫气运行

《内经》关于卫气运行的记载，散见于多篇之中。由于卫气为水谷之悍气，不受脉道的约束，所以其运行路线呈现多样化特征。归纳起来有三个方面：一是营行脉中，卫行脉外，二者并行。如《灵枢·卫气》所载：“其浮气之不循经者为卫气，其精气之行于经者为营气。阴阳相随，外内相贯，如环之无端。”二是如《灵枢·营卫生会》所述，昼行于阳，夜行于阴，各二十五度。三是卫行脉外，散行于肌肉、皮肤、胸腹、脏腑，如《灵枢·邪客》所云“卫气者，出其悍气之慓疾，而先行于四末分肉皮肤之间而不休者也”。此三种途径，第一种为基本方式，第二、第三种为调节方式，体现了卫气分布广泛、运行迅速，应激能力强的特点，是完成温煦、卫外等功能的前提和基础。

营卫会合

营卫的会合可分为营气自会、卫气自会、营卫交会。营气自会指营气的运行始于手太阴，终于足厥阴，而复会于手太阴。营气运行一周在手太阴相会一次，一昼夜相会五十次。卫气自会指卫气昼行于阳，在足太阳会；夜行于阴，在足少阴会。由于足太阳与足少阴互为表里，故每次运行均经历少阴，所以《灵枢·邪客》云“常从足少阴之分间，行于五脏六腑”。营卫交会，其一是指营卫脉内外交会，营行脉中，卫行脉外，在运行中二气相互感应、贯通、交会；其二是指营卫运行五十周次后有一次大的会合，称为大会。《内经》认为营卫大会是在各自运行五十周之后，于夜半子时而会合于手太阴。

临床运用

睡眠障碍包括失眠、嗜睡等病证，《内经》称为“目不瞑”“不得卧”“不得眠”“多卧”。《内经》认为营卫失常与睡眠障碍有密切关系，分析其病机不外以下两方面。

营卫运行失常

《灵枢·邪客》云："今厥气客于五脏六腑，则卫气独卫其外，行于阳，不得入于阴。行于阳则阳气盛，阳气盛则阳跷陷，不得入于阴，阴虚，故目不瞑。"可见外邪侵犯，导致卫气运行不能顺利入于阴分，形成夜晚卫强营弱的病理状态，夜晚阳盛，精神亢奋，故不眠。而多卧则是由于卫气久留于阴分，不能出于阳，导致卫气白天不能完全行于阳分所致。《灵枢·大惑论》云："人之多卧者，何气使然……肠胃大则卫气留久，皮肤湿则分肉不解，其行迟……留于阴也久，其气不清，则欲瞑，故多卧矣。"《素问·逆调论》有"胃不和则卧不安"的论述，虽为阐述胃阳明气逆有喘不能安卧而立，但胃阳明之气逆，营卫之运行则会受到影响。由上卫气昼夜运行可以看出，卫气由阳入阴的最后经脉是手阳明大肠经和足阳明胃经，而由阴出阳的最后经脉是足太阴脾经，因此提倡对失眠多卧均应紧紧抓住脾胃调治。后世医家延伸其含义，认为营卫之产生皆与脾胃有关，凡脾胃不和，痰湿、食滞内扰，均可导致脾胃功能障碍，营卫运行失常，导致昼不精、夜不瞑。

营卫虚衰

营卫之气衰少，气血阴阳相对平衡失调，神志不宁也是发生不寐的基本病机。营卫二气有规律的运行，在人体表现为节律性的寤寐交替。由于卫气有振奋神气的作用，所以当卫气行于阳分时，人的精力旺盛；当卫气行于阴分时则表现为精神困倦，而能目瞑安睡。如少壮之人气血盛，营卫运行如常，能昼精夜寐；老衰之体气血衰，营气衰少而卫气乘虚内争，营卫失和，故昼不精、夜不寐。后世医家赞同此观点，并有诸多论述。隋代巢元方《诸病源候论·大病后不得眠候》云："大病之后，脏腑尚虚，荣卫未和，故生于冷热。阴气虚，卫气独行于阳，不入于阴，故不得眠。"《张氏医通·不得卧》也有"不寐有二，有病后虚弱，有年高人血衰不寐"的论述。

值得注意的是，治疗失眠之病，在养心安神等法之外，调节营卫之行，使气血流畅充盛，为其重要途径。《金匮要略》桂枝龙骨牡蛎汤治男子失精、女子梦交、目眩等，后世用于治疗神经衰弱、失眠就宗于此。

另外，由于脾胃之气可以转枢营卫之气的运行，故临床失眠之证，常可通过调理脾胃而获效。《灵枢·邪客》云："今厥气客于五脏六腑，则卫气独卫其外，行于阳，不得入于阴。行于阳则阳气盛，阳气盛则阳跷陷，不得入于阴，阴虚，故目不瞑……饮以半夏汤一剂，阴阳已通，其卧立至。”此失眠证系因邪客五脏，导致卫气不能入于里所致，治疗用半夏秫米汤。半夏秫米汤系半夏、秫米组成，二者均入脾胃之经，善化痰湿之滞，而调畅脾胃之气，从而转枢卫气的运行而起到治疗失眠的作用。后世历代医家治疗失眠证，多取法于此，如东汉张仲景设酸枣仁汤治疗虚烦不眠，所用茯苓、甘草；《本事方》以鳖甲丸治疗胆虚不寐，含党参、黄芪；《备急千金要方》温胆汤治疗痰热不眠，组方用二陈加竹茹、枳实；清代吴鞠通用黄连阿胶汤治疗“少阴病……心中烦，不得卧”，方中用鸡子黄，等等，皆体现了通过调理脾胃、畅达卫气治疗失眠的机理。

十八、二十八脉

《灵枢·脉度》及《灵枢·五十营》等篇提出营气运行交会规律及营气主要运行于二十八脉之说。《灵枢·脉度》篇首论人身经脉的长度，旨为准确地测定针灸穴位及更深入地研究营卫气血的运行规律，是中医经络理论的重要基础。

经脉的长度

《灵枢·脉度》云：“手之六阳，从手至头，长五尺，五六三丈。手之六阴，从手至胸中，三尺五寸，三六一丈八尺，五六三尺，合二丈一尺。足之六阳，从足上至头，八尺，六八四丈八尺。足之六阴，从足至胸中，六尺五寸，六六三丈六尺，五六三尺，合三丈九尺。”明代张介宾注曰：“手有三阳，以左右言之，则为六阳。凡后六阴及足之六阴、六阳皆仿此。手太阳起小指少泽，至头之听宫。手阳明起次指商阳，至头之迎香。手少阳起四指关冲，至头之丝竹空。六经各长五尺，五六共三丈。手太阴起大指少商，至胸中中府。手少阴起小指少冲，至胸中极泉。手厥阴起中指中冲，至胸中天池。各长三尺五寸，六阴经共长二丈一尺……今云手之六阴，从手至胸中，盖但计其丈尺之数，俱以四末为始而言，非谓其行度如此也。后仿此。”值得注意的是，计算经脉长度的方法，以骨度作为衡量的标准，经脉之行虽有回转弯曲，但仍以直行计算其长度。隋代杨上善因此注曰:“手六阳从指端至目,循骨度直行,得有五尺,不取循绕并下入缺盆属肠胃者,循骨度为数,去其复回行者及与支别,故有三丈也。”

二十八脉含义

所谓二十八脉指十二经脉左右各一、任督脉各一、跷脉左右各一。但是跷脉有阴跷、阳跷二脉,其计数方法是:男子只计阳跷脉,女子只计阴跷脉。即《灵枢·脉度》所说的“男子数其阳,女子数其阴”。计数者为经脉,包括二十八脉在内;不计数者为络脉,排除在二十八脉之外。正如《灵枢·脉度》云:“此气之大经隧也。”此处之气指脉气、营卫之气。二十八脉是经脉之气运行的主要通道,而其余阳维、阴维、带脉以及诸络脉,虽亦具有运行气血的作用,但是论其重要性仍稍逊于二十八脉。

具体到营卫之气的运行,两者又有不同。营气自手太阴肺经始,依次至足厥阴肝经,复入手太阴肺经,其支别者,从足厥阴肝经分出,经督脉、任脉,亦复入手太阴肺经。如此循环不止,一昼夜五十周。跷脉虽亦为二十八脉之一,但《灵枢·脉度》云“跷脉者,少阴之别”。可见,循行于督脉、任脉的营气是足厥阴肝经之“支别者”,循行于跷脉的营气为“少阴之别”,所以,营气运行虽周复于二十八脉,但是实际上仍以十二正经为主体路线。《灵枢·五十营》云:“人经脉上下、左右、前后二十八脉,周身十六丈二尺,以应二十八宿,漏水下百刻,以分昼夜。故人一呼,脉再动,气行三寸;一吸,脉亦再动,气行三寸;呼吸定息,气行六寸……一万三千五百息,气行五十营于身,水下百刻,日行二十八宿,漏水皆尽,脉终矣。所谓交通者,并行一数也,故五十营备,得尽天地之寿矣,凡行八百一十丈也。”营气一昼夜运行五十周次,“呼吸定息,气行六寸”,“十息,气行六尺”,一昼夜“一万三千五百息”,“凡行八百一十丈”,正是经脉总长度十六丈二尺的五十倍。卫气的运行,或与营气二者并行,营行脉中,卫行脉外;或是昼行于阳,夜行于阴,各二十五周。经气运行的时间规律,是《内经》中时间医学的重要内容,值得深入研究,但这一内容的研究始终不能脱离经脉的长度。

时间节律

《内经》的时间医学对营卫之气运行节律性的认识包括亚日节律及周日节律。亚日节律是指一日内重复两次至数次的节律变化。《内经》中多次提及营卫的运行符合此种节律。如《灵枢·卫气》云："阳主昼，阴主夜。故卫气之行，一日一夜五十周于身，昼行于阳二十五周，夜行于阴二十五周。"提出卫气一昼一夜五十周于身，存在亚日节律变化。而有关营气运行的论述则更为详细，如上文中提及《灵枢·五十营》有"气行五十营于身，水下百刻，日行二十八宿，漏水皆尽，脉终矣"的记载。古人以百刻计时制，一昼夜分为百刻，而营行五十周，则每周需时两刻，即28分48秒。营气流注的次序为：首先从手太阴肺经开始，依次循行到手阳明大肠经、足阳明胃经、足太阴脾经、手少阴心经、手太阳小肠经、足太阳膀胱经、足少阴肾经、手厥阴心包经、手少阳三焦经、手太阳小肠经、足太阳膀胱经、足少阴肾经、手厥阴心包经、手少阳三焦经、足少阳胆经、足厥阴肝经，复行于手太阴肺经，循环无端，无有休止。当营气运行到某经时，某经经气便出现一次高潮，该经的功能随之旺盛，从而使人体生命活动产生周期变化，其实，这也正是中医针灸临床留针30分钟左右的一个重要原因。就十二正经某一经而言，这个周期，即属于亚日节律。

周日节律是指以二十四小时或接近二十四小时为一个周期的节律变化，又称昼夜节律变化。地球上有昼夜交替，存在着阴阳之气的周日节律变化，人体尤其显著的是阳气，也随之发生相应的改变而呈现出周日节律的变化。人体营卫之气的运行除了五十周于身是谓昼夜，还有在《灵枢·营卫生会》篇有"夜半而大会"的记载。《灵枢·大惑论》进一步引申出了人体寤寐的周日节律变化，即卫气"昼日常行于阳，夜行于阴，故阳气尽则卧，阴气尽则寤"，明确指出了卫气的运行随着昼夜交替而存在节律性变化。

择时针刺是二十八脉经脉之气节律性变化理论对临床的具体指导。其中以子午流注针法为代表。子午流注针法以十二经脉气血循环盛衰的时间作为开穴的主要条件，它要求按时开穴，选择最佳的针刺时间，以便调整气血、恢复阴阳平衡，在针灸临床上应用广泛，疗效肯定。

十九、神之含义

神，是人体精、气、神"三宝"之一，即包括广义的天地万物之主宰、自然界运动变化及其规律、体现人体及动物生命力及生命活动之神，又包括人的精神心理活动狭义之神。《内经》对于神的论述贯穿于生理、病理、诊治、养生预防各个方面。《灵枢·天年》云："失神者死，得神者生。"说明神的重要价值，学中医者不可不知。《内经》中神的含义有广义和狭义之分，下面分别论述之。

广义之神

《内经》中广义之神包含了神为天地之主宰、代表了自然界运动变化及其内在的规律，同时也是人体及动物生命力及生命活动的表现。这部分内容与中国古代哲学相关认识一脉相承。

神为天地万物之主宰

《说文解字》云："神，天神引出万物者也。"清代徐灏注曰："天地生万物，物有主之者曰神。"即天地万物的主宰。《广雅疏证》云："郑注《礼运》云：神者，引物而出。《风俗通》引《传》曰：神者，申也，申亦引也，神、申、引声并相近，故神或读为引。"又云："神者，卷一云：神，引也。《尔雅》：引，陈也。神、陈、引古声亦相近。"可见，神具有申、引、陈之义，意为造就万物之主，产生万物之源，也就成为天地万物之主宰。随着人们认识水平的提高，逐渐把"神"看成是天地万物运动变化的内在规律。正如《中国大百科全书·哲学》云："神，最初指主宰自然界和人类社会变化的天神，后来经过《易传》和历代易学家、哲学家的解释，到张载和王夫之，演变为用来说明物质世界运动变化性质的范畴。"从神含义的演变过程看，无论是天神，还是天地万物的主宰，或是运动变化的内在规律，都没有脱离主宰之义。《内经》并不承认神造就了人身，但却认为人体的主宰是神。如《灵枢·天年》云："失神者死，得神者生。"举凡诊法、治疗、养生等，无一不以神为首位。《内经》更把神与人身之主、人身之本、君主之官等紧密结合起来，如心为君主之官而主神明。又如五脏为人身之本而均藏神，故有"五神脏"之称，进而建立了以五脏为中心的藏象系统。

神代表自然界运动变化及其规律

有人从“神”字演变出发认为，神，从示申。申，电也。电，变化莫测，故称之为神，正如《易·系辞上》所云“阴阳不测谓之神”。神之示旁亦为周时所加。电字周以前无雨旁。人们先见电之天象，然后感悟到它有支配天地万物的作用，把它作为自己膜拜的对象，而加示为神。可见，神的一个基本含义就是指自然界的一些现象及其产生的原因，即自然界运动变化及其规律。《内经》继承了神的这一基本含义。如《素问·阴阳应象大论》云：“阴阳者，天地之道也，万物之纲纪，变化之父母，生杀之本始，神明之府也。”《素问·气交变大论》云：“天地之动静，神明为之纪；阴阳之往复，寒暑彰其兆。”其“神明”即指自然现象与自然界变化的原因。

神代表人体及动物之生命力及生命活动的现象

人体及动物之所以有生命，全在于内在神机，即生命力。《素问·五常政大论》云：“根于中者，命曰神机，神去则机息。”机，《庄子·至乐》云：“万物皆出于机，皆入于机。”成玄英疏：“机者，发动，所谓造化也。”神机，即说明神乃万物生命过程的内部主宰，乃造化之机。故《素问·玉机真脏论》云：“天下至数，五色脉变，揆度奇恒，道在于一，神转不回，回则不转，乃失其机。”若神机丧失，则无论如何高超的治疗技术也无法挽救生命。故《素问·汤液醪醴论》云：“形弊血尽而功不立者何？岐伯曰：神不使也。”明代张介宾注曰：“凡治病之道，攻邪在乎针药，行药在乎神气，故治施于外，则神应于中，使之升则升，使之降则降，是其神之可使也。若以药剂治其内而脏气不应，针艾治其外而经气不应，此其神气已去，而无可使矣。虽竭力治之，终成虚废已尔，是即所谓不使也。”神还泛指人体外在的生命活动现象，举凡人之目、形、色、脉、语言、动作等，均有“得神”与“失神”之别。

狭义的神

《内经》中的狭义之神尤指人的精神心理活动。以现代心理学来看，《内经》中的神既包括了感知觉、记忆、思维与想象等认知过程和意志过程，也包括情感过程，还包括个性心理特征等内容，不仅继承了中国古代哲学的认识，而且又有所发挥。其内容主要有以下几方面。

感知觉、记忆、思维与想象

这些属人的认知过程，也是人的最基本的心理活动。如《灵枢·本神》云："所以任物者谓之心，心有所忆谓之意，意之所存谓之志，因志而存变谓之思，因思而远慕谓之虑，因虑而处物谓之智。"

意志过程

它是自觉地确定目的并根据目的来支配和调节自己的行动，克服困难，从而实现预期目的的心理活动过程。

情感

《内经》中神的含义之一指情感，即七情——喜、怒、忧、思、悲、恐、惊。情感是人对客观事物态度的体验，是人的需要和客观事物之间关系的反映，其中往往是以是否满足人的需要为中介。

睡眠

睡眠本属于人的生理过程，不在心理活动范畴之列，故现代心理学并不单独讨论睡眠问题。但中医学则十分重视睡眠，把失眠、嗜睡、多梦等列入神志疾患范畴，认为睡眠由神所主，神静魂藏，则安眠。故《内经》认为睡眠也是人的神志活动表现之一。

人格体质

人格，是《内经》中神的含义之一，也是现代心理学研究的重要内容。它主要表现为个人在对人、对己、对事、对物等各方面适应时所形成的态度、趋向和所显示的独特个性。体质，属于生理和病理学范畴，主要指遗传禀赋、生理素质等多方面的个体差异，不过中医学的"体质"含义，也有认为当包括心理素质者。

此外，《内经》中神还有一些其他含义：第一，可指代某些脏腑及气血的功能，如《素问·调经论》所云"神有余则笑不休，神不足则悲"，其中的"神"指的是心；《灵枢·九针十二原》所云"所言节者，神气之所游行出入也"，其中的"神"指的是经气。第二，指鬼神。《内经》虽也数次提及鬼神，如《素问·五脏别论》所云"拘于鬼神者，不可与言至德"，《灵枢·贼风》所云"其所从来者微，视之不见，听而不闻，故似鬼神"等，但往往均不是用一个"神"字代表，而是"神"前加"鬼"字而成。可见，《内经》认为神与鬼神其概念并非等同，并对鬼神的存在及其作用，持彻底否定的态度。它之所以提及"鬼神"概念，也是为了批评这一当时社会上存在的观念而已。

二十、五脏藏神

“神、魂、魄、意、志”五脏所藏之神是《内经》借五行五脏对神志活动，尤其是认知、思维、意志过程，所作的分类，即心为火藏神，肝为木藏魂，肺为金藏魄，脾为土藏意，肾为水藏志。下面依次对其各自的含义进行分析。

神

《内经》中神的含义十分广泛，然就五脏并列主神而言，其中心藏神，大多医家认为此神当指精神心理活动之统称或总括。正如明代张介宾《类经・藏象类》所云：“神之为义有二：分言之，则阳神曰魂，阴神曰魄，以及意志思虑之类皆神也；合言之，则神藏于心，而凡情志之属，惟心所统，是为吾身之全神也。”这是基于“心者，君主之官，神明出焉”即中国古代哲学心的观念而得出的认识。但是若把五脏并列而主神志，神、魂、魄、意、志并列而言，再以此神统括魂、魄、意、志，似不甚妥当。

《灵枢・本神》云：“所以任物者谓之心，心有所忆谓之意。”即把感知过程、记忆过程及意念产生的思维过程归属于心。感知觉，一方面需各感官参与而分归各个脏腑所主，另一方面则需在感觉基础上根据以往的经验与记忆加工推理而为知觉，而此正归属于心。“忆”，包括记与忆。记，是识别记住事物；忆，是把记住的事物重现。一方面，中医学称“心之所忆”，即把记与忆归属于心，同时又认为“心有所忆谓之意”“脾藏意”，将之又归于脾，可见记忆需众多脏腑参与，正如《灵枢・大惑论》在谈及记忆病证时所言“上气不足，下气有余，肠胃实而心肺虚……故善忘也”。“心有所忆谓之意”，说明心有主意之功。而此意则有注意与意念产生之义项，前者是进行思维活动的开端，后者是在感知觉、记忆与注意基础上进行简单思维活动的结果。心主任物、记忆、注意而有产生意念之功，而这些又是人体思维、意志、情感等活动的基础与前提，故心的功能已渗透于其他“四神”之中，作为其基础与前提，故五脏并列而言，心仅言神而不言其具体，应该说这是言“心主神”的原因之一。另外，心属火，《白虎通义・五行》云：“火之为言化也，阳气用事，万物变化也。”《五行大义》也将火行的主要意义理解为变化、活动。而神的一大特性就是事物玄妙而神奇、变化而莫测，故后世称“神乃火气之精”而将神这一名称归于火、归于心。

魂、魄

魂、魄，有人云其具有感知觉之功用。另外，综合中国传统文化所论，以形气阴阳动静分魂魄，则魂阳而魄阴，魂动而魄静，魂气而魄形。故《灵枢·本神》云：“随神往来者谓之魂，并精而出入者谓之魄。”即说明魄是与身俱来且以形体为基础的；而魂则是建立在神气活动基础上的，是逐步发展完善的，是活跃的。故一般认为，与身俱来的、本能性的、较低级的、偏于抑郁的、被动的为魄，如新生儿啼哭、嘴触及乳头吮吸等非条件反射性动作和四肢运动、耳听、目视、冷热痛痒等感知觉及记忆等，但常常受魂的激发而发挥功能；后天发展而成的、较高级的、偏于兴奋的、主动的为魂，类似于今人所说的思维、想象、评价、决断和情感、意志等心理活动，但受自觉、主动意识心神的支配。

另外，就日常生活“魂不守舍”现象而言，魂又有“注意”之性质。因此，就心神、魂、魄三者而言，当理解为心神支配魂，魂激发魄。至于魂魄与五行五脏的关系，《内经》认为“肝藏魂”“肺藏魄”，木行为春，主动、主生机、兴奋，金行为秋，主静、主禁制、肃杀，可以说二者分别代表了魂、魄的某些特性，故将之分属木与金、肝与肺。

此外，中医学还将魂与人之睡眠联系起来，认为魂安藏则寐，魂不藏则失眠或出现多梦、梦游等现象。

意

一指注意，表现为对一定事物的指向和集中，是进行思维活动的开端，如明代张介宾《类经·藏象类》所云“一念之生，心有所向，而未定者，曰意”。二指记忆与意念的产生，如《灵枢·本神》所云“心有所忆谓之意”。三指测度，如清代段玉裁《说文解字注》所云“意之训为测度”。另外，《内经》既言“脾藏意”，又言“脾在志为思”，故有人认为意的另一层意思通“思”，即思考、思虑。也正因为脾主思虑，智虑出焉，所以《难经·四十二难》称“脾藏意与智”，《素问遗篇·刺法论》称“脾为谏议之官”。土主孕育、培植，以稼穑为性，脾位中央，为孤脏以灌四傍，故脾属土。注意虽然不是独立的心理活动过程，但却是一切心理活动的开端，且伴随人的各种精神心理活动始终，因为有了注意才能清晰地反映周围世界中的某一特定事物，同时摆脱在当时不具重要性的其余事物的干扰，所以任何心理活动过程总是由于注意指向它所反映的事物才能产生，正如土养万物一般。记忆，是人思维、想象、意志过程的基础，犹如土为万物之母一般。而思考、思虑、测度，则是人思维过程、想象与意志过程的关键之处。思维过程就是思考问题、解决问题的过程；想象则要求注意力高度集中于思考对象，属抽象思维活动的继续，使人以认识无法直接感知到的事物的形象；而意志则由采取决定与执行决定两阶段心理活动组成，其中“意之所存”属前者，而“存变”“远虑”“因虑处物”则属后者。可见思维、想象、意志过程均以思考、思虑、测度为其重要环节，这一点又正如土居五方之中央、四时之中间、五行次序与方位之中央，如脾为调节人体五脏气机之枢纽之一般，故属土气，归属于脾。

志

志有广义、狭义之不同。广义之“志”当与“神”相似，如古之“五志”“六志”之说，是情志活动等的总括。狭义之“志”，即指有着明确目标的意向性心理过程，亦即现代心理学所说的动机与意志。神、魂、魄、意、志并列而言，其“志”当指狭义之“志”。据隋代萧吉《五行大义》，水行的主要意义为藏伏、终结，而志则为人的思维过程终结进而形成坚定不移的目标，这一目标靠自觉地确立，含有藏伏之性，故具备藏伏、终结之水行特征。肾主冬主藏为春季升发之基础，志意的确定也是人们具体完成一种事情活动的前提，故曰肾藏志。另外，《素问 · 灵兰秘典论》云：“肾者，作强之官，伎巧出焉。”即把伎巧之智也归属于肾，而这种认识则与肾主骨生髓、髓藏于脑有关。

值得注意的是，临床上某一精神症状的产生非常复杂，往往是多种神志活动异常的共同表现，难以用神、魂、魄、意、志进行分类归属。由此可知，以五行划分认知、思维、意志过程为五神，亦存在不足，仅重视了其整体性一面，而忽略了五神之间的相互关系；仅注重其表面的某些特性，而忽视了五神各自内涵的规定，应进一步加强研究。

二十一、脏腑与神

关于脏腑与神志关系的问题,《内经》有两个重要命题,一个是心主神明,一个是五脏藏神。二者的理论内涵及立论依据不同,但也存在着一些相通之处。《内经》是多种医学流派、各种学说结合的产物,表现在脏腑与神志关系的问题上,则有心主神与五脏藏神的不同。

心主神

《素问·六节藏象论》所云"心者,生之本,神之变也"、《素问·灵兰秘典论》所云"心者,君主之官,神明出焉"、《灵枢·邪客》所云"心者,五脏六腑之大主,精神之所舍也"等,即言心具有主神明、精神之功,为人体之主宰,故精神情志伤人首伤心。如《灵枢·邪气脏腑病形》所云"愁忧恐惧则伤心"、《灵枢·口问》所云"悲哀愁忧则心动,心动则五脏六腑皆摇"、《灵枢·百病始生》所云"忧思伤心"皆是。这里已将心作为人体精神心理活动的代称。

实则,心主神的观念并非中医学独创,早在中医学理论体系建立之前(即《内经》成书之前)就已广泛存在于先秦诸家之论中,并已形成了较统一的认识。而这种认识同神是天地万物之主宰、心居人身五脏之正中亦为人之主宰有着密切关系。中医学接受了中国哲学对心的认识,并结合中国社会制度传统的君臣制观念,形成了《内经》以君臣相傅论脏腑,其中心主神明为君主之官的思想。正如《素问·灵兰秘典论》所云:"心者,君主之官,神明出焉""主明则下安,以此养生则寿,殁世不殆,以为天下则大昌;主不明则十二官危,使道闭塞不通,形乃大伤,以此养生则殃,以为天下者,其宗大危。"

五脏藏神

《内经》在继承中国哲学对心的认识、倡导心主神明、为君主之官的同时,还提出了五脏藏神的观点,如《素问·宣明五气》《灵枢·本神》及《灵枢·九针论》等指出"心藏神""肝藏魂""肺藏魄""脾藏意""肾藏志",从五脏整体角度阐发了脏腑与神志的关系。由于五脏所对应的五神，其概念相互交叉包容、互为基础，而五神的产生与调节又是以五脏整体协调关系为基础的，故五脏藏神的含义在于把五脏看成一个整体，把神志活动（主要指认知、思维、意志过程）看成一个密不可分的整体，理解为五脏整体协调配合而完成对人认识过程的主宰作用。其五神之神、魂、魄、意、志划分为五行、归属于五脏，仅是从认知、思维、意志过程中的某些心理活动具有不同的特性出发，给予类比而成，是用五行特性对这一过程的描述，而并非是对认识、思维、意志过程的实质内容与阶段进行严格的分类。因此，这一描述可以看作是为了说明人的认知、思维、意志过程也具有五行的某些特性，并且是以所有脏腑的参与作为基础的，其实也正是强调了五脏整体协调对其的主宰作用。

五行是先秦两汉之人认识宇宙万物的认识论与方法论，五行之间相生、相克，具有“亢则害，承乃制，制则生化”的特性，是一种整体观念，强调的是五行间的相互配合，其中无主次之分。以这种认识方法看待脏腑、神志，形成了五脏藏神的理论。可见，心主神明与五脏藏神的理论内涵及立论依据存在着很大差别，甚至可以说心主神明为君主之官的思想，反映了当时社会制度及哲学界“一元论”思想的影响；而以五行特性分析人体，立五脏为本，将人之神志活动分属五脏，则颇具“多元论”思想。二者当属《内经》时期不同的医学流派。

相通之处

强调形神一体

《内经》认为神以形为基础，同时又主宰形，形与神俱才是健康之人。无论是心主神明，还是五脏藏神，均强调了这一点。前者不仅提出人的精神心理活动由心所主，而且人体之形、五脏六腑亦以心为君之官，揭示了心理与生理的统一，把心理和生理、形与神有机地整合为一体。五脏内藏精气，产生人体神志活动的重要基础，当五脏发生虚实盛衰的变化时，会影响人的精神活动，产生变化，故五脏藏神也是在形神一体基础上提出的理论。

倡导五脏整体协调主宰神志活动

五脏藏神理论倡导的是五脏整体协调主宰神志活动，这一点无可疑义。下面着重看一下心主神明理论。作为专门研究人体的中医学，虽接受了古代哲学有关“心主神”的认识，但究其所言物质基础，则主要在于血脉。如《素问·六节藏象论》称心“其充在血脉”，《素问·痿论》云“心主身之血脉”等。脉，实为行血气、营阴阳之道路，正如《灵枢·本脏》所云“经脉者，所以行血气而营阴阳”。经脉分布于全身，内属脏腑，外络肢节，是联系全身各部之间的纽带。而经脉的一个功用就是传递信息，正如王洪图主编《黄帝内经研究大成·经络研究》所云“经脉有传递信息作用，经脉就是人体各组成部分之间的信息传导网，也就是人体内讯号的传送道”，故《素问·灵兰秘典论》称其为“使道”，唐代王冰注其云“神气相使之道”，这样一个信息传递网、全身各脏腑形体之间的联系网，由心所主，故构成了心主神明支配人体行为活动的物质基础之一。血，其主要功能是濡润滋养全身，凡皮肤、肌肉、筋骨和脏腑等一切组织器官，均赖血液以供给营养，才能维持其功能活动，正如《灵枢·营卫生会》所云“以奉生身，莫贵于此”。这里当然包括人之痛痒、视、听、嗅等感知觉及人的有意识的行为与动作，故《素问·五脏生成》有云“肝受血而能视，足受血而能步，掌受血而能握，指受血而能摄”。人的情感、思维、意志等活动的产生与调节，同样取决于气血，故《素问·汤液醪醴论》则言“形弊血尽”会导致“神不使”。《内经》认为血的生成与心有密切关系。《素问·经脉别论》云：“食气入胃，浊气归心，淫精于脉。”这里的“精”即水谷精微经心作用而成的、行于脉中之血。血色赤，而心属火色主赤，故《内经》认为“心生血”，《灵枢·决气》也说“中焦受气取汁，变化而赤，是谓血”，《灵枢·营卫生会》亦云“此所受气者，泌糟粕，蒸津液，化其精微，上注于肺脉，乃化而为血”。故清代张志聪《灵枢集注》注曰：“中焦受水谷之精气，济泌别汁，奉心神变化而赤，是谓血。”若此，血亦是心主神的重要物质基础之一。脉是联系诸脏腑的道路，是传递信息的关键，心主宰脉，则是掌握着五脏间的协调关系；血是各脏腑功能活动的基础，心主血，则掌握着五脏整体活动，故可以说心主神明理论也倡导五脏整体协调主宰神志活动。另外，单就提出心为君主、主神明的代表篇章《素问·灵兰秘典论》而言，亦说明了这一问题。其一方面认为心主神，一方面又提出“肝者……谋虑出焉”“胆者……决断出焉”“肾者……伎巧出焉”等。

均含重“中”思想

重“中”思想是中国传统文化的重要思想之一，其中“君者中心，臣者外体”更是影响深远，而古人认为，人之心脏位于人体之正中（即五脏之正中），正如《说文解字》释心时所言“人心，土脏，在身之中”，《礼记·月令》《吕氏春秋·十二纪》皆称中央土“祭先心”，孔颖达疏“中央主心”，并以心脏的解剖位置居中作释。以至于人们十分重视心，将其称为君主之官、人身五脏之关键。如《荀子·天论》云“心居中虚，以治五官，夫是之谓天君”，即言其“居中虚”而为天君；许翰注杨雄《太玄经·玄数》云“肺极上以覆，肾极下以潜，心居中央以象君德，而左脾右肝承之”，言心中央故有“君德”之象等。应该说心主神观念的形成与此有密切关系。五脏藏神理论虽强调的是五脏整体协调主宰神志活动，但其中也存在关键之处，北京中医药大学经多年研究，提出五脏藏神理论的实质，重在强调脾胃是其关键，其立论依据仍以脾胃居中焦、于五行属土、是五脏气机运动之中心、是五脏气机联系之枢纽为主。可见，二者虽侧重面不同，但产生其理论的思想根源却有共通之处。

综上，心主神与五脏藏神分属两种不同学说，各自有其理论内涵和立论根据，故既不能相互混淆、混为一谈，也不能简单地用一种理论去否定另一种理论。又由于二者具有一定的共性，故为我们深入探究脏腑与神志关系的实质、完善与进一步发展中医学神志理论提供了可行性依据。

二十二、认知过程

《内经》对人体认知活动过程的认识较为深入，其中以《灵枢·本神》最为详细，其云：“所以任物者谓之心，心有所忆谓之意，意之所存谓之志，因志而存变谓之思，因思而远慕谓之虑，因虑而处物谓之智。”下面结合《内经》原文叙述如下。

“所以任物者谓之心”

任，担当、接受之意。任物，是指心（神）接受外物的刺激或信息，担任认识与分析，并作出反应。此“心”即“神明之心”。由于“心”感知、接受外界的信息，是接受外界信息的总汇，形成各种形象的、感性的认识，因此，是思维活动的起点和基础，兼有意识类活动的主宰和思维活动的起点的双重作用。

“心有所忆谓之意”

明代张介宾注曰：“忆，思忆也。谓一念之生，心有所想而未定者，曰意。”因此，意包括思忆和意念两种含义。意为心经过接受事物的信息，并与以前的记忆、经验一起综合分析，从而产生了某种思想萌芽，但尚未肯定的思维活动。

“意之所存谓之志”

存，定也，留也。志，按《荀子·解蔽》“人生而有知，知而有志。志也者，藏也”。“志”当指记忆，记忆意味着藏。由于意有记忆的含义，如果将“意”理解为人的短期记忆，则“志”所表达的是属于人的长期记忆。同时，明代张介宾《类经·藏象》“意已决而卓有所立者，曰志”。而《灵枢·本神》将“志”表述为“意之所存谓之志”，即是一种决定了的意向，并能存之内心，坚定不移。因此，“志”有两方面的含义：一是表示长期记忆；一是表示志向。现代心理学将“意志”相连，既表达了形象的、感性的意识转化为短期记忆、长期记忆的过程，又表达了思维活动的一种指向性和持续性，即意志决定着初级的认知活动中，哪些可以储存，哪些可以舍弃，是属于认知活动的高级阶段，并为人类所独有。《内经》对“意志”是用“志意”来表达，但其含义是一致的。“志意”对所有的精神活动均可产生影响。正如《灵枢·本脏》所云：“志意者，所以御精神，收魂魄，适寒温，和喜怒者也。”又说：“志意和则精神专直，魂魄不散，悔怒不起，五脏不受邪矣。”强调其不仅影响、控制人的注意力，而且影响人的本体意识、情绪等精神活动，甚至将“志意”作为高级精神活动的代名词，认为其可以主宰人的形体等活动。如《素问·五脏别论》所云“凡治病必察其下，适其脉，观其志意，与其病也”，《素问·汤液醪醴论》所言“精神不进，志意不治，故病不可愈”等，均是此意。

“因志而存变谓之思”

变，改变，变更。思，思考。为达到目的，要反复思考，调整和变更行动的计划和方法，这个过程需要“思”。“存变”是对原有的思维、认识的反复计度、权衡。

“因思而远慕谓之虑”

虑，即谋虑、顾虑。明代张介宾注曰：“深思远谋，必生忧疑，故曰虑。”指对事物进行多方分析，深思远虑，即有远见之谓。思、虑的含义在《内经》中有所不同。一方面，《灵枢·本神》言：“因志而存变谓之思，因思而远慕谓之虑。”“存变”是对原有的思维、认识的反复计度、权衡，“远慕”则是展开的由此及彼的联想、推测。隋代杨上善《黄帝内经太素》谓：“专存之志，变转异求，谓之思也。变求之思，逆慕将来，谓之虑也。”可以认为思、虑是在早期形象思维的基础上，所形成的抽象思维活动。因此，认为思、虑是作为一种思维活动，是以意、志为主体，在有意、志的基础上，围绕意、志展开，因此，思、虑之于意、志具有从属性，其指向和存在的状态受意、志的控制，同时又是思维活动的进一步深化，是属于认知活动更高级的阶段。明代张介宾《类经》注曰：“因志而存变，谓意志虽定，而复有反复计度者，曰思……深思远谋，必生忧疑，故曰虑。”另一方面，思、虑又有属于情绪范畴的含义，如《素问·举痛论》认为“思则气结”，《素问·阴阳应象大论》认为“思伤脾，怒胜思”，《灵枢·本神》亦言“是故怵惕思虑者则伤神，神伤则恐惧”，将思虑与喜、怒、悲、忧并列，认为它是人体七情之一。

“因虑而处物谓之智”

智，智慧。因对未来已经作了周密思考，各种利弊得失均已考虑在心，因此，付诸行动时便能做到有备而来，成功的可能性便很大，从而显出智慧。本篇虽然将智与心、意、志、思、虑一系列思维活动相并列，但“智”却并非严格意义上的思维活动，它是指人在具备完整、缜密的一系列思维活动之后所达到的一种处理事物的最佳状态，是人在进行一系列完整的思维活动之后将个人的认知反馈于外界的过程。正如隋代杨上善《黄帝内经太素》谓：“智，亦神之用，因虑所知，处物是非，谓之智也。”一般情况下，“智”并非人人皆可达到。明代张介宾谓：“疑虑既生，而处得其善，曰智。”因此，在《内经》中，“智”多是智慧、睿智的代称，并不属于思维活动。如《素问·阴阳应象大论》云："智者察同，愚者察异，愚者不足，智者有余。"《灵枢·本神》谓："故智者之养生也，必顺四时而适寒暑，和喜怒而安居处，节阴阳而调刚柔。"

综上，《内经》认为，人的认知活动统领于心，实则这也正是中医"心主神明"理论的一个反映。其认知活动的过程是：心接受外物的刺激，进行识别、记忆、分析；将事物的信息，与以前的记忆、经验一起综合，从而产生某种意念；意念确定谓志；有了既定目标，又于变中推求、分析思考为思；深思远虑、综合比较为虑；结论已定，达到最佳的处理事物的状态为智。对外界事物有正确的感知和分析，并进行正确的处理，是人类异于动物而进入文明社会的标志，而其中意志有主动控制精神活动、适应外界环境、调节脏腑生理的作用，它对于脏腑精气的这种反作用为人类所特有。《内经》的这种认识，为中医调心摄神养生与防治疾病提供了理论依据，也对临床诊断治疗心身疾病，以及中医心理学研究与发展有重要的指导价值。

二十三、七情内伤

《内经》对心理活动的认识常用七情（喜、怒、忧、思、悲、恐、惊）来表述。就生理而言，认为七情是对情感活动的总结，是情绪的表现形式；就病理而言，神志病变可以表现出七情的变化，而七情变化亦可引起神志病变。后世医家对此多有发挥，如金代刘完素一方面指出"五志过极皆可化火"，即五志过度，势必精神烦劳，扰动阳气，所以都可以化火化热，火热亢盛又可以扰乱神明，而致情志失常；另一方面又指出火扰神明而引发生各种情志病变。其在《素问玄机原病式》中说："五脏之志者，怒、喜、悲、思、恐也（悲一作忧），若志过度则劳，劳则伤本脏，凡五志所伤皆热也……情之所伤，则皆属火热。"而明代张介宾则强调七情"从心而发""互通为病"。其在《类经·情志九气》中指出："世有所谓七情者，即本经之五志也。五志之外，尚余者三。总之曰：喜怒思忧恐惊悲畏，其目有八，不止七也。然情虽有八，无非出于五脏……此五脏五志之分属也。五志有互通为病者，如喜本属心，而肺喜乐无极则伤魄，是心肺皆主于喜也。盖喜生于阳，而心肺皆为阳脏，故喜出于心而移于肺，所谓多阳者多喜也……是情志之伤，虽五脏各有所属，然求其所由，则无不从心而发。”就七情的具体含义及其与五行五脏的关系，简述如下。

喜

喜是因事遂心愿或自觉有趣而心情愉快的表现，因其活泼而表现于外，故有火之机动、活泼、炎上之象，属火而配属于心。故《素问·阴阳应象大论》称：心“在志为喜”。

怒

怒是因遇到不符合情理或自己心境的事情而心中不快、甚至愤恨不平的情绪表现，缘其气机条达不畅而起，怒后又可引起气机上逆即升发太过，且怒象忽发忽止颇具木之象，故属木而配属于肝。故《素问·阴阳应象大论》称：肝“在志为怒”。

忧

忧是对某种未知结果而又不愿其发生的事情的担心，以至于形成一种焦虑、沉郁的情绪状态，因其内向而趋于气机之收敛，故属金而配属肺。故《素问·阴阳应象大论》称：肺“在志为忧。”

思

关于思，一般较公认的看法认为其指思考、思虑，如唐代王冰注，而把它列为认知、思维、意志范畴，提出认知与情志关系密切，难以分开。其中有的人认为，思由脾所主，其与怒、喜、悲、恐等情志的关系，正与脾居中属土、灌溉四脏的特点相应；更有人认为“无论是喜怒还是悲恐，均由思之而后生，故《素问·阴阳应象大论》‘人有五脏化五气，以生喜怒悲忧恐’，不提思志，就是因为各志俱已含思在内”，把这种情况归于脾居中央、为气机枢纽，有主持其他脏腑气机之功，甚至认为思是情志活动中心，是七情的出发点和归宿。另外，还有一种认识，有人从先秦语言文字角度出发，认为“思”还有一种含义，属于情志范畴，具有悲哀忧愁等多种含义，是忧愁悲哀等多方面多层次的复杂情绪反应，正反映脾为土脏、居中央、灌四傍、为四脏之本的特性。这些认识，均强调了一点，即“思”在七情中占有重要地位，是其他情志活动的基础，因而属土归于脾，亦说明脾土具有调节其他情志活动的作用。实则，我们认为七情中“思”具体所指应结合人外在情绪状态的表现来考虑，不是指思维活动，而应指人认真思考问题时的精神状态，这种精神状态是其他情志表现于外的基础，因为其他情志均是“思”后而发，只不过思的精神状态有时表现得较为明显，如悲、哀、忧、愁等，有时表现得不甚明显，常常一带而过容易被忽略，如喜、怒等。

悲

悲是精神烦恼悲哀失望时产生的痛苦情绪，其象如秋风扫落叶之凄凉、毫无生机、气机内敛，故属金而主于肺。故《素问·阴阳应象大论》云:“悲胜怒”，明确了“悲”属金归肺。

恐

恐是机体面临并企图摆脱某种危险而又无能为力时产生的精神极度紧张的情绪体验，由于其发自于内且常引起气机下陷而属水主于肾。故《素问·阴阳应象大论》称肾“在志为恐”。

惊

惊是在不自知的情况下突然遇到非常事件时，精神骤然紧张而骇惧的情绪表现，可以影响多个脏腑，故后世医家有认为属心包络者，也有认为当属胆者。我们认为因惊易导致气机紊乱使木之调畅异常，又具突然性而类风象，故应属木而主于肝。

早在《内经》之前，中国古贤就对情感有了较深刻的认识，不仅认为情感具有两极性特征，如《礼记·礼运》“欲恶者，心之大端也”，而且认为情属“弗学而能”，即人之本能，还认为情乃受外界刺激而后发。《内经》继承了古贤的认识，确定了情感的具体内容即七情，并提出情感的表现与产生是以五脏精气活动为基础的。正如《素问·阴阳应象大论》云:“人有五脏化五气，以生喜怒悲忧恐。”不仅如此，《内经》还根据七情各自的特性而进行了阴阳五行的划分，将之与五脏分别配属，而且提出所划分的七情之间具有五行相克关系，即“悲胜怒”“恐胜喜”“怒胜思”“喜胜忧”“思胜恐”；另外，又由于七情作用于人体可引起人气机的不同变化，如《素问·举痛论》所云“怒则气上，喜则气缓，悲则气消，恐则气下”“惊则气乱”“思则气结”，从而为临床治疗因情志异常导致的疾病提供了依据。这些认识至今仍然指导着中医理论与临床的发展。而运用情志治病的医案也不胜枚举，如《三国志·魏书·方技传》之华佗以怒愈病案，《医部全录·医术名流列传·文挚》之以怒愈病案，《儒门事亲·内伤形》之因忧结块的喜胜悲案、病怒不食的喜胜怒案、惊门的“惊者平之”案，《儒门事亲·九气感疾更相为治术》之恐惧胜喜案，《续名医类案·癫狂》之喜愈因忧致癫案，《续名医类案·哭笑》之悲胜喜案，等等，均属此类。

七情是对人外在情绪变化的总结，它概括了人的各种情志变化，也可以说是对人情感内容的划分，且由于其各自含义较为清晰并具有一些特性，因而将之分属阴阳五行五脏较能令人接受，以至于一直指导着中医理论的发展及中医临床的运用。但是，也应看到，虽然七情分属五行而配属五脏，但其间又相互影响，关系亦十分复杂，故其致病也常不按五行规律。《内经》多篇谈及各种情志可以伤心，如《灵枢·邪气脏腑病形》所云“愁忧恐惧则伤心”、《灵枢·口问》所云“悲哀愁忧则心动，心动则五脏六腑皆摇”、《灵枢·百病始生》所云“忧思伤心”等皆是；而《灵枢·本神》则又提出怵惕思虑伤心、愁忧伤脾、悲哀伤肝、喜乐伤肺、大怒伤肾，其病机的传变既未集中于心再分散到五脏，也未按五行配属的格局。这些一方面说明心主神明为君主之官的观念在中医学中占有重要地位，也反映到情志致病上；另一方面也说明情志伤人，错综复杂，有常有变，不可用五行一概而论，故临证治疗也不必拘泥。

二十四、脾胃转枢

神志，指人的精神意识、思维、情感、感知觉及意志行为活动。《内经》认为人的神志活动不仅由心主宰，而且归属于五脏，与中焦脾胃的升降气机关系密切。

中焦气机为五脏气机之枢纽

《素问·六节藏象论》云：“脾胃大肠小肠三焦膀胱者……此至阴之

类，通于土气。”“至”有往来之意，“至阴”有承阳启阴之用，说明中焦脾胃有上下升降、转输往复的作用。如《素问·刺禁论》云：“肝生于左，肺藏于右，心部于表，肾治于里，脾为之使，胃为之市。”“使”与“市”可引申为通畅之意，即肝心肺肾四脏之气的升降出入，要依靠中焦脾升胃降的作用。

中焦脾胃气机为五脏气机之枢纽，主要包括三方面。其一，从中焦脾胃位于中央而言。五脏位置，心肺在上，在上者宜降；肝肾居下，居下者宜升；脾胃位中，通连上下，故为升降之枢纽。五脏的升降无不依中焦脾胃升降气机配合来完成，故清代吴达《医学求是》云：脏腑之气机，五行之升降，“升则赖脾气之左旋，降则赖胃土之右转也。故中气旺则脾升胃降，四象得以轮旋。中气败则脾郁而胃逆，四象失其运行矣”。其二，从中焦脾胃属土，不独主于时着眼。《素问·太阴阳明论》云：“脾者，土也，治中央，常以四时长四脏，各十八日寄治，不得独主于时也。脾脏者常著胃土之精也，土者生万物而法天地，故上下至头足，不得主时也。”即人体五脏六腑均有脾土之气，故李杲《脾胃论》中就有“肺之脾胃虚”的论述。明代周慎斋的《慎斋遗书》进一步发挥了这一观点，他认为，人体胚胎发生到形成五脏之时，五脏中任何一脏都具有了类似脾胃的形质和功能，明确提出了“心之脾胃”“肝之脾胃”“肺之脾胃”“肾之脾胃”“脾胃之脾胃”，即五脏之中，每一脏皆有脾胃的论点。实际上这是把脾胃分成五脏之中的“宏观”脾胃和一脏之中的“微观”脾胃。这一观点反映到脏腑气机上，即脾胃气机为五脏气机枢纽有两个含义：一是在五脏这一整体中，宏观中焦脾胃是其气机之枢；二是在每一脏气机运动中，也有中焦脾胃气机，即每一脏的升降之力依靠的是中焦脾胃升降。第三方面，中焦脾胃升降，主持诸脏出入。五脏虽主藏精气，但亦有出入问题。首先，五脏精气皆靠后天水谷精微来滋养、填充，这是五脏的入，当由中焦脾胃升降气机所主。而五脏的出，主要表现有二，一是向全身输布精微物质，如肺主宣降，布散精微透达上下等；二是浊气通过传化之腑或自身排泄，如《素问·五脏别论》所云“此受五脏浊气，名曰传化之腑”。五脏向全身输布精微和自身排泄浊气靠的是脏腑本身的升降功能，但亦需中焦脾胃升降气机为之主持。

可见，五脏之气的升降出入由中焦脾胃气机所主，即中焦脾胃升降气机为全身气机之枢纽。

神志活动由五脏气机所主宰

《内经》认为，人的精神、思维、情志活动的调节由以心为主的五脏所主，故又把五脏称之为“五神脏”。如《灵枢·本神》谓“肝藏血，血舍魂”“脾藏营，营舍意”“心藏脉，脉舍神”“肺藏气，气舍魄”“肾藏精，精舍志”。五脏藏神，不是说每脏都分别产生某种精神活动，也不是把某种精神活动单纯地归属于某个脏腑，而在于强调人体内部有承担精神活动的统一系统，神志是在全部生理活动的基础上产生的最为高级的功能，正如《灵枢·天年》所言“何者为神？岐伯曰：血气已和，荣卫已通，五脏已成，神气舍心，魂魄毕具，乃成为人”，即说明各脏腑间的整体协同作用是产生精神活动的先决条件。故《素问·灵兰秘典论》云：“凡此十二官者，不得相失也。”《灵枢·平人绝谷》也云：“五脏安定，血脉和利，精神乃居。”如果各脏腑之间不能协调和谐，则不可能有正常的精神活动。上海钱静庄分析了30例精神分裂症病人脉象的波幅变化，其中与四时的关系是：男病人每4个月形成1个周期，即1年内表现为三峰波；女病人每6个月形成1个周期，即1年内表现为双峰波。这与正常人每12个月形成1个周期的变化有极显著的差异。提示，精神分裂症的病因不是某个单一脏腑病变所为，其关键在于体内五脏关系不协调和谐、不能与自然界相适应。故可以认为，神志病变是以体内脏腑间协调关系被破坏为前提的。

人的生命现象是脏腑功能活动的综合，而脏腑的生理功能无非是摄入所需、排出所弃的升降清浊、出入交换的过程。气机升降出入是脏腑的特性，也是其内在联系的基本形式，故脏腑间协调和谐的关系依靠脏腑的气机来维系、来实现。气机升降出入异常则脏腑间协调关系就会被破坏，脏腑功能也会异常。故《素问·六微旨大论》云：“出入废则神机化灭，升降息则气立孤危。故非出入，则无以生长壮老已；非升降，则无以生长化收藏。是以升降出入，无器不有。”“故无不出入，无不升降。”神志活动既然是以脏腑间协调和谐为前提条件，故必定与脏腑气机关系最为密切，这一点可以《素问·举痛论》为证。《素问·举痛论》云:“百病生于气。”在列举的九气为病中,精神情志致病占六气,其机理均是影响了脏腑气机进而产生了病理变化。如该篇说:“怒则气逆,甚则呕血及飧泄,故气上矣。喜则气和志达,荣卫通利,则气缓矣。悲则心系急,肺布叶举,而上焦不通,荣卫不散,热气在中,故气消矣。恐则精却,却则上焦闭,闭则气还,还则下焦胀,故气不行矣”;“惊则心无所存,神无所归,虑无所定,故气乱矣”;“思则心有所存,神有所归,正气留而不行,故气结矣”。而《内经》提出的“以情胜情”的治疗方法也是通过改变气机的逆乱而达到治疗目的。

可见,神志活动以五脏间协调和谐的关系为基础,以脏腑气机正常为前提,其与气机关系密切。

中焦脾胃气机主持神志活动

神志活动是在人体全部生理活动基础上产生的最为高级的功能,以五脏间的整体协同作用为基础,即由五脏气机所主宰,而中焦脾胃气机是五脏气机之枢纽,故可以认为中焦脾胃升降气机是主持人体神志活动的关键。

这一点对临床尤有指导意义。首先,非精神因素所致的神志病变,其机理主要是由中焦气机紊乱影响五脏气机所致,或先有五脏气机逆乱进而影响中焦气机而使之病情恶化,终成难治之证。其次,精神因素所致神志病变,精神因素可直接使五脏气机逆乱进而影响中焦气机,其主要表现有二:其一,五脏气机障碍,各种代谢产物增加,加重中焦升降气机的负担;其二,由于中焦升降气机为其他脏腑气机之枢纽,若脏腑气机不畅,日久必会影响中枢。因此,我们认为在神志病变中,中焦气机紊乱是广泛存在的,它或是主要致病机理,或是恶化病情的主要因素,尤其是那些顽固难愈的神志疾病,中焦气机紊乱更是一个重要环节。

鉴于此,笔者认为,临床上难以治愈的神志病变,或单以精神症状为主,运用传统的中医辨证,常感到无证可辨者,可以运用调理中焦脾胃气机之法,以促五脏气机恢复,使五脏协调,愈其疾病;对于那些除精神症状外尚兼他症,可以辨证定位者,应在辨证论治的基础上,注意调理中焦脾胃气机,选用调理脾胃的药物。

二十五、梦之产生

《内经》对梦的原因进行了多方面的探讨，认为梦的发生与六淫邪气的侵入、七情的变化、脏腑功能的失调、人体阴阳之气的偏胜偏衰、人体本身的状态以及治疗方法的不当等多方面因素有关，这些对梦的认识在当时是很进步的。

六淫邪气的侵入

《灵枢·淫邪发梦》云："愿闻淫邪泮衍奈何？正邪从外袭内，而未有定舍，反淫于脏，不得安处，与营卫俱行，而与魂魄飞扬，使人卧不得安而喜梦。"明确指出了梦与正邪侵入有关。所谓正邪，在《内经》中多次见到。如《灵枢·邪气脏腑病形》《灵枢·官能》皆曰："正邪之中人也微，先见于色，不知于其身，若有若无，若亡若存，有形无形，莫知其情。"《素问·八正神明论》亦曰："正邪者，身形若用力汗出，腠理开，逢虚风，其中人也微，故莫知情，莫见其形。"明代张介宾注曰："正邪，即方之正风……虽为正风，亦能伤人，故曰正邪，亦曰虚风耳，其中人也微，不若虚邪贼风之甚，故莫知其情形，而人不觉也。"而且历代医家对"正邪"也众说纷纭，但可以肯定的是其中有一方面就是包括四时气候的变化。如清代张志聪认为："虚邪者，虚乡不正之淫邪，中人多死。正邪者，风雨寒暑，天之正气也……此章论正邪从外袭内，若有若无，而未有定舍，与营卫俱行于外内肌腠募原之间，反淫于脏，不得定处，而与魂魄飞扬，使人卧不得安而喜梦。"明代马莳认为："淫邪者，非另有其邪，即后篇燥、湿、寒、暑、风、雨之正邪，从外袭内，而未有定舍，及淫于脏腑，即前篇之大气入脏也，与营为阴气、卫为阳气者俱行，而与魂魄飞扬，使人卧不得安，而多发为梦。"后来清代章楠又补充说："正邪谓寻常风寒，而非虚邪贼风之猛厉者，故受之而不甚觉，其邪从外袭内，未有定舍定处，与营卫之气混淆，卫气昼行于阳，夜行于阴，邪气混乱，而与魂魄飞扬，使人卧不得安而发梦。"从以上医家对"正邪"的论述可看出，梦的发生与六淫邪气的侵入关系极为密切。由此可见，《内经》认为六淫邪气是人体发梦的一个重要因素。

七情变化的影响

由于《灵枢·淫邪发梦》提出“正邪”发梦，后世也有医家认为“正邪”不仅仅包括外邪，还有一定的情志因素在内。如明代张介宾说：“正邪者，非正风之谓，凡阴阳劳逸之感于外，声色嗜欲之动于内，但有干于身心者，皆谓之正邪，亦无非从外袭内者也。惟其变态恍惚，未有定舍，故内淫于脏，则于营卫魂魄，无所不乱，因令人随所感而为梦。”明代张介宾对“正邪”的认识更加全面，也发展了《内经》的成梦理论，有其可取之处。另外，从“魂魄飞扬”而发梦也可以推测出，梦的发生与人的精神意识活动有关。如清代张志聪曰：“夫心藏神，肾藏精，肝藏魂，肺藏魄，脾藏意，随神往来谓之魂，并精而出为之魄。志意者，所以御精神，收魂魄者也。与魂魄飞扬而喜梦者，与五脏之神气飞扬也。”借此，《内经》认为七情的变化也是可以影响到人发梦的。另外，《内经》同时也认识到七情可以表现在人的梦象里，由于脏腑也有情绪的不同，如《灵枢·淫邪发梦》所云“肝气盛，则梦怒”“肺气盛，则梦恐惧、哭泣”“心气盛，则梦善笑、恐畏”“脾气盛，则梦歌乐”等，由此可以看出不同的心理状态有着不同的脏腑生理病理基础，梦中的七情变化也是其中反映之一。

脏腑功能的失调

在《素问·方盛衰论》中提出了五脏气虚梦象各不相同。在《灵枢·淫邪发梦》中则指出五脏气盛的梦象以及梦象与脏腑之间的相关性。以五脏气盛的梦象为例，明代马莳认为：“肺之邪盛，则梦恐惧、哭泣而飞扬，以肺之声为哭也。心之邪盛，则梦善笑而恐畏，以心之声为笑，而其志主于忧也。脾之邪盛，则梦歌乐及体重不能举，以脾之声为歌，而其体主肉也。肾之邪盛，则梦腰脊两解，不相连属，以腰为肾之腑也。”可见梦象的产生和脏腑功能失调密切相关，而且脏腑功能失调也决定了梦象的表现形式，这对以后中医梦证的辨证奠定了理论基础。

人体阴阳之气的偏胜偏衰

《素问·方盛衰论》云：“是以少气之厥，令人妄梦，其极至迷。三阳绝，三阴微，是为少气。”厥者，阴阳之气不相顺接也。少气之厥，即因气虚而逆。厥气，即逆气。少气则神失其守，阳不守阴，发而为梦。而阴阳偏盛偏衰的梦象则是“阴气盛，则梦涉大水而恐惧；阳气盛，则梦大火而燔焫；阴阳俱盛，则梦相杀”。明代张介宾注曰：“以阴胜阳，故梦多阴象。以阳胜阴，故梦多阳象。俱盛则争，故梦相杀。”《内经》一向认为，阴阳重在调和，如《素问·生气通天论》云“阴平阳秘，精神乃治”。因此，不但少气之厥可以致梦；阴阳、上下的偏盛偏衰，失其平衡，均可致梦，而且梦的内容也由此反映出梦象的阴阳属性。这为以后我们对梦的阴阳属性的划分做了明确规定，指出根据梦象的内容我们可以划分出梦的阴阳属性。

人体本身的状态

《内经》还认为，梦还与人体有寄生虫以及饥饱状态有关。《素问·脉要精微论》云：“短虫多则梦聚众，长虫多则梦相击毁伤”“甚饱则梦予，甚饥则梦取”。这些见解与现代医学对梦的认识有一定的相似之处。在《素问·经脉别论》中曾提出“生病起于过用”，这是《内经》关于发病的一个重要观点，反映在梦象方面则有了“甚饱则予，甚饥则梦取”。所以，我们可以看到“生病起于过用”的普遍性，即使是在梦象形成过程中也有所体现。

治疗方法的不当

《内经》时代还是很重视针灸的，其也对针刺不得法误刺而致梦有记载。如《素问·诊要经终论》云：“秋刺夏分，病不已，令人益嗜卧，又且善梦。”指出因为心火主夏，误刺夏分而伤心，心主神，神伤而出现嗜卧善梦。推而广之，不仅仅是针刺，其他如药物等疗法如果运用不当，损伤心神，也可以使人善梦。可见治疗方法不当是使人发梦的一个诱因。

二十六、梦之解析

《内经》以阴阳学说、五行学说、藏象学说、营卫理论等为理论基础，对不同梦境的形成进行了分析。《内经》对梦机理的阐释，基于古代朴素唯物主义，不再拘于鬼神之说，从多层次，多角度去探讨梦的机理，这在当时是非常难能可贵的，这为后世医家对梦证的探讨奠定了良好的基础。

以阴阳学说解析

在阴阳家的影响下，《内经》极其重视阴阳学说。如《素问·阴阳应象大论》云："阴阳者，天地之道也，万物之纲纪，变化之父母，生杀之本始，神明之府也。"又云："天地者，万物之上下也；阴阳者，血气之男女也；左右者，阴阳之道路也；水火者，阴阳之征兆也；阴阳者，万物之能始也。"其对梦的研究也不例外。"阴气盛，则梦涉大水而恐惧；阳气盛，则梦大火而燔焫"正是由阴阳的属性特点决定的。唐代王冰认为："阴为水，故梦涉水而恐惧也；阳为火，故梦大火而燔昏灼也。"明代马莳亦认为："五脏为阴，而阴之邪气盛，故梦涉大水恐惧；六腑为阳，而阳之邪气盛，则梦大火燔灼。"《灵枢·淫邪发梦》云："阴气盛，则梦涉大水而恐惧；阳气盛，则梦大火而燔焫；阴阳俱盛则梦相杀。"《素问·脉要精微论》亦云："是知阴盛则梦涉大水恐惧，阳盛则梦大火燔灼，阴阳俱盛则梦相杀毁伤。"这都是依据阴阳学说，从阴阳存在于一切事物之中，为万物变化之根始，是一切事物发生发展的根源和阴阳的属性特点来分析梦形成的机理。

以五行学说解析

《内经》解梦的又一方法是依据五行学说从梦境表现的五行属性进行解梦。《内经》研究人体往往采取意象思维，用"取象比类"的方法去研究人的各种生理病理活动，在梦的研究上更是摆脱了迷信的远古灵魂梦说，较周代的占梦也更加科学、实用，显示出古代朴素的唯物主义。如《素问·方盛衰论》所云："是以肺气虚则使人梦见白物，见人斩血借借，得其时则梦见兵战。肾气虚则使人梦见舟船溺人，得其时则梦伏水中，若有畏恐。肝气虚则梦见菌香生草，得其时则梦伏树下不敢起。心气虚则梦救火阳物，得其时则梦燔灼。脾气虚则梦饮食不足，得其时则梦筑垣盖屋。"之所以会出现不同的梦象，这是因为《内经》认为，肺在五行属金而旺于秋，白物为金之色，故肺气虚梦见白物。斩血者，"金之用也"。肺金之用，故梦见杀人流血。唐代王冰云："金为兵革，故梦见兵战也。”若得秋令之时，金气旺助肺，使肺气稍增，故梦见打仗相战之事。肾在五行属水而旺于冬。唐代王冰云：“舟船溺人，皆水之用，肾象也，故梦形之。”故梦见舟船溺人及梦伏水中，若有畏恐之事。肝在五行属木而旺于春。清代张志聪曰：“梦伏树下，得春令之木气也，不敢起者，虽得时气之助，而亦不能胜。”故梦见菌香生草、伏树下不敢起之事。心在五行属火而旺于夏。清代张志聪曰：“救火，心气虚也；阳物，龙也，乃龙雷之火游行也，得其时气之助，则群相二火并炎，故梦燔灼。”故梦见救火、雷电之事。脾在五行属土，主纳水谷。唐代王冰云：“脾纳水谷，故梦饮食不足。得其时，谓辰戌丑未之月各王十八日，筑垣盖屋，皆土之用也。”故梦饮食，筑垣盖屋之事。从上可以看出《内经》依据五行学说，从各种梦境的五行属性来解析梦的形成机理。虽然人的梦象千变万化，但万事万物都有其五行归类，所以还是有其一定的意义。

以藏象学说解析

《内经》的藏象学说是研究脏腑、经脉、形体、官窍的形态结构、生理活动规律及其相互关系的理论。其中“象”指外在的生命现象，既包括有形可见躯体肢节官窍、脏腑血脉骨肉组织的形象及其动态变化，又包括各种无形的生理、精神现象。梦作为一种特殊的现象，《内经》自然也会从脏腑的功能特点来解梦，这也是《内经》解梦的一种常用方法。如《灵枢・淫邪发梦》云：“肝气盛，则梦怒；肺气盛，则梦恐惧、哭泣、飞扬；心气盛，则梦善笑、恐畏；脾气盛，则梦歌乐、身体重不举；肾气盛，则梦腰脊两解不属。”这就是依据藏象学说解梦。《内经》认为，肝藏血，血舍魂，在志为怒，性喜条达，主疏泄。如《灵枢・本神》云：“肝藏血，血舍魂。肝气虚则恐，实则怒。”肝气盛，失其条达之性，则梦烦躁易怒。肺主气，司呼吸，藏魄，其在声为哭，在志为恐。如《灵枢・本神》云：“肺藏气，气舍魄。”故肺气盛则魄无所依，而梦哭泣、惊恐、腾空飞翔。心藏神，在志为忧，在声为笑。如《灵枢・本神》云：“心藏脉，脉舍神，心气虚则悲，实则笑不休。”心气盛，故梦欢笑不休。脾藏意，主运化水谷，在声为歌。如《灵枢・本神》云：“脾藏营，营舍意，脾气虚则四肢不用，五脏不安，实则腹胀，经溲不利。”脾气运化功能失常，则水湿停滞于肌腠而梦身体沉重、不能抬举。肾主藏精，腰为肾之府。如《灵枢·本神》云:"肾藏精,精舍志。"故肾气盛则梦腰脊两解不属。除此之外,《内经》对于厥气客于五脏六腑、肢体等表现出来的不同梦境,也是从其功能特点进行了分析。由此可见,藏象学说也是《内经》解释成梦机理的一种重要理论。

运用营卫理论解析

《内经》认为睡眠与人体营卫气的运行是密切相关的。如《灵枢·大惑论》云:"卫气者,昼日常行于阳,夜行于阴,故阳气尽则卧,阴气尽则寤。"《灵枢·口问》云:"黄帝曰:人之欠者,何气使然?岐伯答曰:卫气昼日行于阳,夜半则行于阴。阴者主夜,夜者卧。阳者主上,阴者主下。故阴气积于下,阳气未尽,阳引而上,阴引而下,阴阳相引,故数欠。阳气尽,阴气盛,则目瞑;阴气尽而阳气盛,则寤矣。泻足少阴,补足太阳。"《灵枢·邪客》亦云:"卫气者,出其悍气之慓疾,而先行于四末分肉皮肤之间而不休者也。昼日行于阳,夜行于阴,常从足少阴之分间,行于五脏六腑。今厥气客于五脏六腑,则卫气独卫其外,行于阳,不得入于阴。行于阳则阳气盛,阳气盛则阳跷陷,不得入于阴,阴虚,故目不瞑。"而且《内经》历代注家也都赞可睡眠与营卫气关系密切。如清代张志聪曰:"卫气者,慓悍滑疾,独行于脉外,昼行于阳,夜行于阴,以司昼夜之开阖。行于阳,则目张而起;行于阴,则目瞑而卧。如厥逆之气,客于五脏六腑,则卫气独卫于外,行于阳不得入于阴,故目不瞑。"由于梦产生的前提条件就是睡眠,如果没有睡眠,梦也无从谈起,因此,《内经》也很自然地注意到了梦和营卫的关系。在《灵枢·淫邪发梦》里已经明确提到了梦的发生和营卫有关系,如其云:"正邪从外袭内,而未有定舍,反淫于脏,不得定处,与营卫俱行,而与魂魄飞扬,使人卧不得安而喜梦。"指出邪气侵犯到人体与营卫俱行而发梦。在"与营卫俱行"一文上历代医家大都随文演绎。如清代张志聪曰:"此章论正邪从外袭内,若有若无,而未有定舍,与营卫俱行于外内肌腠募原之间,反淫于脏,不得定处,而与魂魄飞扬,使人卧不得安而喜梦。"并未明确指出营卫气在梦的发生机制中到底处于一个什么样的地位。只有清代章楠较为深入地探讨了这个问题,如其云:"正邪谓寻常风寒,而非虚邪贼风之猛厉者,故受之而不甚觉,其邪从外袭内,未有定舍定处，与营卫之气混淆，卫气昼行于阳，夜行于阴，邪气混乱，而与魂魄飞扬，使人卧不得安而发梦。”指出邪气较为轻浅时影响营卫气的运行而致使魂魄扰动而发梦。《灵枢・邪客》云：“今厥气客于五脏六腑，则卫气独卫其外，行于阳，不得入于阴。行于阳则阳气盛，阳气盛则阳跷陷，不得入于阴，阴虚，故目不瞑。”从这与清代章楠之说比较来看，我们可以看到当邪气较深重时，其气厥逆，阻断了营卫气的正常运行，而造成不寐；当邪气较轻浅时，其气漫延，扰乱了营卫气的正常运行，而造成了梦的发生。由此可见营卫气可谓是睡眠与梦的内在机理，地位尤其重要。历代医家大多去注重营卫气在睡眠与不寐发生中的作用，却忽略了其在梦里的特殊地位。值得一提的是，明代马莳认识到了营卫气在梦的发生中有一定的作用，如其在注解“阴盛则梦涉大水恐惧，阳盛则梦大火燔灼，阴阳俱盛则梦相杀”时，独树一帜地的提出阴阳指的是营卫气。如其云：“试以有余者观之，阴气者，营气也。营气盛，则梦涉大水，而有恐惧之状，盖大水属阴故也。阳气者，卫气也。卫气盛，则梦见大火，而有燔焫之势，盖大火属阳故也。若阴阳俱盛，则营卫二气皆盛也，内外有余，阴阳相争，其梦主于相杀。”这为我们研究营卫气与梦提了宝贵的资料。同样《内经》在梦的治疗上也借鉴了其治疗不寐的经验。如在《灵枢・口问》里提出了“泻足少阴，补足太阳”的方法来调节营卫气以达到治疗不寐的目的。《内经》也同样将这种补虚泻实的思路运用到疗梦当中，其在《灵枢・淫邪发梦》中提出“凡此十二盛者，至而泻之立已”“凡此十五不足者，至而补之立已也”，都体现了“实则泻之，虚则补之”的原则。由此可见，营卫理论不仅在梦形成的机制上有重要意义，还在疗梦上为我们提供了宝贵思路。总而言之，营卫理论是《内经》梦学中一个重要的理论，无论在解梦上还是在治梦上，都值得我们深刻探讨。

第四讲
《黄帝内经》论百病始生

《内经》对于疾病产生的原因、病机、发病的基本观点进行了多方面、系统的阐述。其中外感六淫时邪、情志失调、饮食失节、起居劳逸失度、跌仆损伤等是引起疾病的常见病因，阴阳盛衰、正虚邪实、气机升降出入失调等是导致疾病发生发展变化的重要机制，还提出了"生病起于过用""百病生于气"等发病观点，相关理论对于指导中医临床实践活动具有重要现实意义。另外，《内经》有关病证的内容极为丰富，所载病证多达350余种，涵盖了临床各科，对于许多疾病还辟专篇进行了系统深入的阐述，反映了秦汉时期对疾病认识的水平，是现代中医对于疾病辨证论治体系的雏形，对临床诊治具有借鉴和启发作用。本节仅选取论述较为全面、系统的几种病证进行整理论述，供临证实践参考。

《内经》对于人体疾病的论述涉及了病因、病机、发病、症状表现、病证分类、传变、治疗、预防等各个方面，是在长期生活、医疗实践中通过缜密细致的观察，不断总结提升而得。其在"奇恒常变""天人一体"等思想观念指导下，重视内外环境各种因素对人体发病的影响，重视阴阳、正邪、气机等因素在疾病过程中的作用，全面、系统地论述了多种疾病的诊治过程，对后世医家临证具有重要借鉴作用。

一、正邪交争

发病是指疾病的发生过程，即机体处于病邪的损害和正气抗损害之间的矛盾斗争过程，标志着人体已由健康状态转化为病理状态。《内经》的发病观主要有邪气发病说、正气为本说、两虚相得说和因加而发说等，以下分别论述之。

邪气发病说

《内经》认为，邪气侵入人体是疾病发生的重要条件。风、寒、暑、湿、燥、火是自然界四时的气候变化，但其异常变化，如气候的太过或不及，超过人体的适应能力，则成为致病因素。《素问·金匮真言论》云："八风发邪，以为经风，触五脏，邪气发病。"指出凡病多为邪气所致，邪气触冒五脏，侵袭人体是发病的基本条件。《灵枢·百病始生》亦云："夫百病之始生也，皆生于风雨寒暑，清湿喜怒。"说明邪气侵入人体是发病的前提，还指出邪气有外感与内伤之不同，如风雨寒暑和清湿，皆属于外来的致病邪气，而以喜怒代指七情内伤致病因素，也说明了致病邪气的多样性。

邪气的种类、性质和微甚在一定程度上决定着发病的表现、特点（病性、病位）和轻重缓急。《灵枢·岁露论》云："寒则皮肤急而腠理闭，暑则皮肤缓而腠理开。"《素问·刺志论》云："气盛身寒，得之伤寒；气虚身热，得之伤暑。"说明邪气不同，致病的临床表现各异。《素问·阴阳应象大论》云："故天之邪气，感则害人五脏；水谷之寒热，感则害于六腑；地之湿气，感则害皮肉筋脉。"《素问·太阴阳明论》云："伤于风者，上先受之；伤于湿者，下先受之。"提示邪气种类不同，致病的部位也不同。《灵枢·刺节真邪》云："有一脉生数十病者，或痛或痈，或热或寒，或痒或痹或不仁，变化无穷……此皆邪气之所生也。"表明邪气的微甚、浅深导致病证种类有别、病情轻重不等。

此外，疫疠之邪致病与一般邪气有明显不同，以具有传染性为特点，人群之间易于相互传染，且发病者症状往往具有相似性。如《素问遗篇·刺法论》所云："五疫之至，皆相染易，无问大小，病状相似。"

正气为本说

虽然发病离不开邪气侵害，但《内经》认为在绝大多数情况下，正气的强弱才是发病的决定性因素，起着主导作用。正气强则胜邪，邪气被抑制，或者被祛除，则不发病；反之，正气虚弱不胜邪气，则邪气得以侵入人体，引发疾病。《素问遗篇·刺法论》云："正气存内，邪不可干。"指出人体正气旺盛，抗御邪气的能力强，则邪气难以侵入人体。

可见，人体是否发病，主要取决于正气的盛衰，而邪的微甚则起着相对次要的作用。

《内经》正气为本的发病观具体表现为：首先，正气不足或失调是邪气侵入或内生的前提。如《素问·评热病论》云："邪之所凑，其气必虚。"其次，正气不虚，便能对邪气抑制、驱逐乃至消灭，从而使邪气不能发病。如《素问·金匮真言论》所云："藏于精者，春不病温。"再次，即是邪正相搏导致发病，正气较强则发病必缓而轻，正气较弱则发病必急而重。如《灵枢·病传》云："正气横倾，淫邪泮衍，血脉传溜，大气入脏，腹痛下淫，可以致死，不可以致生。"表明正气衰弱，必然导致邪气猖獗，深入内脏，发病严重而预后不良。

两虚相得说

《内经》认为，人体发病并非邪气一方的作用，而是正气不足与邪气侵袭共同作用的结果。正如《灵枢·百病始生》所云："此必因虚邪之风，与其身形，两虚相得，乃克其形，两实相逢，众人肉坚。""两虚"指自然界异常的气候（"虚风"）和人体正虚；"两实"指自然界正常的气候（"实风"）和人体正气充实。也就是说，并非正邪相争的任何状况都会发病。如果邪气弱而正气强，就更不会发病。如《灵枢·刺节真邪》所云："正风者，其中人也浅，合而自去，其气来柔弱，不能胜真气，故自去。"如果邪气虽强而正气不弱，正能胜邪，不会发病，即《灵枢·百病始生》所云"卒然逢疾风暴雨而不病者，盖无虚，故邪不能独伤人"。如果邪气相对较强而正气相对较弱，邪正力量对比达到或超过了足以引起发病的程度，就会"两虚相得，乃客其形"而发病。

这里有个"虚风"和"实风"的概念需要弄清楚。《灵枢·九宫八风》云："风从其所居之乡来为实风，主生，长养万物。从其冲后来为虚风，伤人者也，主杀主害者。谨候虚风而避之，故圣人日避虚邪之道，如避矢石然，邪弗能害，此之谓也。"明代张介宾注曰："冲者，对冲也；后者，言其来之远，远则气盛也。"可见，"实风"属于当至而至的自然界正常气候，而"虚风"则属非时之令的反季节气候，极易成为伤人致病的邪气。

因加而发说

《内经》中所论述的"因加而发"是指人体感受邪气之后，由于病邪未亢盛到可以发病，而正气亦未强大到能祛除病邪的程度，二者处于某种水平上的暂时平衡状态，而邪气存留于体内，一旦某种条件或诱因使病邪增强或使正气减弱，上述平衡打破则发病。正如《灵枢·贼风》所云："此皆尝有所伤于湿气，藏于血脉之中，分肉之间，久留而不去；若有所堕坠，恶血在内而不去。卒然喜怒不节，饮食不适，寒温不时，腠理闭而不通。其开而遇风寒……虽不遇贼风邪气，必有因加而发焉。"指出所谓"因加而发"，就是故邪（湿或瘀血之类）内伏加上新邪（情志、饮食、寒温失宜等）而发病，通常包括两种情况：一是新邪作为直接诱因，启动、激发、助长了伏邪而发病；二是新邪作为间接诱因，损伤了人体的正气，改变了正邪力量的对比，为伏邪的发病创造了有利条件。这里的新邪，实指那些轻微的情绪变化、饮食失调、气候的寒温变化等，这些因素可以引起人体气血运行的波动，但在人体体内没有故邪的情况下，尚不足以单独致病，从而也解释了某些病症的发生与所受邪气不符的原因。后世温病学在此基础上形成了"伏气温病"理论，可谓是对"因加而发"的进一步发展。

此外，"因加而发"告诉我们所谓的健康和疾病痊愈者并不等于没有伏邪，疾病的发生有一个从量变到质变的过程，提醒我们要注意养生防病，应通过顺应自然、调节情志、谨和五味、运动锻炼等各种方法使体内的正气充足、伏邪减弱或消除。

总之，《内经》对发病的认识，提示我们在临证时，必须对患者的病史进行详尽的探询，对病人的病情进行仔细的鉴别，明确诊断，达到治病求本，治愈疾病的目的。

二、五胜为病

"风胜则动，热胜则肿，燥胜则干，寒胜则浮，湿胜则濡泻"，是《素问·阴阳应象大论》所论五胜为病，也可以看作是对六淫致病的临床表现特征的描述。一般来说，自然界有四时五行的变化，产生寒热燥湿风的不同气候，寒热燥湿风的太过伤人便是六淫邪气。风气太过，可导致多种以动摇为特征的病证，如肢体动摇震颤或头目眩晕；燥邪太过，则津液干涸，导致孔窍皮毛干燥，尿少便干；火热太过，可引起营气壅滞肉理，聚为痈疡红肿；寒邪太过，损伤阳气，阳气不行，聚水成为浮肿；湿邪太过，脾被湿困，失于健运，升降失常，水谷不分而致泄泻稀溏，故濡泻又称湿泻。

含义发挥

首先，"风胜则动，热胜则肿，燥胜则干，寒胜则浮，湿胜则濡泻"提出了不同的病因可导致不同的病证。风热燥寒湿本是自然界气候变化要素，其太过各有征象，而其致病则显示相应病象。这里的动、肿、干、浮、濡泻就是其相应的病象。

其次，根据病象，探求病因病理，即提出了病因辨证的观点，这对临床分析病机以及确立治法都具有重要意义。这里的病因辨证的要点，强调的病因不仅仅是外界的寒热燥湿风的不同气候即六淫，而且还指人体内部产生的类似寒热燥湿风的病因病理，故又称"内生六气"，后世称之为"六气为病"的病机学说。如将动摇振颤等症状视为内风之象，将津液干涸的表现归为内燥所生等，均是对原文的运用。当然，临床上对病象的判断也是有一定规律的，以"风胜则动"为例，其"动"象的判断，主要遵循两点：一是"不动而动"，即人体正常无动象的部位出现了异常动象，如筋肉跳动、面肌抽动等；二是"动而太过"，即人体正常活动的部位，出现了异常太过的动象，如头部摇动、四肢抽搐痉挛、四肢震颤、哮喘等。上述异常动象即可从风考虑。又如燥的判断，以孔窍皮毛干燥、皮肤皲裂、口干舌燥、尿少便干为主，但热象不明显，即无尿黄、痰黄、舌红苔黄等症，否则就应从热伤津液来考虑，而并非属燥。

最后，根据病因，审因论治，正所谓"治病求本"。这里应注意的是，当分清病因属外还是属内，因属六淫的治疗方法与"内生六气"的治法是不同的。如属外风所致的咽痒、阵发性咳嗽，当以发散外风为主；而属内风所致的哮喘咳嗽，则当以平肝息风为要。在此基础上再宣降肺气，止咳平喘。而燥属秋季主气，五行为金，气主收降，燥的病象是由气机收降失常，津液不布所致，故应用辛苦温之品以发散。《素问·至真要大论》云："燥淫于内，治以苦温，佐以甘辛，以苦下之。"《素问·脏气法时论》"急食辛以润之，开腠理，致津液，通气也"则是很好的治疗指南，临床用杏苏散（苏叶、半夏、茯苓、前胡、桔梗、枳壳、杏仁、生姜、橘皮等）、桑杏汤（桑叶、杏仁、豆豉、浙贝、沙参、栀子皮、梨皮）治燥也正是其运用。至于内燥的治疗，则应根据症状，辨别脏腑，进行治疗。

临床运用

六淫致病，风寒热湿燥火之中湿邪相对更为复杂多变，如后世对"湿胜则濡泻"理论进行了较为深入的发挥。如清代沈金鳌《杂病源流犀浊·泻泄源流》云："湿胜则飧泄，乃独由于湿耳？不知风寒热虚，虽皆能为病，苟脾强无湿，四者均不得而干之，何自成泄？是泄虽有风寒热虚之不同，而未有不源于湿者也。"强调治泄当首先调脾祛湿。并且，由于祛除湿邪有多种不同的途径，而导致临床治疗湿邪的方法和组方各有不同。如健脾以运湿、苦温以燥湿、苦寒以清泄湿热、助阳以温化寒湿、淡渗以利湿、芳香以化湿等。兹将常用之法总结如下：

健脾运湿以治泻

明代李中梓《医宗必读·泻泄》云："脾土强者，自能胜湿，无湿则不泄。"由于脾能运化水湿，因此诸补脾健脾的方药，多数均有治疗泄泻的功能，如《太平惠民和剂局方》记载的参苓白术散（白扁豆、人参、白术、茯苓、甘草、山药、莲子肉、桔梗、薏苡仁、砂仁），四君子汤（人参、甘草、茯苓、白术），宋代钱乙《小儿药证直诀》中的异功散（四君子加陈皮），金代李东垣《脾胃论》中的补中益气汤（黄芪、甘草、人参、当归、橘皮、升麻、白术）等，均有治疗脾气虚泄泻的作用。

苦温燥湿以治泻

《素问·至真要大论》云："湿淫于内，治以苦热，佐以酸淡，以苦燥之。"《素问·脏气法时论》云："脾苦湿，急食苦以燥之。"《太平惠民和剂局方》中的平胃散，用于治疗脾胃不和所致的厌食、呕吐、泄泻，方中的苍术、厚朴均为苦温之剂；藿香正气散用于外感风寒，内伤湿滞的泄泻，使用苦温的陈皮、半夏、厚朴；《医方考》中的六和汤治疗湿伤脾胃的霍乱吐泻，使用砂仁、半夏、厚朴等。

苦寒以清泄湿热

苦寒药则用于治疗湿热性泄泻，如《伤寒论》中葛根芩连汤治疗热性泄泻，用黄芩、黄连；《霍乱论》中连朴饮治疗湿热内蕴的霍乱吐利，用黄连作主药，等等。

温阳化湿以治泻

湿为阴邪，得阳则化，因此，通过温阳助阳之药温化寒湿，可以起到利止泻停的作用。如《内科摘要》中治疗五更泻的四神丸，药物组成为补骨脂、肉豆蔻、吴茱萸、五味子、生姜、红枣，方中补骨脂、吴茱萸均系大温之品，具有温补阳气的作用。《伤寒论》中的四逆汤（附子、干姜、甘草）、白通汤（葱白、干姜、附子）、吴茱萸汤（吴茱萸、人参、生姜、大枣）、真武汤（附子、生姜、茯苓、芍药、白术）等均可治疗少阴病下利清谷，可看做是温阳化湿治疗泄泻的具体应用。

淡渗利湿以治泻

明代张介宾《景岳全书・泻泄》言："凡泄泻之病，多由水谷不分，故以利水为上策……水谷分，则泻自止，故曰治泻不利小水，非其治也。"后世有"利小便而实大便"之说。以此方法治疗泻下的典型方药为东汉张仲景《伤寒论》中的五苓散，认为此方不仅可治疗膀胱蓄水证，尚可治疗霍乱、吐泻交作之证。元代朱丹溪以五苓散和平胃散组成胃苓汤，治疗中暑伤食的腹痛泄泻。《伤寒标本心法类萃》中用滑石、甘草组成的六一散治疗感受暑湿的吐利泄泻，其原理亦在于此。

综上所述，虽然各家论述不同、方药各异，但是无不源于《内经》中"湿胜则濡泄"的理论。由此及彼，我们应该看到"风胜则动，热胜则肿，燥胜则干，寒胜则浮，湿胜则濡泻"对中医理论产生的巨大影响，为中医病因病机理论、辨证论治思维的建立奠定了基础。当然，《内经》中关于六淫致病的论述还有很多，应该认真研读、仔细揣摩。

三、九气为病

《素问・举痛论》云："余知百病生于气也，怒则气上，喜则气缓，悲则气消，恐则气下，寒则气收，炅则气泄，惊则气乱，劳则气耗，思则气结。”以上九种气机失调的形式被统称为九气为病，旨在说明许多疾病的发生都是由于脏腑经脉气机失调所致，正如明代张介宾《类经·疾病类》所云“气之在人，和则为正气，不和则为邪气。凡表里虚实，逆顺缓急，无不因气而生，故百病皆生于气”。

气是构成和维持人体生命活动的最基本物质，其功能主要表现在推动、温煦、防御、固摄和气化等方面，而气的运动又是脏腑经络组织功能活动的体现。气布散全身，无处不在，无时不有，运动不息，不断推动和激发脏腑经络组织器官的生理活动。外感六淫、内伤情志、过度劳伤等因素均可导致气机失常，引起脏腑经脉功能的紊乱，从而发生诸多病证，因而气的运动失常是很多病证发生的内在机理。《内经》将气的运动失常主要归纳为以下两种形式：一是气虚，二是气机失调。具体分析如下：

气　虚

气虚的形成原因主要有两方面：一是气的化源不足，如禀赋不足，先天精气匮乏；脾胃虚弱，纳运失常，水谷精气亏虚；肺之功能减弱，吸入清气减少，致使气的生化乏源。二是气的消耗太过，如后天调养失宜，邪气伤正，久病重病消耗等。此外，劳耗太过，致喘息汗出而消耗精气，如“劳则气耗”。

气机失调

气机失调是指气的升降出入运动失常。在疾病过程中，由于致病因素的影响，或脏腑功能发生障碍，导致气运行不畅或升降出入运动失去协调。气机失调在《内经》中的表现主要有气机郁滞、气机逆乱、气机下陷和气机闭阻等方面。

气机郁滞

气机郁滞指气的运行不畅，或停滞瘀阻的病理状态。气机郁滞多因情志不遂而脏气不舒所致，以全身气机不畅或局部气机郁阻为特征。因气机郁滞所在部位不同，其证候表现各具特点，但临床总以胀闷疼痛为主。

气机逆乱

“逆”之含义有二：一是方向相反，现在中医界认为以不降反升或上升太过称上逆。二是抵触不顺妄行称逆乱。《内经》所论气机逆乱，既有全身阴阳、清浊、营卫之气运行逆乱，也包括脏腑经络之气妄行反作，如《素问・举痛论》所言“怒则气上”当属脏腑气机上逆之类。气机上逆，指气的上升运动太过或下降运动不及的病理状态，如肺、胃之气宜降却易升而上逆，肝气宜升却易升发太过而冲逆。另外，若因致病因素干扰人体，影响人体之“神”，则会出现脏腑气机逆乱，气血运行失常，即“惊则气乱”，使心失所养，神无所依，从而产生“气乱”的病证。

气机下陷

气机下陷指气下降运动太过或上升运动不及的病理状态，多由气虚病变发展而来。气陷以脾、肾两脏为常见，如“恐则气下”，肾虚不足，封藏失职，而出现二便失禁、遗精滑泄等病证。《素问・阴阳应象大论》所云“清气在下，则生飧泄”则是脾气下陷所产生的病证。

气机闭阻

气机闭阻指全身气机闭郁或重要脏腑气机闭塞不行的病理状态。轻者昏厥呈一过性，重者多以突然意识丧失、呼吸窒息、二便不通或四肢厥逆为特征。《内经》所论的暴厥、薄厥、尸厥、大厥即是以阴阳气血逆乱闭阻不行为其病机，其证尤甚于“思则气结”，与气机逆乱有密切联系。

气机失调与情志疾病

此外，需要特殊说明的是，《素问・举痛论》所论述的“九气为病”中，由情志因素引起的有六种，由此可见情志致病的广泛性。《素问・阴阳应象大论》云：“人有五脏化五气，以生喜怒悲忧恐。”可见，情志活动是五脏气机活动的外在表现。一般情况下，情志活动是人体正常生理表现，不会致病，只有突然、强烈或持续的情志刺激，超过人体自身的调控能力，才会使人体气机运行紊乱，导致脏腑经络、气血、阴阳失调而发病，且直接伤害内脏，即所谓七情内伤，同时不良情志活动可造成卫外御邪和抗病康复能力的降低，不仅可引起疾病发生，也可使病情恶化加剧，在许多疾病过程中，常有因患者情志异常波动而使病情加重。可见，情志因素是导致人体疾病的重要因素，且其致病机理的关键在于扰乱人体的气机。既然如此，那么我们也可以采用调理气机的方法来治疗情志疾病。

《素问·阴阳应象大论》提出“怒胜思”“喜胜忧”“思胜恐”“悲胜怒”“恐胜喜”，即中医所说的“以情胜情”疗法。而“以情胜情”疗法之所以奏效的根本原因，除了情志归属五行、五行之间存在相克的机制、根据情志五行相克而治的原因外，其最根本原因，是利用情志对人体气机的影响，进而通过气机的改变而治疗情志疾病。以情志相胜取效，在古代医案中有不少记载，是治疗情志病变的一种不可忽视的心理疗法。

四、过则为灾

自《左传》中医和提出“过则为灾”的发病观点后，也影响到了《内经》对于发病的认知。《素问·经脉别论》云：“春秋冬夏，四时阴阳，生病起于过用，此为常也。”认为自然界春夏秋冬顺序递迁是四时阴阳有规律消长的结果，与此相类比，人体的正常生活行为，无论饮食起居，还是劳作、情志等，都应有所节制而不可太过。太过而超出人体生理调节限度，损伤阴阳气血、脏腑功能则能致病。正如明代张介宾所曰：“五脏受气，强弱各有常度，若勉强过用，必损其真，则病之所由起也。”这种病因观是与我国古代“过犹不及”“过则为灾”的哲理一脉相承的，它从人的生活行为方式失和与过度来探讨病因，体现了《内经》病因理论的学术特点，并对疾病防治有重要指导意义，对后世医家以及后世病因理论的发展产生了重大影响。另外，虽然“太过”与“不及”均可导致疾病，但《内经》更加强调“太过”，主要是因为“太过”致病急速、剧烈，危害更加明显。“太过”致病可从以下五个方面理解。

四时气候的过用

四季正常气候变化是人体赖以生存的重要条件。《素问·宝命全形论》云：“人以天地之气生，四时之法成。”人与自然界关系密切，自然界的变化会对人体产生相应的影响，这是中医理论“天人合一”整体观的重要思想之一。故《素问·生气通天论》云：“苍天之气，清净则志意治，顺之则阳气固，虽有贼邪，弗能害也。此因时之序。”若违背“因时之序”，气候反常，风寒暑湿燥火六气太过或不及时，均可造成人体对“时气”的过用。如《素问·六节藏象论》云：“未至而至，此谓太过……命曰气淫。”

精神情志过用

精神情志是生命活动的表现之一。《素问·阴阳应象大论》云：“人有五脏化五气，以生喜怒悲忧恐。”适度有益于健康，若精神反常，情志太过，则为“过用”，过则为病。如《灵枢·百病始生》云：“喜怒不节则伤脏。”不节制喜怒，病从内生。《素问·阴阳应象大论》亦云：“暴怒伤阴，暴喜伤阳。”又如《素问·举痛论》云：“怒则气上，喜则气缓，悲则气消，恐则气下……惊则气乱，劳则气耗，思则气结。”

饮食五味过用

饮食五味是维持人体生命活动的后天之本。《素问·五脏别论》云：“胃者，水谷之海，六腑之大源也。五味入口，藏于胃以养五脏气。”若暴饮暴食、饥饱失常或五味偏嗜，饮食不洁，均可造成“过用”，是为发病之因。故《素问·痹论》云：“饮食自倍，肠胃乃伤。”《素问·生气通天论》亦云：“是故味过于酸，肝气以津，脾气乃绝。味过于咸，大骨气劳，短肌，心气抑。味过于甘，心气喘满，色黑，肾气不衡。味过于苦，脾气不濡，胃气乃厚。味过于辛，筋脉沮弛，精神乃央。”《素问·热论》云：“病热少愈，食肉则复，多食则遗。”强调过食肥甘厚味或者五味偏嗜可使疾病迁延难愈或者复发。金代李东垣对此多有发挥，其云：“脾胃受劳役之疾，饮食又复失节，耽病日久，及事息心安，饱食太甚，病乃大作。”

劳逸过用

劳指劳力、劳心、房劳。劳逸太过即为过用。如《素问·举痛论》云：“劳则喘息汗出，外内皆越，故气耗矣。”“思则心有所存，神有所归，正气留而不行，故气结矣。”《素问·痿论》云：“思想无穷，所愿不得，意淫于外，入房太甚，宗筋弛纵，发为筋痿，乃为白淫。”又如《素问·腹中论》云：“若醉入房中，气竭肝伤，故月事衰少不来也。”《素问·宣明五气》云："五劳所伤：久视伤血，久卧伤气，久坐伤肉，久立伤骨，久行伤筋，是谓五劳所伤。"《灵枢·邪气脏腑病形》亦云："若入房过度，汗出浴水，则伤肾。"可见劳逸太过而致病者，可涉及劳力、劳心、房劳等方面。

药物过用

药物各具偏性，"过用"亦能致病。如《素问·腹中论》云："石药发癫，芳草发狂。"《素问·至真要大论》云："五味入胃，各归所喜，故酸先入肝，苦先入心，甘先入脾，辛先入肺，咸先入肾，久而增气，物化之常也。气增而久，夭之由也。"即明确说明五味各走其所喜，药性皆偏，攻补皆不宜太过，过量便可致病，甚至可使病情进一步恶化。所以《内经》提出了用药准则，即《素问·五常政大论》云："大毒治病，十去其六；常毒治病，十去其七；小毒治病，十去其八；无毒治病，十去其九。谷肉果菜，食养尽之，无使过之，伤其正也。"

从原文当中来看，"生病起于过用"本指过劳伤五脏致病而言，即《素问·经脉别论》所云"饮食饱甚，汗出于胃；惊而夺精，汗出于心；持重远行，汗出于肾；疾走恐惧，汗出于肝；摇体劳苦，汗出于脾"。但推广而言则具有病因学的普遍意义。"过用"即超越常度，无论内伤、外感，其发病之由，均因"起于过用"，如七情的过激过久、六气的太过、饮食的过饱与偏嗜、房事太过乃至纵欲等等。

此外，值得一提的是"生病起于过用"在临床治疗运用中尤其有实际价值，在治疗上，无论是用针、用药、推拿、按摩，均应适度而不可过之。现今临床中，有许多疾病的发生或加重是由于过度治疗所引起，我们应该给予足够的重视。《素问·至真要大论》云："无问其数，以平为期。"提出治疗应适事为度，补泻均不可过用，即"无盛盛，无虚虚"，强调使用各种方法治病，应中病即止。以药物运用为例，《内经》认为，疾病的本质是在各种致病因素的作用下，脏腑阴阳之气发生偏盛偏衰，药物则是禀受天地阴阳之气而生，而不同的药物，其接受天地阴阳之气的偏盛不同，故可针对人体脏腑之气的偏盛偏衰选取不同的药物以纠正之。由于药物均有偏性，故古人谓之"毒药"，用之过度往往致人脏腑之气发生偏颇，故用药应恰到好处，中病即止，否则就可能产生新的疾病。正如清代缪希雍所云："夫药石禀天地偏至之气者也。虽醇和浓懿，号称上药，然所禀既偏，所至必独，脱也用违其性之宜，则偏重之害，势所必至。"

五、审察病机

病机是疾病变化的机理，是疾病临床表现及其发展转归的内在依据。《素问·至真要大论》关于病机的论述有十九条，也就是我们后世所说的"病机十九条"。病机十九条的意义，在于它从五脏六气失常致病入手，示范临床审机求属的方法。病机十九条遵循同一格式"诸……皆属于……"表述，其中的"诸""皆"是表示不定多数，切忌认作"一切""全部""凡是"，并防止将条文绝对化，应从其病象入手，按五脏六气的特性进行病因病位及病性的归类分析，以推求病证的本质属性，从而为防治提供依据。现将"病机十九条"分五脏病机、上下病机、火热病机、风湿寒病机四部分阐述。

五脏病机

"诸风掉眩，皆属于肝"

"诸风掉眩，皆属于肝"，指出肢体动摇不定和头目眩晕的病证，大都属于肝的病变。掉，摇也，包括头部、四肢的抖动和肌肉瞤动等；眩，即眩晕，指视物昏花旋转，头重脚轻，如坐舟车之状，甚则张目即觉天旋地转，不能站立。掉、眩，均有一个共性，即"动"。《素问·阴阳应象大论》云："风胜则动。"故二者属风证范畴。而肝为风木之脏，主藏血，主人一身之筋膜，开窍于目，故若肝有病变，波及所合之筋、所主之目窍，就会见到掉、眩等风证之象。因其病位在肝，产生于内，故又可称之为"肝风""内风"。风证有虚实之不同，血虚生风者，宜四物汤加减；阴虚风动者，用六味地黄汤、一贯煎加味；肝阳上亢者，可用镇肝熄风汤、天麻钩藤汤治之；热极生风者，则以羚羊钩藤汤来清热息风。

"诸寒收引，皆属于肾"

"诸寒收引，皆属于肾"提示身体蜷缩、四肢拘急不舒、关节屈伸不利的寒性病证，大都属于肾的病变。肾为寒水之脏，主温煦蒸腾气化。若其功能虚衰，则失其温化之职，从而导致气血凝敛，筋脉失养，出现筋脉拘挛、关节屈伸不利等症状。寒有内外之分，内寒之证产生于阳虚，因肾为人身阳气之根，所以内寒的形成以肾阳不足为其关键；外寒伤人之证，是由卫气虚弱引起，卫气根源于肾中之阳，与肾亦密切相关。故临床治内寒当以温补肾阳为主，治外寒伤人久不愈者，亦当考虑散表寒与温肾阳并举。

“诸气𦘺郁，皆属于肺”

“诸气𦘺郁，皆属于肺”指出呼吸喘促、胸部胀闷之类的气病，大都属于肺的病变。𦘺，气逆喘急；郁，痞闷。肺主气，司呼吸，能宣发肃降，既能使气外达肌表皮毛，亦可使气内通五脏六腑，故气之为病，首先责之于肺。肺之宣降失常，气壅于胸或上逆，则见呼吸喘促、胸中窒闷、痞塞不通等症状。然壅郁于肺之邪气，有风、寒、湿、燥、痰、火的不同，亦有肺肾气虚、肺脾气虚、心肺气虚而肃降无力之因，故临证要详辨病邪、虚实，分而治之。

“诸湿肿满，皆属于脾”

“诸湿肿满，皆属于脾”指出浮肿和脘腹胀满之类的湿病，大都属于脾的病变。肿，即浮肿、水肿；满，即腹满之谓。脾为土之脏，主运化水湿，主四肢，应于大腹。若脾失健运，水津失布，内聚中焦或泛溢肌肤，就会见到脘腹胀满、四肢浮肿等症状。水肿因于脾者，主要见于：脾虚而外湿困脾，其病势缓，病程长，水肿先由四肢开始，多伴有头身困重、胸闷呕恶之症，可用胃苓汤、五皮饮加减治之；脾阳虚损而失温化，其肿以下肢为甚，反复不愈，常伴神疲、纳差、便溏等症，可用实脾饮加减。事实上，水肿还与肾、肺、肝、三焦有关，临床当加以辨别。腹满属脾者，则主要有：寒湿困脾之病，多见腹满按之不减，食欲不振，恶心呕吐，大便溏薄等，可用胃苓汤、厚朴温中汤加减治疗；脾胃虚寒而致满者，腹满喜热喜按，并伴有神疲乏力之症，宜用理中汤加减；湿热蕴结脾胃而致满者，常见脘痞呕恶，口渴不多饮，便溏不爽，苔黄腻，脉濡数等症，治用连朴饮加减；宿食停滞之腹满，常见嗳腐吞酸，口臭厌食，治宜保和丸之类；实热内结于胃肠之腹满，则多见腹满、燥、坚、实，当以承气类泻下。总之，腹满之为病，有属脾属胃属肠之不同，亦有寒热虚实之异，临床要结合证脉舌之不同，加以鉴别。

“诸痛痒疮，皆属于心”

“诸痛痒疮，皆属于心”指出疮疡及痛痒之类的火证，大都属于心的病变。对本条病机的认识，历代注家认识不一。金代刘完素认为此条分痛、痒、疮三症，如《素问玄机原病式》云：“人近火气者，微热则痒，热甚则痛，附近灼而为疮，皆火之用也。”而明代张介宾则认为此条以“疮”为核心，痒和痛皆是针对“疮”而言，如《类经 · 疫病》云：“热甚则疮痛，热微则疮痒。心属火，其化热，故疮疡皆属于心也。”也有人认为是错讹者，如清代高世栻《素问直解》云：“诸痛痒疮，皆属于火。火，旧本讹心，今改。”据《说文》云：“痒，疡也。”可见“痒疮”即“疡疮”。疮疡，包括痈、疽、疖、丹毒等，肿痛是其主要症状。心为阳脏，属火，主一身之血脉。若心火亢盛，火热郁炽于血脉，腐蚀局部肌肤，就会形成痈肿疮疡等症，正如《素问 · 生气通天论》所云“营气不从，逆于肉理，乃生痈肿”。临证中疮疡属热者居多，属寒者虽少，但亦有之，不可不辨。

上下病机

“诸痿喘呕，皆属于上”

这里的“上”可以理解为中上二焦，即痿证及喘、呕诸证，其病变部位大都在中上二焦。

痿，即痿证，指肢体筋脉弛缓、手足痿软无力的一种病证，以下肢不能随意运动者为多见。《内经》认为，痿证虽然表现于四肢，但其病机总由五脏气热而引起，其中肺为最关键的脏腑。肺位于上焦，为心之华盖，主宣发肃降，向全身敷布气血津液，故肺有疾患，尤当有热之时，消灼阴精，皮肉筋脉失养而生痿证。正如《素问 · 痿论》所云：“五脏因肺热叶焦，发为痿躄。”另外，《内经》认为脾胃虚衰、湿热外侵亦可致痿，故《素问 · 痿论》又有“治痿独取阳明”之论。喘，指呼吸困难、短促急迫之病，病机十九条有云“诸气膹郁，皆属于肺”，故“喘”属于上焦肺则不难理解。呕，指胃气上逆之呕吐，其病位主要在胃，但病机与肝、与胆、与脾亦密切相关。明代张介宾《景岳全书 · 杂证谟》云：“呕吐一症，最当详辨虚实。实者有邪，去其邪即愈；虚者无邪，则全由胃气之虚也。所谓邪者，或暴伤寒凉，或暴伤饮食，或因胃火上冲，或因肝气内逆，或以痰饮水气聚于胸中，或以表邪伤里，聚于少阳阳明之间，皆有呕证也。”可见，呕吐虽有虚实之分，病机亦有在肝在胆等之别，但其关键，皆在于胃气上逆之故也。上焦起于胃上口，胃主降浊，胃失和降，其气上逆则呕，故“呕”属于上。

“诸厥固泄，皆属于下”

昏厥或手足厥逆以及二便不通或二便泄利不禁之证，大都属于下焦肝肾之病变。

厥，逆也，是因阴阳失调，气机逆乱所致，以昏厥、气血上冲，或手足逆冷、或手足发热为主要表现，但其发病大多始发于下部。正如《素问·厥论》所云：“阳气衰于下，则为寒厥；阴气衰于下，则为热厥。”其病机之关键又以肾虚为根本，故《灵枢·本神》中说“肾气虚则厥”。可见“厥”属于下焦之肾。“固”和“泄”均是针对二阴功能失常而言。“固”为二便不通，“泄”为二便泄利失禁以及遗精、滑精、崩漏、滑胎等。此类病证多与下焦各脏腑功能失常有关。如肾阳不足之五更泄，肝脾不和之痛泻，大肠湿热之痢疾，肝不藏血之崩漏，肾气虚衰之便秘，肾气不固之二便失禁、遗精早泄、滑胎等。肾主二阴，肝主疏泄，所以肝肾失常，均可影响二阴功能而见“固”“泄”之证。

火热病机

属火之病机者五条：

“诸热瞀瘛，皆属于火”

高热、神昏、肢体抽搐之类的病证，大都属于火的病变。瞀，昏闷；瘛，瘛疭，抽搐，手足抽掣，时伸时缩。《素问·玉机真脏论》云：“病筋脉相引而急，病名曰瘛。”火为阳之极，火盛则身热。心藏神，主血脉，属火。火热扰心，蒙蔽心窍，则见神识昏蒙；火灼阴血，筋脉失养，则见肢体抽搐。

“诸禁鼓栗，如丧神守，皆属于火”

口噤不开、鼓颔战栗，不能自控者，大都为火邪所致。禁，同噤，指口噤不开；鼓，指鼓颔；栗，指战栗，寒战。禁、鼓、栗皆为恶寒之象。如丧神守，指寒战等一些躯体动作不能控制，就如神明不能主持，正如明代吴崑《素问吴注》所云“神能御形，谓之神守，禁鼓栗则神不能御形，如丧其神守矣”。火热郁闭，不得外达，阳盛格阴，则外现口噤、鼓颔、战栗等类似寒证的症状，且病人不能自控。其病机在于火郁闭于内。

“诸逆冲上，皆属于火”

呕、哕、咳喘等气逆上冲诸证，大都为火邪所致。逆冲上，指气机急促上逆的病证，如呕吐、噫气、呃逆、咳喘、吐血等。火性炎上，扰动气机，则可引起脏腑气机向上冲逆，故临床上见到气机急促上逆的病证，首先应从火的病机考虑。

“诸躁狂越，皆属于火”

神识狂乱、行为越礼、手足躁扰诸证，大都为火邪所致。躁，指躁扰不宁；狂，指语言及行为错乱；越，言行乖异，失其常度。心主神，属火。火性属阳，主动。火盛则扰乱心神，神志错乱，而见狂言骂詈、殴人毁物、行为失常；火盛于四肢，则烦躁不宁，甚则可见逾垣上屋。

“诸病胕肿，疼酸惊骇，皆属于火”

皮肤肿胀疡溃、疼痛酸楚以及惊骇不宁等证，大都为火邪所致。胕，通腐。胕肿，即皮肉肿胀溃烂，即腐肿。火热壅滞皮肉血脉，则会导致血瘀肉腐，正如《素问·生气通天论》所云“营气不从，逆于肉理，乃生痈肿”。而其主要表现则见患处红肿溃烂、疼痛或酸楚。火热内迫脏腑，扰及神明，就会出现惊骇不宁。

属热之病机者四条：

“诸胀腹大，皆属于热”

腹部胀大诸证，大都为热邪所致。这里的胀腹大，主要指腹部胀满膨隆，疼痛拒按，大便不下，属实属热。外感邪热入里，壅结胃肠，导致气机升降失常，热结腑实，故可见胀腹大等。

“诸病有声，鼓之如鼓，皆属于热”。

腹中肠鸣有声、腹胀如鼓诸证，大都为热邪所致。有声，指肠中鸣响；鼓之如鼓，指叩击腹部如打鼓一样，空空作响。无形之热壅滞胃肠，导致气机不利，传化迟滞，则见肠鸣有声、腹胀中空如鼓等症。

“诸转反戾，水液浑浊，皆属于热”

转筋拘挛、腰背屈曲反张以及小便浑浊诸证，大都为热邪所致。转，扭转；反，背反张；戾，身体曲而不直。转反戾，指由于筋脉扭转，使肢体呈扭曲、反张等各种状态，但不同于抽搐。水液，指尿液、涕、唾、涎、痰、白带等分泌物。热灼筋脉或热伤津血，导致筋脉失养，则见筋脉拘挛、扭转，身躯屈曲不直，甚至角弓反张等症。热盛煎熬津液，则涕、唾、痰、尿、带下等液体排泄物黄赤浑浊。

“诸呕吐酸，暴注下迫，皆属于热”

呕吐吞酸、急暴腹泻以及里急后重诸证，大都为热邪所致。暴注，指暴泻如注，势如喷射；下迫，指欲便而不能便，肛中窘迫疼痛，即里急后重。胆热犯胃，或食积化热，胃失和降而上逆，则见呕吐酸腐或吞酸。热走肠间，传化失常，则见腹泻。热性属阳，故其腹泻之特点多表现为暴泻如注，势如喷射。热邪杂合湿浊，热急湿缓，则见肛门灼热窘迫，里急后重，粪便秽臭。

以上简单谈了“火”与“热”的不同病机。在《内经》中，“火”与“热”在概念上异名同类，大同小异，其区别正如《黄帝内经研究大成·病因病机》所云：“火既可指病理的火邪，也可指生理的‘少火’，而热既可指热邪，又可指发热的症状；传统上，火为五行之一而有形，热为六气之一而无形；程度上，热为火之渐，火为热之极；病因上，内生者火邪、热邪皆可称，外感者多称热（或暑、暍、温）而少称火；病变范围上，火邪多局限而深入，热邪多弥散而表浅。”

风寒湿病机

“诸暴强直，皆属于风”

“诸暴强直，皆属于风”指突然发作的筋脉强直、角弓反张等诸证，大都为风邪所致。暴，猝然；强直，指四肢伸而不屈，身躯仰而不俯。风性为阳，主动，善行数变，正如《素问·风论》所云“风者，善行而数变”，故猝然而作之病，大多与风有关。风为木，内通于肝。风邪内袭，伤肝及筋，则见颈项、躯干、四肢关节等拘急、强直不柔，实乃足厥阴肝经之病。其风，亦非一般所见六淫之风，而指较其更加乖戾之毒风，故能直入肝经而发诸症，临床所见外伤之破伤风症则是其典型代表。

“诸病水液，澄彻清冷，皆属于寒”

“诸病水液，澄彻清冷，皆属于寒”指机体因病所致的液体排泄物澄澈稀薄清冷，大都为寒气所致。水液，主要指尿液，亦可包括涕、唾、涎、痰、白带等分泌物；澄彻清冷，形容水液清稀而寒冷，如痰涎清稀、小便清长、大便稀薄、带下清冷、脓液稀淡无臭等。寒邪伤阳，阳气虚弱而机体失于温化，故可见以上诸症，以液体排泄物的色泽、浓稠程度、气味大小等来判断病变的寒热属性，是临床上最直接、也是最有效的方法之一，应尤其注意。

"诸痉项强，皆属于湿"

"诸痉项强，皆属于湿"指发痉、项强诸证，大都为湿邪所致。痉，病名，症见牙关紧闭，项背强直，角弓反张；项强，指颈项强硬不舒，动转困难。项强可为独立证候，也可为痉病的症状。湿为阴邪，其性黏滞，最易阻遏气机。气阻则津液不布，筋脉失于润养，进而导致筋脉拘急，而见项强不舒、屈颈困难甚至身体强直、角弓反张等症。然，众所周知，痉、项强等应属筋膜所伤之风病，此处却言所属湿，其因何在？概肝主筋属木为风，木克土，湿土胜则风木亦加强克伐之力而见风木之象，即所谓湿胜而反兼风化。如明代张介宾云："痉，风强病也。项为足太阳，湿兼风化而侵寒水之经，湿之极也。"因而，临床诊此病的关键在于湿象、风象并见，治疗则祛湿息风并举。

值得说明的是，《内经》病机十九条关于六淫病机的论述中，尚缺燥邪。为此，金代刘完素著成《素问玄机原病式》一书，提出了"诸涩枯涸，干劲皴揭，皆属于燥"，至此将《内经》病机十九条所缺的燥邪病机补充完整。

六、谨守病机

《内经》的各个篇章中都蕴含了丰富的病机理论。《内经》以邪正盛衰、阴阳失调、升降失调阐释病变的基本机理，提出了著名的"邪气盛则实，精气夺则虚"以及"百病皆生于气"的学术论断。《素问·至真要大论》是《内经》中唯一明确提出"病机"的篇章，该篇中对临床常见症状的病机进行了归纳和总结，其中"审察病机，无失气宜……谨守病机，各司其属，有者求之，无者求之，盛者责之，虚者责之"，则明确指出了《内经》分析病机的方法。

"谨守病机，各司其属"

分析病机，首先要做到"谨守病机，各司其属"，找寻主病之因。而主病之因找寻的主要方法是：以疾病表现之象为对象，根据阴阳学说、五行学说及有关五脏、六气的特性，运用类比的方法，进行分类归属、辨别判断，探求其发生的六气之因、五脏之位等，即找出病象与病因、病位的所属关系。

在病因方面，《内经》用六气加以概括，正如《素问·至真要大论》所云"夫百病之生也，皆生于风寒暑湿燥火，以之化之变也"。而六气各自的特性特点又不同，所致疾病的表现也各异，因此，根据六气的特性对疾病所表现出来的症状进行分析，就可以探求病变发生的原因，从而指导治疗。如火性炎上，有上冲之势，故病象若见有逆而冲上之象的则认为大多是火盛之因，如呕吐、呃逆、哕、咳喘、气上冲胸等，病机十九条以"诸逆冲上，皆属于火"概之。当然，这里的六气既指外邪，也包括内在机体失调所导致的病理变化，病变是外邪所致，还是内生六气所为，还需细辨。

在病位方面，《内经》认为五脏是人体脏腑组织器官的总概括，而五脏又分属五行，各有其特殊的功能特点，故虽然病变之象千差万别，但总能根据五脏之性来分别归属判断，确定五脏之病位，进而治疗。如肾位居北方，五行属水，其性为寒，而寒又主收引、凝敛，故病变之象见有躯体蜷缩、肢体不伸、关节拘挛者，大多归属于肾，正所谓病机十九条中的"诸寒收引，皆属于肾"。当然，这里的五脏指的是五脏系统，包括各自所主的腑、体、窍、华、经脉等，各自的功能所主也不单一，判断某脏的哪个系统层次、哪方面功能异常，还需根据具体的病变表现加以分析。

《内经》这一分析病因、病位的方法，实为后世病因辨证、五脏辨证的雏形，也为中医学辨证论治的形成奠定了基础。

"有者求之，无者求之"

"有者""无者"历代注家大致有四种解释：一是症状的有无；二是气候有无寒热温凉燥的变化；三是"有者"为实，"无者"为虚；四是"有"

指经文中已经有明确论述的，“无”指经文中未述及的。综合原文语境及临床实践考察，第一种解释较为合理。

“有者求之，无者求之”意为有此症状或无此症状的，均要求探求其所以然，并对临床出现的症状，同中求异、异中求同，明确真相，明确病机。其中，这里的第一个要求是对某种病象是否出现必须准确判断，即到底是“有”还是“无”，不能模棱两可，因为病象是否有无是进行病因、病位分析的前提。若舌、脉判断不准，四诊又失全面，则真相不明，难以辨证。其次，要对出现的病象探求其出现的原因，其所用的方法是辨别异同。同一病证，可具有不同的病机，即所谓“证同机异”。如病机十九条中的“掉眩”“收引”“暴强直”“痉项强”“转反戾”“瞀瘛”均指筋脉拘挛、抽搐之证，但病位却有属肝、属肾之别，病因则有属风、属湿、属热、属火之异。而“诸湿肿满”“诸胀腹大”“诸病有声，鼓之如鼓”皆有脘腹胀满之证，但病机却有属脾、属热之异。同样，不同的病证，其病机却基本相同，即所谓“证异机同”。如病机十九条中的“瞀瘛”“禁鼓栗”“躁狂越”“胕肿，疼酸惊骇”“逆冲上”等证均由火邪所致，而“呕吐酸，暴注下迫”“转反戾，水液浑浊”“病有声，鼓之如鼓”等皆由热所为。因此，根据症状的有无是判断病机的关键，是辨证论治的前提。

“盛者责之，虚者责之”

“盛者责之，虚者责之”，意在强调虚实辨证，是分析病机的重要环节，也是临床诊治的重要前提。《素问·通评虚实论》云：“邪气盛则实，精气夺则虚。”这里的“邪气”可以理解为一切致病因素，包括六淫以及滞气、瘀血、痰饮、积食、诸虫等。“精气”即正气，包括营卫、宗气、脏腑之气、经络之气以及精血、津液等在内，其中任何一种损耗，都可形成正气的虚弱。

大家知道，疾病的发生，就是正气与邪气相互作用的结果，凡邪气强盛的属于实证，正气虚弱的属于虚证。但不能把“邪气盛”和“精气夺”割裂开来理解，因为临床上虚实常常同时存在。从发病学角度而言，《素问·评热病论》云“邪之所凑，其气必虚”，邪之所以能入侵人体，则是因为有正虚之隙可乘。而在疾病的恢复阶段，可能邪气表现得已不明显，滞气、瘀血、痰饮、积食等病理性产物亦不可忽视。因此，

《内经》所言虚实，是建立在对正邪力量对比上的综合判断之上的，是对病象的主要方面的概括总结，临床病证并无单纯的实证与单纯的虚证，而且虚与实也是相对的、动态变化的，并不是固定不变的。

另外，《素问·调经论》还有“血气离居，一实一虚”之说，其主要着眼点在于经脉中气血的输布失调，气血所并之处为实，气血所离之处为虚，以气血有无为评判标准，这又是运用经络理论治病的各种疗法，如针刺、艾灸、按摩等的理论基础。疾病的主要矛盾方面，我们一旦判定并给予解决，则疾病问题亦可迎刃而解，因此，判断虚实是分析病机的重要方法，后世八纲辨证中专有“虚实辨证”，也是说明它的重要性。

“审察病机，无失气宜”

气宜，指六气的循序主时；无失气宜，即要求我们审察、分析病机要从六气主时出发，而治疗时亦不要违背六气主时的规律，是中医诊治因时观点的反映，也是重视“人与天地相参”的整体观念的体现。这里的六气主时，从某种角度而言也可理解为季节变化，而《内经》认为季节气候变化对人体疾病的影响甚大。

首先，季节气候变化是自然界阴阳消长的结果，而阴阳消长直接影响着疾病的发生发展。正如《素问·阴阳应象大论》所云：阳盛病“能冬不能夏”，阴盛病“能夏不能冬”。

其次，各季节、各主气之时有自己的主气，若淫盛太过，则可见季节多发病，或伏而至下一季节发病；若主气不及，则可见他气或乘或侮而发病。

再次，五脏与各季节存在着通应关系，故季节的变化，也对各脏腑病变产生着重大影响。如《灵枢·顺气一日分为四时》云：“以脏气之所不胜时者甚，以其所胜时者起也。”《素问·脏气法时论》云：“夫邪气之客于身也，以胜相加，至其所生而愈，至其所不胜而甚，至于所生而持，自得其位而起。”

现代研究也表明，各种气象因素，包括气温、气压、湿度、风速等对人体的病理过程均会产生一定的影响。如“冷锋”“低气压”等气候状况可以促使心绞痛病证的恶化，“高湿度”气候可引起心肌梗死的发作，

“气压降低伴高湿”天气可导致多发性关节炎的复发，“不稳定冷空气及逆温层”气候可加重支气管哮喘的发作，“湿热”气候可加重胃溃疡的发病等。

正是由于季节气候变化对疾病有重要影响，所以作为分析病机的方法，《内经》提出“无失气宜”，则应引起我们的高度重视。

七、咳证分析

咳证为肺的主要病证之一。咳，即咳嗽。《内经》中有《素问·咳论》专篇论述，指出病位在肺，肺气失于宣降，气逆而咳。明代张介宾在《景岳全书》中亦云：“咳证虽多，无非肺病。”但其他脏腑疾患涉及肺时，亦可出现咳嗽症状，《素问·咳论》明确指出：“五脏六腑皆令人咳，非独肺也。”

咳证的病因

《内经》首先强调外内合邪客于肺，即外受寒邪，内伤寒饮食。如《素问·咳论》云：“皮毛者，肺之合也，皮毛先受邪气，邪气以从其合也。其寒饮食入胃，从肺脉上至于肺则肺寒，肺寒则外内合邪因而客之，则为肺咳。”《灵枢·邪气脏腑病形》亦谓：“形寒寒饮则伤肺，以其两寒相感，中外皆伤，故气逆而上行。”其次，《内经》认为风、暑、湿、燥等亦可致咳。如《素问·风论》云所“肺风……多汗恶风……时咳短气”，说明风邪客肺可导致咳嗽；《素问·气交变大论》所云“炎暑流行，肺金受邪，民病……少气咳喘”，说明暑热之邪可致咳证；《素问·生气通天论》所云“秋伤于湿，冬生咳嗽”之湿邪犯肺咳嗽；《素问·至真要大论》所云“燥淫所胜……咳”之燥邪伤肺咳嗽。此外，《内经》认为其他原因伤肺也可致咳。如《素问·刺禁论》所云“刺中肺，三日死，其动为咳”，说明针刺误伤肺可致咳证；《素问·调经论》所云“气有余则喘咳上气”之气盛而咳；《素问·脉解》所云“阳气未盛于上而脉满，满则咳”，说明血瘀致咳之证等。故明代张介宾将咳证的病因概括为“咳嗽之要，止为二证，何为二证？一曰外感，一曰内伤，而尽之矣”。程士德在《素问注释汇粹·咳论》中对此亦作出总结：“无论内伤，外感风寒暑湿燥火诸邪，皆可伤肺而致咳。”因此，临床治疗咳证，应当分辨病因，据因论治。

咳证的分类

由于脏腑相关，表里相合，故肺咳可涉及五脏、六腑，反之，五脏六腑有病亦可涉及于肺而为咳，所以有五脏咳、六腑咳之分。

五脏咳

《素问·咳论》指出：“五脏各以其时受病，非其时，各传以与之。”即五脏主五时，肝旺于春，心旺于夏，脾旺于长夏，肺旺于秋，肾旺于冬，当五脏所主之时受邪，则五脏自病，由五脏传之于肺，则为咳。另，《类经·疾病类》云：“然有非木令之时，而肝亦病者，正以肺先受邪，而能传以与之也。凡诸脏腑之非时受者，其义皆然。”即若非五脏主时而受病，则由肺脏传来。这里阐明了临床上咳嗽而又见到五脏六腑经脉症状时，何者为病本、为先病，何者为兼证、为后发病问题。其制定标准在于：在咳证发生时，若五脏六腑病变出现在五脏所主之时，则五脏六腑病为本，为先病；若出现于非五脏所主之时，则为兼证，为后发病；若咳证每于某一五脏所主之时发作，虽未见该脏腑病变，亦应考虑该脏腑功能紊乱而致咳。

肺咳

肺咳的病因主要在于外受寒邪，内伤寒饮。《素问·咳论》云：“肺咳之状，咳而喘息有音，甚则唾血。”此乃邪气壅肺，肺气上逆，对肺络损伤所致。唾血者，随咳而出，其病在肺，与呕血不同。

心咳

心咳的病因为肺咳及心经或由心经病变及肺。《素问·咳论》云：“心咳之状，咳则心痛，喉中介介如梗状，甚则咽肿喉痛。”心脉起于心中，出属心系，上挟于咽，故病喉中梗介，咽肿喉痛。

肝咳

肝咳的病因为肺咳及肝的经脉或由肝经病变及肺。《素问·咳论》云：“肝咳之状，咳则两胁下痛，甚则不可以转，转则两胠下痛。”清代张志聪注曰：“肝脉布胁肋，上注肺，故咳则两胁下痛。不可转者，不可以俯仰也。胁下谓之胠，盖肝邪上乘于肺则为咳，甚则下逆于经而不可以转，转则胠下满也。”

脾咳

脾咳为肺咳及脾经或脾经病变及肺所致。《素问·咳论》云：“脾咳之状，咳则右胁下痛，阴阴引肩背，甚则不可以动，动则咳剧。”清代姚绍虞注曰：“右者肺治之部，肺主气也。脾者气之母，脾病则及于肺，故令右胁下痛。肩背者，肺所主也。动则气愈逆，故咳剧。”

肾咳

肾咳是由肺咳及肾经或由肾经病变水气上泛影响于肺所致。《素问·咳论》云：“肾咳之状，咳则腰背相引而痛，甚则咳涎。”清代张琦注曰：“肾脉贯脊，腰为肾腑，故引而痛。肾主五液，入脾为涎，浊阴上填，故咳而多涎。”

六腑咳

《素问·咳论》云：“五脏之久咳，乃移于六腑。”即五脏久咳不已，传于六腑为六腑咳，指出了咳证久而不愈的传变趋势。六腑咳的特点与本腑的功能有关，如胃气以通降为顺，胃气上逆则呕；胆为清静之腑，内藏胆汁，故胆气逆则呕胆汁；大肠为传导之腑，咳则传导失职，气不收摄，则二便不固；小肠为受盛之腑，受胃中之饮食精微，分别清浊而传送于大肠，故咳久则小肠气奔而失气；膀胱为州都之腑，内存小便，故咳久则膀胱之气不固而遗尿；三焦为水谷之通路，原气之别使，久咳三焦气虚，原气不足不能温脾助胃气，故水谷精微运化失职，则不欲饮食而腹满。

从《内经》所载五脏咳、六腑咳的证候来看，五脏咳似为咳嗽剧烈的初期阶段，故其五脏症状多为由咳剧而引起的牵痛一类病状。而六腑咳则是咳嗽日久不愈出现了其他脏腑病变的一些证候，如“咳而呕”“咳而遗矢”“咳而遗溺”等，且大多有虚象。可见，六腑咳在病程上比五脏咳长，程度也深，故传变次序上是先五脏后六腑。这是《内经》常用的一种思维方式，即五脏咳的病名是根据五脏经脉所过部位出现的一些症状而提出来的，而六腑咳则实包括脏腑本身的病变。这一点应给予特别注意。

咳证的治疗

《素问·咳论》提出了治疗咳证的针刺取穴总原则，即“治脏者治其俞，治腑者治其合，浮肿者治其经”。井荥输经合，合称五输穴，是十二经脉分布在四肢肘、膝关节以下的一些特定穴位。《灵枢·九针十二原》云：“所注为腧，所行为经，所入为合。”输穴即脉气灌注输运之地，脉气自此逐渐增加，由弱变强；经穴即脉气通行之处，脉气最为强盛；合穴即脉气汇合之处。“治脏者治其俞”即针刺治疗五脏咳宜选取五脏输穴，心俞为神门，肺俞为太渊，脾俞为太白，肝俞为太冲，肾俞为太溪。“治腑者治其合”即针刺治疗六腑咳宜选取六腑合穴。胃经之合穴为足三里，大肠经之合穴为曲池，小肠经之合穴为小海，胆经之合穴为阳陵泉，膀胱经之合穴为委中，三焦经之合穴为天井。“浮肿者治其经”即针刺治疗咳嗽并见浮肿之症宜选取十二经经穴。十二经经穴为肺经经渠，大肠经阳溪，胃经解溪，脾经商丘，心经灵道，小肠经阳谷，膀胱经昆仑，肾经复溜，心包经间使，三焦经支沟，胆经阳辅，肝经中封。至于脏治输、腑治合、浮肿治其经的道理，《难经·六十八难》将五输穴与五行相合，并认为各自在主治上均有其特殊作用，如“俞主体重节痛，经主喘咳寒热，合主逆气而泄”。与本篇五脏咳、六腑咳及咳而浮肿、气逆均吻合，故这种治疗方法既反映了脏腑经脉辨证论治思想，又含有对证治疗、急则治标之意，不妨可以用于临床。

值得注意的是，《素问·咳论》提出：“此皆聚于胃，关于肺，使人多涕唾而面浮肿气逆也。”历代注家对此多有不同认识，如隋代杨上善认为此指六腑咳而言；唐代王冰认为此指久咳不已，上中二焦受病的病机；明代吴崑认为此两句是承“三焦咳状”而言；而明代张介宾则认为此两句是总结以上诸咳的，其注曰“此下总结诸咳之证，而并及其治也。诸咳皆聚于胃，关于肺者，以胃为五脏六腑之本，肺为皮毛之合。如上文所云皮毛先受邪气，及寒饮食入胃者，皆肺胃之候也。阳明之脉起于鼻，会于面，出于口，故使多涕唾而面浮肿。肺为脏腑之盖而主气，故令人咳而气逆”。按以上诸说，明代张介宾所注更符合临床实际，指出了咳证的主要病因在于外寒及寒饮，病机关键在于肺胃失调，突出了咳证与肺胃两脏的密切关系，也提示我们临床治疗咳嗽当以调治肺胃为根本，如东汉张仲景在治饮的方剂中，必用姜辛味，体现了治咳重视肺胃之经旨。

八、头痛分析

头为精明之府，诸阳之会，脑为髓之海，其气与肾相通，手足三阳、足厥阴和手少阴之脉皆上于头。《灵枢·邪气脏腑病形》云："十二经脉，三百六十五络，其血气皆上于面而走空窍。"故凡外感六淫、内伤七情及精气亏虚、髓海不足等导致经气逆乱，邪气上逆于首，阻遏清阳，壅塞空窍，皆可致头痛。

头痛的病因病机

外感病因

《内经》认为，头痛的外感病因中以风、寒、湿、热邪多见。风邪伤于头部，气血失和，阻遏清阳，故头痛。《素问·骨空论》云："风从外入，令人振寒，汗出，头痛，身重，恶寒。"寒邪侵犯骨髓，上逆于脑，则发头痛。《素问·奇病论》云："当有所犯大寒，内至骨髓，髓者以脑为主，脑逆故令头痛，齿亦痛。"明代李中梓注曰："髓以脑为主者，诸髓皆属于脑也。大寒入髓，则脑痛，其邪深，故数岁不已。髓为骨之充，齿者骨之余也，故头痛齿亦痛。"湿为阴邪，易于阻遏阳气，使得清窍不利而致头痛。《素问·生气通天论》云："因于湿，首如裹。"热邪所致头痛，则是由于热邪盛则气血涌于上，头部脉络壅塞不通。《素问·刺热》具体论述了五脏热病头痛的不同表现，云："肝热病者……其逆则头痛员员，脉引冲头也。心热病者……热争则卒心痛，烦闷善呕，头痛面赤无汗……脾热病者，先头重颊痛……肺热病者……热争则喘咳，痛走胸膺背，不得太息，头痛不堪……肾热病者……其逆则项痛员员淡淡然。"

内伤病因

《内经》认为，头痛的内伤病因中以瘀血、肠胃不适为多见。瘀血所致头痛多因外伤堕仆而成，血瘀阻塞络脉。《灵枢·厥病》云："头痛不可取于腧者，有所击堕，恶血在于内。"明代张介宾注曰："头痛因于击堕者，多以恶血在脉络之内。”胃肠不适致头痛者，多因胃之火热上冲或胃肠食滞浊气上逆而成。《素问·通评虚实论》云：“头痛耳鸣，九窍不利，肠胃之所生也。”

头痛的分类

真头痛

真头痛指寒邪深入留连于脑所致之剧烈头痛。其临床特点如《灵枢·厥论》所云：“真头痛，头痛甚，脑尽痛，手足寒至节，死不治。”真头痛为头痛持久而剧烈，阴寒太甚，真阳衰败，不能达于四末。《难经·六十难》亦云：“手三阳之脉受风寒，伏留而不去者，则名厥头痛；入连在脑者，名真头痛。”明代张介宾注曰：“盖头为诸阳之会，四肢为诸阳之本，若头痛甚而遍尽于脑，手足寒至节者，元阳败竭，阴邪直中髓海，故最为凶兆。”

偏头痛

偏头痛即头痛偏于一侧，以寒邪侵袭为主，故头寒冷而痛。《灵枢·厥病》云：“头半寒痛，先取手少阳、阳明，后取足少阳、阳明。”手足少阳经上循行于头侧，手阳明经上颈贯颊，入于齿中，寒邪客于少阳、阳明经脉，经络拘急，气血瘀滞，则发偏头痛。清代张志聪注曰：“此寒邪客于经脉而为偏头痛也，寒伤营，故为寒痛。手足三阳之脉，上循于头，左者络左，右者络右，伤于左侧左痛，伤于右侧右痛，非若厥气上逆而痛应于头也。”

六经头痛

太阳头痛

以头部连于项疼痛为特点，多属外感风寒、足太阳膀胱经气厥逆所致。《灵枢·厥病》云：“厥头痛，项先痛，腰脊为应。”《灵枢·经脉》亦云：“膀胱足太阳之脉……是动则病冲头痛，目似脱，项似拔，脊痛，腰似折。”足太阳之脉，起于目内眦，上额交巅，从巅入络脑，出别下项，循肩髆内，夹脊抵腰中。故风寒感受于经，或厥气上逆，则有头痛，及项部脊背部疼痛。

阳明头痛

以前额、面颊及眉棱等处疼痛为特点。《灵枢·厥病》云："厥头痛，面若肿起而烦心，取之足阳明、太阴。"明代张介宾注曰："足阳明之脉上行于面，其悍气上冲头者，循眼系入络脑，足太阴支者注心中，故以头痛而兼面肿烦心者，当取足之阳明、太阴也。"外感风寒侵犯阳明经脉，经气厥逆，上冲头面，则可见前额、面颊、眉棱等疼痛，经气郁滞则面肿、烦心、胸满、呼吸不利。

少阳头痛

以头之两侧及耳之前后疼痛为特点。《灵枢·厥病》云："厥头痛，头痛甚，耳前后脉涌有热。"热邪壅滞少阳经脉，经气逆乱，上冲于头，故可见头痛剧烈，可伴有下颌疼痛、目锐眦疼痛。

太阴头痛

以头痛痛无定处，按之不得，并伴有善忘为特点。《灵枢·厥病》云："厥头痛，意善忘，按之不得。"脾主运化，脾气虚则清气不升，又脾恶湿，痰湿困清阳，故太阴头痛多有痰湿之象。《证治准绳·杂病》云："太阴经头痛必有痰，体重或腹痛为痰癖，其脉沉缓。"

少阴头痛

多属肾精气虚不能上承，膀胱经气实而上逆而头痛，其痛不移。《灵枢·厥病》云："厥头痛，贞贞头重而痛，泻头上五行，行五，先取手少阴，后取足少阴。"《素问·五脏生成》亦云："头痛巅疾，下虚上实，过在足少阴、巨阳，甚则入肾。"明代张介宾注曰："头痛巅疾，实于上也。上实者因于下虚，其过在肾与膀胱二经。盖足太阳之脉从巅络脑，而肾与膀胱为表里，阴虚阳实，故为是病，甚则腑病已而入于脏，则肾独受伤矣。"肾主藏精生髓，而脑为髓海，故少阴精气虚则亦可致髓海失养而头痛。

厥阴头痛

以头痛多痛在巅顶，或内连目系，常伴有情绪异常变化为特点。《灵枢·厥病》云："厥头痛，头脉痛，心悲善泣，视头动脉反盛者，刺尽去血，后调足厥阴。"《素问·脏气法时论》亦曰："肝病者……气逆则头痛。"明代张介宾注曰："头脉痛者，痛在皮肉血脉之间也。心悲喜泣者，气逆在肝也。故当先视头脉之动而盛者，刺去其血以泄其邪，然后取足厥阴肝经而调补之，以肝脉会于巅也。”故厥阴头痛常与气逆有关，肝经气逆，血随气行，郁于头部，可见头动脉充血而痛。

头痛的治疗

头痛为临床常见症状，《内经》对其论述颇详，为后世头痛的辨证论治奠定了初步的基础。外感病因所致头痛多运用祛风、温阳散寒、除湿升阳、清热降逆通络法而止痛。内伤病因所致头痛多运用活血化瘀通络、清胃泻火或消食导滞降浊而止痛。真头痛多属于临床医学中的脑实质病变，为危重病证，甚为凶险。《证治准绳·杂病》云：“古方云：与黑锡丹，灸百会，猛进参、沉、乌、附或可生。”偏头痛属寒邪所致，故方药治疗当以温阳散寒止痛，针刺治疗可取手足少阳经及手足阳明经之主治穴治疗。六经头痛的治疗，《灵枢·厥病》《灵枢·寒热病》等篇均有相关论述，再结合后世方药的运用，总结如下：太阳头痛以疏风解表，通经和络为法，可选桂枝羌活汤、九味羌活汤之类；或针刺天柱、大杼等本经之腧穴，以散寒祛风。阳明头痛以足阳明经人迎穴为主治，以通其经；方药可选用《卫生宝鉴》石膏散加减，以清热泻火，降逆止痛。少阳头痛当泻其血以祛其热，再取本经腧穴以通其经；方药治疗可采用清胆泻火之龙胆泻肝汤加减。太阴头痛当先取头面左右经脉以通其经、祛其邪，再取足太阴脾经腧穴以补脾气；方药可以健脾升清祛痰湿为法，半夏白术天麻汤合六君子汤加减。少阴头痛当局部取穴，以泻膀胱经之实邪，并取手少阴以泻其热，再取足少阴以壮其水，即壮水之主，以制阳光之补阴泻阳之法；方药可选用杞菊地黄汤、麻黄附子细辛汤加减。厥阴头痛当刺其血脉充盛之处，以泻其标邪，后调足厥阴穴位，以治其本，方药治疗则应详辨其气逆的不同病机，肝郁气逆者，用柴胡舒肝散加减；肝火上炎者，用当归芦荟丸加减；肝阳上亢者，用天麻钩藤饮加减；厥阴寒气上攻头痛，用吴茱萸汤加减等。以上所论治法，可供临床参考。

九、腰痛分析

腰痛是以腰部疼痛为主症的一类病证，也可为某些病证的一个症状。腰痛在《内经》中亦被称为腰背痛、腰脊痛、腰股痛、腰尻痛等。其病变多与肾脏、足太阳膀胱经、督脉有关。腰又为人身俯仰转侧之枢纽，跌仆、闪挫等外伤损伤经脉亦可引发腰痛。腰痛病性亦有虚实之分，如郑树珪《七松岩集·腰痛》所云："然痛有虚实之分，所谓虚者，是两肾之精神气血虚也，凡言虚证，皆两肾自病耳。所谓实者，非肾家自实，是两腰经络血脉之中，为风寒湿之所侵，闪肭挫气之所得，腰内空腔之中，为湿痰瘀血凝滞，不通而为痛。"说明腰痛不仅仅属于肾脏一脏之病。

腰痛的病因病机

《内经》认为腰痛乃外感风寒湿邪侵袭腰部，阻滞经脉气血之运行所引起；或因房劳太过以致肾精亏虚、腰背失养所引起。如明代王肯堂所云："(腰痛)有风、有湿、有寒、有热、有挫闪、有瘀血、有滞气、有痰积，皆标也；肾虚，其本也。"可见虽然腰痛病因有虚实、内外之别，但总与肾相关，一般多由于肾病而有外邪所客。

肾病为本

腰为肾之外府，为肾之精气所灌注之处。肾主骨生髓，故肾之精气充足与否，多影响腰部。腰部为人身之重要关节，故肾精亏虚，不能充养于腰部，多可见腰部活动不利而疼痛，转侧不能等症。《素问·脉要精微论》云："腰者肾之府，转摇不能，肾将惫矣。"

外邪为标

可致腰痛之外邪多为寒湿、瘀血等。寒湿侵袭腰部，阻塞经络，气血不畅，加之寒性收引，湿性重着，故可致腰部双侧或单侧冷痛，难以转侧。如《素问·六元正纪大论》云："感于寒，则病人关节禁固，腰脽痛，寒湿推于气交而为疾也。"若由于闪挫持重损伤筋脉，血脉凝滞，则瘀血阻滞经脉血络而产生腰痛之证。正如《素问·刺腰痛》云："衡络之脉，令人腰痛，不可以俯仰，仰则恐仆，得之举重伤腰，衡络绝，恶血归之。"

腰痛的分类

因腰为肾之外府，又因涉及诸多经脉，故腰痛《内经》主要以脏腑、经脉来分类。如《素问·脉要精微论》云："腰者肾之府。"《灵枢·经脉》云："膀胱足太阳之脉……挟脊抵腰中。"《素问·骨空论》云："督脉者……贯脊属腰。"

肾病腰痛

《灵枢·经脉》云："足少阴之别……虚则腰痛。"肾经"贯腰脊"，循脊柱两侧而过腰，故肾精亏虚可致肾病腰痛。《素问·病能论》亦云："有病厥者，诊右脉沉而紧，左脉浮而迟，不然病主安在……在左当主病在肾，颇关在肺，当腰痛也……少阴脉贯肾络肺，今得肺脉，肾为之病，故肾为腰痛之病也。"明代张介宾注曰："肾脉本络于肺，今以冬月而肺脉见于肾位，乃肾气不足，故脉不能沉而见浮迟，此非肺病，病在肾也。腰为肾之府，故肾气逆者，当病为腰痛。"亦说明肾气不足可致肾病腰痛之证。以腰背痛而胫酸为临床特点。

太阳腰痛

足太阳膀胱经，循肩髆内，挟脊抵腰中，故外感风寒之邪侵犯太阳经，经脉阻滞不通则为腰痛，其病为实证。如《素问·刺腰痛》云："足太阳脉，令人腰痛，引项脊尻背如重状。"亦如《灵枢·经脉》云："膀胱足太阳之脉……是动则病……脊痛，腰似折，髀不可以曲，腘如结，踹如裂。"若足太阳经脉经气不足，不能温养腰部亦可致太阳腰痛之证，其病为虚证。如《素问·疟论》云："巨阳虚则腰背头项痛。"以腰痛，项背沉重难伸，腿不易弯曲为临床特点。

阳明腰痛

足阳明之筋，上循胁属脊。足阳明之脉属带脉络督脉，故阳明经气阻滞，可致阳明腰痛。如《素问·刺腰痛》云："阳明令人腰痛，不可以顾，顾如有见者，善悲。"明代吴崑注曰："如有见者，仲景所谓如见鬼状是也。善悲者，阳明热甚而神消亡也。"以腰痛，并伴有幻视、悲伤等神志异常症状为临床特点。

少阳腰痛

足少阳之脉，循颈下胸中，循胁里下行身之侧，少阳经气不利，枢机转运失司，故身不可俯仰转侧。如《素问·刺腰痛》云：“少阳令人腰痛，如以针刺其皮中，循循然不可以俯仰，不可以顾。”明代吴崑注曰：“循循，渐也，言渐次不可以俯仰也。”以腰痛，俯仰不利，身不能转侧为临床特点。

太阴腰痛

足太阴之筋，起于大趾之端内侧，上结于内踝……循腹里、结于肋，散于胸中；其内者，着于脊。故足太阴经气阻滞，腰痛则牵引少腹，上控两胁，拘急不适，可见腰部强硬转侧困难。《素问·缪刺论》云：“邪客于足太阴之络，令人腰痛……不可以仰息。”若湿热之邪侵袭足太阴经脉经筋，则可见腰痛而热之象。如《素问·刺腰痛》云：“散脉令人腰痛而热，热甚生烦，腰下如有横木居其中，甚则遗溲。”以腰部强硬转侧困难，甚则遗尿为临床特点。

少阴腰痛

足少阴肾脉，上股内廉贯脊属肾，腰为肾之府，故少阴肾脉阻滞或肾脏疾病皆可致腰痛。正如《素问·刺腰痛》所云：“足少阴令人腰痛，痛引脊内廉。”以腰痛循经牵扯大腿内侧、体侧疼痛为临床特点，与肾病腰痛的临床特点腰背痛而胫酸不同。

厥阴腰痛

足厥阴肝经之脉，肝主筋，肝之经气阻滞则筋急，故可致厥阴腰痛，如张弓弩弦般，筋脉失于柔顺，拘急而痛。如《素问·刺腰痛》云：“厥阴之脉令人腰痛，腰中如张弓弩弦。”以腰痛，腰部拘急不柔顺，如张弓弩弦为临床特点。

腰痛的治疗

《内经》认为，治疗腰痛多从肾治，但如外邪较重时，当遵循急则治其标、缓则治其本之法。出现腰痛症状时可分经论治，针灸治疗时可按经脉辨证，循经取穴。

肾病腰痛，方药治疗应根据详辨其病机的不同，偏于阳虚者，可选用青娥丸加减，基本方药为杜仲、龟甲、黄柏、知母、枸杞子、五味子、当归、芍药、黄芪等；偏于阴虚者，可选用《辨证录》补虚利腰汤加减。《证治准绳·杂病》所载腰痛阳虚宜肾气丸、茴香丸、鹿茸、羊肾之类；

阴虚宜六味丸、滋肾丸、补阴丸之类；伤热而痛者，宜甘豆汤加续断、天麻，间服败毒散。针刺治疗肾病腰痛可取足少阴肾经复溜穴。

太阳腰痛，方药治疗根据病机不同分别施治，风寒侵犯者选用九味羌活汤加减，甚则用麻黄附子细辛汤加味；肾虚膀胱失约而遗溺者选用菟丝子丸加减。针刺治疗太阳腰痛可取足太阳膀胱经委中穴。

阳明腰痛，方药治疗可选用《辨证录》芪术防桂汤加味。针刺治疗阳明腰痛可取足阳明胃经足三里穴。

少阳腰痛，方药治疗可选用乌药顺气散加减。针灸治疗少阳腰痛可取足少阳胆经阳陵泉。

太阴腰痛，方药治疗根据病机不同分别施治，因于湿热者可选用加味二妙散；因于寒湿者可选用甘姜苓术汤加减。

厥阴腰痛，方药治疗可选用沉香降气汤或天台乌药散加减。针刺治疗厥阴腰痛可取八髎穴与痛点。如《素问·骨空论》云："腰痛不可以转摇，急引卵，刺八髎与痛上。"

此外，还有瘀血腰痛一说，以刺痛、痛位固定为特点。针刺治疗，可取委阳、殷门穴针刺放血；药物治疗宜活血化瘀、理气止痛之法，方用活络效灵丹加减。以上诸法，可供临床参考。

十、胸痛分析

胸痛指以胸中疼痛为主症的一类病证，或某些疾病中的一个症状。胸为心肺之外廓，胸胁为肝胆经脉之所过，气机升降之道路，肾之经脉从肺出络于心，故胸痛多与心肺疾病、肝胆气逆、肾气亏虚等有关。《内经》中多篇都涉及胸痛，比如《素问·脏气法时论》《素问·举痛论》《灵枢·五邪》《素问·脉解》等。

胸痛的病因病机

《内经》认为，胸痛可因感受外邪、气郁水结、气滞寒凝等病因所引发，以气滞血瘀为主，胀痛多属气滞，刺痛多属血瘀。实证发病剧烈，虚证发病缓慢。

外感病因

《内经》认为，引发胸痛证的外感病因中以寒、热多见。若素体阳虚者，则胸阳不振，阴寒之邪易乘虚而入，可致寒凝气滞，寒邪最易伤阳，出现胸阳不展，血运不畅，进而痹阻胸阳发为胸痛；热邪最易伤肺，热邪蒸于肺，致肺热壅盛，气滞痰凝，发为胸痛之证。

内伤病因

《内经》认为，情志失调，可致肝郁气滞，肝气通于心气，肝气滞则心气乏，故可致胸痛；体虚劳倦，久则伤肾，肾之经脉络于心，肾气衰微，肾阳虚衰则不能温心阳，心阳不振则寒凝胸中致胸痛；水饮之邪是为阴邪，上犯心胸最易伤胸中之阳，气机不利，故见胸痛。因此，胸痛的总体病机当为《金匮要略》所总结的"阳微阴弦"，单从脉象来看，关前为阳，关后为阴，阳微指寸脉微，阴弦指尺脉弦。从病机来看，此处阳微是心阳不振、阳虚之象，阴弦为阴寒内盛之征。故胸中阳虚，阴寒之邪上乘，发为胸痛。

胸痛的分类

心病胸痛

《素问·脏气法时论》云："心病者，胸中痛，胁支满，胁下痛，膺背肩甲间痛，两臂内痛。"此句言心经实证之症状。明代张介宾注曰："此心经之实邪也。手少阴心脉，从心系却上肺，下出腋下；手厥阴心包络之脉，其支者循胸出胁，上抵腋下，循臑内入肘中，下臂行两筋之间；又心与小肠为表里，小肠脉绕肩胛，交肩上，故为此诸证。"值得说明的是，心病胸痛可由手少阴心经经气郁结，脉络闭阻所致，亦可由心经气血虚衰，不能濡润血脉而成，因此，心病胸痛亦不完全为实证，临床当加以辨别。以胸痛，两胁胀痛，痛引肩胛及两臂内侧为临床特点。

肺热胸痛

《素问·刺热》云："肺热病者……热争则喘咳，痛走胸膺背，不得太息。"明代张介宾注曰："热争于肺，其变动则为喘为咳。肺者胸中之脏，背者胸中之府，故痛走胸膺及背，且不得太息也。"热邪犯肺，肺热壅盛，炼液为痰，痰热壅滞，经气不利，故为胸痛。加之肺宣降失司，肺气不利，故不得太息。以前胸、后背皆痛，喘息气短为临床特点。

肝病胸痛

《素问·玉机真脏论》云："春脉太过与不及，其病皆何如……其不及则令人胸痛引背，下则两胁胠满。"明代吴崑注曰："肝之经脉上贯膈，布胁肋，注于肺，故不及则令人胸痛引背，又下为两胁胠痛也。"清代高世栻注曰："肝脉不及，不能贯膈注肺，则令人胸痛引背。不能合少阳而转枢，下则两胁胠满。"以上两说均从经脉解，因肝脉经气不利，气滞故致胸痛引及两胁及少腹。清代张志聪注曰："春木之阳，生于肾水之阴，阴气虚寒，以致生阳不足，故胸痛引背也。胁胠乃肝肾之部分，生气虚而不能外达，故逆满于中也。"此乃从肝肾阴气虚寒，生阳不足的角度进行解释，亦可参。以胸痛引发背痛，延及两胁、少腹皆痛为临床特点。

肾病胸痛

《素问·脏气法时论》云："肾病者……虚则胸中痛，大腹小腹痛，清厥意不乐。"唐代王冰注曰："肾少阴脉从肺出络心，注胸中，然肾气既虚，心无所制，心气熏肺，故痛聚胸中也；足太阳脉从项下行而至足，肾虚则太阳之气不能盛行于足，故足冷而气逆也；清谓气清冷，厥谓气逆也。以清冷气逆，故大腹小腹痛；志不足则神躁，故不乐也。"此注从经脉解，肾阳虚衰不能上温于心则心阳不振，寒凝气滞，故胸中痛。清代高世栻注曰："肾气虚微，心肾不交，则胸中痛；胸者心之宫城也，大腹属坤土，小腹主升阳，生阳气虚，不温其土，故大腹小腹皆痛；阴寒盛，阳气虚，故清厥。清厥，微冷厥逆也。心有所忆谓之意，心肾不和，故意不乐。"此注从肾、脾、心注，亦可参。以胸痛，下肢冷，腹痛，烦躁不乐为临床特点。

水饮胸痛

《素问·脉解》云："所谓胸痛少气者，水气在脏腑也，水者阴气也，阴气在中，故胸痛少气也。"明代张介宾注曰："邪水之阴，非真阴也。阴邪在中，故为胸痛。阴盛则阳衰，故为少气，少气则气短而喘矣。"水饮之邪上犯于心胸，胸阳不振，气机升降失常，故发为胸痛。水气犯肺，肺失宣降则少气，甚或喘咳。东汉张仲景在《金匮要略》中称此为悬饮证。以胸痛、咳嗽、气短喘息为临床特点。

胸痛的治疗

《内经》对胸痛的治疗原则以调气血、通经脉为主。心病胸痛，针刺治疗方面，明代张介宾认为“手少阴太阳，心与小肠脉也，当随其虚实而取之。心主舌，故取舌下血，以泻其实”；明代马莳强调“当取手少阴之经穴灵道，手太阳经穴阳谷，以心与小肠相表里也，实则泻其有余，虚则补其不足耳”。方药治疗则根据心病胸痛的不同病机，分别采用相应的治法。如属火邪热结者，可选用小陷胸汤加减；气滞血瘀者，可选用血府逐瘀汤加减；阳虚痰浊者，可选用苓桂术甘汤合瓜蒌薤白半夏汤加减。肺热胸痛，方药治疗可选用小陷胸汤酌加化痰之品。肝病胸痛，方药治疗可选用《医宗金鉴》所载加味逍遥散加减。肾病胸痛，针刺治疗方面，明代张介宾曰“足太阴太阳为表里也，凡刺之道，自当虚补实泻，然经络有血，犹当先去血脉，而后平其有余不足焉”；明代马莳认为“当取足少阴之经穴复溜，足太阳之经穴昆仑，以出其血可也”。方药治疗肾病胸痛可选用金匮肾气丸加减。水饮胸痛，方药治疗可选用十枣汤或葶苈大枣泻肺汤之类。

十一、痿证分析

痿证，指四肢痿废不能运动，肌肉逐渐萎缩致痿或者拘挛致痿。痿者，萎也。隋代杨上善曰：“以五脏热，遂使皮肤、脉、筋、肉、骨，缓痿屈弱不用，故名为痿。”《内经》又称为“痿躄”“痿疾”“痿易”。其症状与西医学中的四肢肌肉运动、知觉丧失相类似。《证治准绳·杂病》记载：“痿者，手足痿软而无力，百节缓纵而不收也。”

痿证的病因病机

《内经》认为，痿证多由于五脏热盛，熏灼五脏之阴，津枯液燥，影响到五脏所合的筋骨、肌肉、血脉、皮毛而成。《素问·痿论》云：“五脏因肺热叶焦发为痿躄。”说明在痿证形成过程中肺热是重要的致病因素。明代张介宾亦云：“观所列五脏之证皆言为热，而五脏之证又总于肺热叶焦，以致金燥水亏，乃成痿证。”可由水湿、湿热或寒湿等外因所致，亦可由七情太过、远行劳倦、房劳伤肾、阴液内竭、脾胃气虚等内因造成。

外感病因

《素问·生气通天论》云："湿热不攘，大筋緛短，小筋弛长，緛短为拘，弛长为痿。"《素问·气交变大论》及《素问·六元正纪大论》亦论述了水湿、寒湿之邪所致之痿证。因此，就外邪而言，《内经》认为主要由湿热、寒湿伤人所致。

内伤病因

《素问·痿论》所云"有所失亡，所求不得"，"悲哀太甚"，"思想无穷，所愿不得"方面，强调情志所伤、气郁生热而成痿病。《灵枢·本神》亦云："恐惧而不解则伤精，精伤则骨酸痿厥。"形劳过度，耗气劫阴，阴不制阳，阳亢生热致痿，如《素问·痿论》所云"远行劳倦"者。因此，就内因而言，《内经》认为痿证主要由于情志内伤或体虚劳倦等导致脾胃虚弱、肝肾不足、气血亏少、肺热叶焦等伤人所致。

总之，痿证实证常因热邪、湿热或者寒热所致，虚证常因脾胃虚弱、七情内伤、肾精亏损、气血亏虚所致。病位涉及五脏，以肺脾肝肾为主。《证治准绳·杂病》云："是用五志、五劳、六淫，从脏气所要者，各举其一以为例耳。若会通八十一篇而言，便见五劳、五志、六淫，尽得成五脏之热以为痿也。"《灵枢·经脉》提出了导致痿证的总体病机乃"虚则痿躄"，不论何种病因所引发，痿证必因虚而发，导致形体不养而发病。

痿证的分类

五脏痿证

《内经》认为，五脏与皮、肌、筋、脉、骨相应。《素问·痿论》云："肺主身之皮毛，心主身之血脉，肝主身之筋膜，脾主身之肌肉，肾主身之骨髓。"五脏热，使五体失去五脏精气的濡养而发生痿躄、筋痿、脉痿、骨痿、肉痿，乃病发于中而表现于外。

痿躄

躄指下肢痿。痿躄统指四肢痿废不用。《素问·痿论》云："肺者，脏之长也，为心之盖也……五脏因肺热叶焦，发为痿躄，此之谓也。"脾胃虚弱，化生气血精微之力失常，肺热熏灼，肺津枯涸，不能输布津液于全身各处，内不能灌溉于五脏，外不得输精于筋骨皮毛，则筋脉肌肉失于濡养而日渐消瘦枯萎而不用。以皮肤憔悴、肌肉枯萎不用为特征。

筋痿

筋痿为筋脉拘挛而痿废不用。由肝气热，肝肾阴虚，精血不足，筋膜干燥所致。以肢体拘急，丧失正常活动能力为特征。

骨痿

骨痿为因骨枯而痿弱不用。由热邪攻伐肾阴，阴亏不能制约盛火，阴不制阳，阴虚更甚，精虚髓减，骨失所养所致。以腰脊不举、步履无力为特征。

脉痿

脉痿关节松弛痿软，为血脉亏虚，血虚失养所致。心热则火上炎，血随气逆，下部气血厥逆上行，则上脉实而下脉虚，血虚不濡润筋脉，或因失血过多，血脉空虚而生脉痿。以胫部软弱不能站立、膝踝关节不能屈伸为特征。

肉痿

肉痿因脾气热，或受湿浊之气的侵犯所致。脾主肌肉而恶湿，脾气热则运化失职，热盛伤津液，津伤则胃干而渴。湿邪浸渍于脾则脾失健运，津液不行，故不能濡养肌肉。以肌肉消瘦、麻木不仁为特征。

湿热痿证

其病起于外因，感受于湿，湿郁化热，湿热浸淫经脉。湿盛困阳，阳气不能化精微；热盛伤精血，筋脉失养，筋失柔润而为痿。《素问·生气通天论》云："因于湿，首如裹，湿热不攘，大筋緛短，小筋弛长，緛短为拘，弛长为痿。"

临床表现以肢体逐渐痿软无力，并以下肢为常见，或可兼见微肿、手足麻木、胸脘痞闷、小便涩赤热痛、苔黄腻、脉濡数等湿热之象。

脾胃虚弱痿证

脾胃为后天之本，气血生化之源，脾又主四肢、肌肉。胃为水谷之海，化生气血而润宗筋。《素问·太阴阳明论》云："脾病而四肢不用何也？岐伯曰：四肢皆禀气于胃，而不得至经，必因于脾，乃得禀也。今脾病不能为胃行其津液，四肢不得禀水谷气，气日以衰，脉道不利，筋骨肌肉皆无气以生，故不用焉。”《素问·痿论》亦云：“阳明者，五脏六腑之海，主润宗筋，宗筋主束骨而利机关也。”临床表现以肢体痿软无力，肌肉消瘦为主，或伴有食少便溏、腹胀不适、面色萎黄等一派脾胃虚弱之象。

肝肾精亏痿证

《灵枢·本神》云：“恐惧而不解则伤精，精伤则骨酸痿厥，精时自下。”《灵枢·口问》亦云：“下气不足，则乃为痿厥。”肝藏血，主筋；肾藏精，主骨。肝肾乙癸同源，精血相生。若精血所伤，精虚不能灌溉，血虚不能营养，肢体失养则生痿证。临床表现以膝胫痿弱不能久立，甚则不能行走，或伴有遗精早泄、头昏目眩等精亏不荣之症。

痿证的治疗

取阳明

《素问·痿论》云：“治痿者独取阳明。”此处之“阳明”从脾胃解。“独”并非单独、唯一之意，而是重视的意思，突出强调脾胃在痿病治疗中的重要性。其原因为：脾胃乃人身气血津液化生之源泉；再者，阳明盛，气血充，诸筋得以濡养，则关节滑利，运动自如；其三，阴经阳经总会于宗筋，合于阳明。明代马莳注曰：“然则足痿而不能举者，由于阳明之虚，则治痿独取阳明者，宜也。”但从以上机理可知，病位在肺，但肺输布之精微物质乃来源于脾胃，故治疗着眼点在脾胃；又痿证发病的总体机理乃一虚字，故宜治疗后天之本脾胃。具体治疗方法为：根据症状表现可选用补气、生津、祛燥屎、祛热、祛湿热等。如湿热痿证，宜清利湿热，可选用加味二妙散。脾胃虚弱痿证，宜健脾益气，可选用补中益气汤。此外，痿证初起外邪明显，引发肺热叶焦，故亦当治肺。

辨证论治

五脏痿证之痿躄。《素问·痿论》云：“各补其荥而通其俞，调其虚实，和其逆顺。”《灵枢·九针十二原》云：“所溜为荥，所注为腧。”荥为小水，像水流刚形成小流而未成大流，经气逐渐充盈；“腧”为灌注、输送之意，像水流灌注由少向多变化，经气运行较盛。明代吴崑曰：“十二经有荥有俞，所溜为荥，所注为俞。补，致其气也；通，引其气也。”故针刺治疗痿躄当取鱼际、太渊穴；方药治疗宜清肺养阴之法，可选用清燥救肺汤或者金代李东垣门冬清肺饮。五脏痿证之筋痿，针刺可取太冲、行间穴；方药治疗宜清肝养阴之法，可选用《症因脉治》清肝顺气饮、补阴丸、舒筋活络丹或家秘肝肾丸。五脏痿证之骨痿，针刺可取然谷、太溪穴；方药治疗宜滋阴清热补肾之法，可选用《血证论》地黄汤及大补阴丸。五脏痿证之脉痿，针刺可取神门、少府穴；方药治疗宜清热通络，可选用《血证论》天王补心丹。五脏痿证之肉痿，针刺可取大都、阴陵泉穴；方药治疗宜清热健脾养阴，可选用《医学心悟》五痿汤。肝肾精亏痿证，宜补益肝肾，可选用虎潜丸加减。

各以其时受月

对痿病辨证论治的同时，还要考虑时间因素的影响。《素问·痿论》云："筋脉骨肉，各以其时受月，则病已矣。"即强调了因时制宜的原则。以上治疗痿证之法可供临床参考。

十二、痹证分析

痹者，闭也。痹证指感受风寒湿等邪气，导致气血闭阻引起肢体疼痛酸楚、麻木沉重、关节屈伸不利等症状的一类病证。《内经》所论"痹"之含义主要有：一为病名，泛指风寒湿邪所致气血经脉闭阻不通的肢体痹；二为闭塞不通之病机。《医学入门》云："痹者，气闭塞不通流也，或痛痒，或麻痹，或手足缓弱。"

痹证的病因病机

《内经》认为，痹证是多种外邪共同作用的结果。在病因上，《素问·痹论》强调"风寒湿三气杂至，合而为痹也"。然而没有正气不足亦不会发生痹证，所以《灵枢·阴阳二十五人》有云"血气皆少则无须，感于寒湿，则善痹骨痛……血气皆少则无毛……善痿厥足痹"，指出血气不足，不耐邪袭是痹证发生的内在因素。因此《素问·痹论》在论述肢体痹时说"荣卫之气，亦令人痹乎……逆其气则病，从其气则愈，不与风寒湿气合，故不为痹"，提出外因风寒湿之邪，只有在内因营卫之气逆乱的情况下，才有机会侵入机体而发生肢体痹。

脏腑痹亦是在先有脏腑之内伤的基础上痹邪内传而成。即首先就邪气而言是肢体痹日久不愈，各在其所主之时复感于风寒湿邪而发脏痹，说明不仅邪气存在而且邪气较盛。另外《素问·痹论》云："阴气者，静则神藏，躁则消亡。饮食自倍，肠胃乃伤。"又在阐述六腑痹发生的病机时云："此亦其食饮居处，为其病本也。"旨在说明若五脏所藏之神躁扰妄动，必致所藏阴精损耗，正气不足。而饮食不节，起居失常，造成肠胃损伤亦是引发六腑痹的内在病理基础。因此只有脏腑先伤，风寒湿邪才有内舍之机。

痹证的分类

按病因分类

根据感邪偏重和病邪性质之不同，分为行痹、痛痹、着痹、热痹。

行痹

行痹指以感受风邪为主的痹证，临床以肢节酸痛、游走无定处为特点，亦称风痹。《素问·痹论》云："其风气胜者为行痹。"因风性善行而数变，居无定处，故行痹疼痛游走无定处。

痛痹

痛痹指以感受寒邪为主的痹证，临床以疼痛剧烈、痛处固定为特点，亦称寒痹。《素问·痹论》云："寒气胜者为痛痹。"因寒为阴邪，其性收引凝滞，故痛痹疼痛剧烈而部位固定。《素问·痹论》亦云："痛者寒气多也，有寒故痛也。"

着痹

着痹指以感受湿邪为主的痹证，临床以痛处重滞不移，或顽麻不仁为特点，亦称湿痹。《素问·痹论》云："湿气胜者为着痹也。"因湿性重着黏滞，致病缠绵难愈，故着痹疼痛重着麻木，病邪难去。

热痹

热痹指以感受风寒湿邪，若患者体质偏热，则易产生热郁湿阻为主的痹证，临床以疼痛剧烈、痛处红肿灼热为特点。《素问·痹论》云："其热者，阳气多，阴气少，病气胜阳遭阴，故为痹热。"

按形体部位分类

根据受邪季节和部位不同，分为五体痹，即骨痹、筋痹、脉痹、肌痹和皮痹。

骨痹

骨痹因外感风寒湿邪，肾虚内亏，不能生髓养骨而致痹证。临床以骨重不可举，骨沉重酸痛为特点。《素问·痹论》云：“痹在于骨则重。”明代马莳注曰：“骨重难举，髓中酸疼，而寒冷气至，病成骨痹。”

筋痹

因其病变部位在筋为筋痹，临床以筋脉拘急而骨节疼痛为特点。《素问·痹论》云：“痹……在于筋则屈不伸。”《素问·长刺节论》亦云：“病在筋，筋挛节痛，不可以行，名曰筋痹。”清代张志聪注曰：“诸筋皆属于节，故筋挛节痛；病在筋者，屈而不伸，故不可行也。”

脉痹

因心气不足，风寒侵袭血脉，使血脉凝滞而发为脉痹，临床以肢体血流不畅，局部疼痛，遇寒加重为特点。《素问·痹论》云：“以夏遇此者为脉痹……在于脉则血凝而不流。”明代马莳注曰：“心主夏，亦主脉，心气衰，则三气入脉，故名之曰脉痹。”

肌痹

因寒湿侵于肌肉之间，寒则脉凝，湿则阻滞气血而发为肌痹，临床以肌肉顽麻不仁或疼痛为特点。《素问·痹论》云：“以至阴遇此者为肌痹……在于肉则不仁。”明代张介宾注曰：“太阴者湿土之气也，湿邪有余，故为肉痹，寒湿在脾，故为寒中。”

皮痹

因风寒湿邪乘肺，卫表不固而侵袭皮肤，留而不去，营卫受阻而发为皮痹，临床以皮寒、麻木不仁为特点。《素问·痹论》云：“以秋遇此者为皮痹……在于皮则寒。”明代马莳注曰：“痹之所以不仁者，以其皮肤之中少气血以为之营运，故皮顽不动而为不仁也。”

按脏腑分类

由五体痹久不愈发展为肾痹、肝痹、心痹、脾痹、肺痹之五脏痹。

若风寒湿气中于脏腑之俞穴，兼内有食饮伤及脏腑，形成肠痹、胞痹之六腑痹。实为脏腑功能失调之证。

肾痹

因骨痹不愈，复感于邪或寒湿内侵于肾而发为肾痹。其临床表现以浑身肿胀，活动受限，甚则能坐不能行，或能俯不能仰为特点，兼有遗溺。如《素问·痹论》云："肾痹者，善胀，尻以代踵，脊以代头。"

肝痹

因筋痹不已，重感于风寒湿三气，内舍于肝，肝气闭结，气机不畅，疏泄失常，发为肝痹。临床以夜卧多惊、口渴多饮、小便频数、腹胀满如怀妊之状为特点，兼有乏力。如《素问·痹论》云："肝痹者，夜卧则惊，多饮数小便，上为引如怀。"

心痹

因脉痹不愈，重感于风寒湿邪，则内舍于心，心气闭结，心阳不宣，发为心痹。临床以心脉瘀滞，心悸不宁，气喘，甚则胸痛引背为特点。如《素问·痹论》云："心痹者，脉不通，烦则心下鼓，暴上气而喘，嗌干善噫，厥气上则恐。"

脾痹

因肌痹不已，重感风寒湿三气，内舍于脾，脾气闭结，运化失职，发为脾痹。临床以胸膈痞满、肌肉消瘦、呕吐清水等为特点，兼有皮肤干劲憔悴。如《素问·痹论》云："脾痹者，四肢解墯，发咳呕汁，上为大塞。"

肺痹

因皮痹不已，重感于风寒湿三气，内舍于肺，肺气闭结，宣降失和，发为肺痹。临床以喘息、呼吸不利、胸满、气逆而呕等为特点。如《素问·痹论》云："肺痹者，烦满喘而呕。"

六腑痹的分类论述并不全面，仅以肠痹、胞痹为主。肠痹因风寒湿邪侵袭大肠、小肠，发为肠痹。临床上以数饮水而小便不利，肠鸣飧泄为特点。如《素问·痹论》云："肠痹者，数饮而出不得，中气喘争，时发飧泄。"胞痹因风寒湿邪侵于膀胱，则为胞痹。临床上以少腹膀胱按之疼痛，小便短涩、灼热等为特点。如《素问·痹论》云："胞痹者，少腹膀胱按之内痛，若沃以汤，涩于小便，上为清涕。"

按发病特点分类

根据症状特点的不同，分为众痹、周痹。

众痹

"风寒湿气，客于外分肉之间"，导致津液迫聚为痰，痰聚则"排分肉而分裂也"，产生痹证之疼痛。其疼痛在人身之上下左右呈阵发性，"左右相应"对称，并"各在其处"说明疼痛部位较为固定，但"更发更止"，时止时休，变化不定而且较快，但并不是周身性游走。明代张介宾曰："各在其处，谓随聚而发也，不能周遍上下，但或左或右，更发更休，患无定处，故曰众痹。"

周痹

周痹病位则"在于血脉之中"，经脉痹阻不通则产生相应症状，其疼痛遍及全身，"随脉以上，随脉以下"，是以游走性疼痛为临床特点的一类痹证。明代张介宾注曰："能上能下，但随血脉而周遍于身，故曰周痹，非若众痹之左右移易也。"

痹证的治疗

《内经》中提出"循脉之分，各有所发，各随其过"的循经、随病、随痛取穴的治疗原则，并在具体实施过程中注重结合脏腑之腧穴、合穴进行针刺。

行痹，针刺治疗，明代张介宾曰"在分肉间痛而刺之，谓随痛所在，求其络而缪刺之也"；方药治疗，可选用《类证治裁》防风汤。

痛痹，针刺治疗，《灵枢·寿夭刚柔》提出火焠药熨之法，提出"刺布衣者，以火焠之，刺大人者，以药熨之"；方药治疗，可选用《类证治裁》加减五积散。

着痹，针刺治疗，《灵枢·四时气》提出针刺足三里穴；方药治疗，可选用《类证治裁》川芎茯苓汤加黄芪、白术，或除湿蠲痹汤加蚕砂、防己、薏苡仁。

热痹，方药治疗可根据湿与热的程度不同，选用宣痹汤、清热渗湿汤、加味二妙散及白虎加桂枝汤等。

筋痹，针刺治疗，《灵枢·官针》提出用恢刺和关刺之法，明代马莳注曰“恢刺，以针直刺其旁，复举其针前后，恢荡其筋之急者，所以治筋痹也”，“关刺，直刺左右手足，尽筋之上，正关节之所在，所以取筋痹也”；方药治疗，可选《张氏医通》羚羊角散。

肌痹，针刺治疗，《灵枢·官针》提出用合谷刺法，明代马莳注曰“合谷刺，左右用针如鸡足然，针于分肉之间，以取肌痹”；方药治疗，可选除湿蠲痹汤加减。

皮痹，针刺治疗，《灵枢·官针》载用毛刺法，清代张志聪注曰“毛刺者，邪闭于皮毛之间，浮浅取之”；方药治疗，可选黄芪建中汤合羌活胜湿汤加减。

脉痹，以“血实宜决之”为原则，可选用当归四逆汤合活络效灵丹之类。

骨痹，针刺治疗，《灵枢·五邪》提出可选涌泉、昆仑穴，《灵枢·官针》提出用短刺和输刺法，短刺即慢慢进针，并摇动针体使针深入至骨，上下提插，以摩擦其骨；输刺即将针直入直出，取穴少、刺得深而留针久。方药治疗，可选用右归饮合肾着汤。

心痹，针刺治疗可选神门、心俞或根据《灵枢·官针》提出的偶刺法治疗，即当其痛所，一针刺于胸前，一针刺其背部；方药治疗，可选《证治准绳》五痹汤加远志、茯苓、麦门冬、水牛角。

肝痹，针刺治疗可选太冲、曲泉穴；方药治疗，可选《类证治裁》五痹汤加枣仁、柴胡。

肺痹，针刺治疗可选太渊、尺泽穴；方药治疗，可选《类证治裁》五痹汤加半夏、杏仁、麻黄、紫菀。

脾痹，针刺治疗可选太白、阴陵泉穴；方药治疗，可选《类证治裁》五痹汤加厚朴、枳实、砂仁、神曲。

肾痹，针刺治疗可选太溪、阴谷穴；方药治疗，可选《辨证奇闻》肾痹汤加减。

肠痹，针刺治疗可选曲池、小海穴；方药治疗，可选《证治准绳》五苓散加桑皮、木通、麦门冬或吴茱萸散。

胞痹，针刺治疗可选委中、束骨穴；方药治疗，可选《证治准绳》肾著汤、肾沥汤。

众痹，针刺治疗，《灵枢·周痹》提出“痛虽已止，必刺其处，勿令复起”；方药治疗，可选麻黄散加术汤之类。

周痹，针刺治疗，《灵枢·周痹》提出“痛从上下者，先刺其下以过之，后刺其上以脱之；痛从下上者，先刺其上以过之，后刺其下以脱之”；方药治疗，可选《类证治裁》蠲痹汤加桂枝、白术、狗脊、薏苡仁，或《丹溪心法》上中下痛风方。

综上所述，治疗痹证总原则为祛除风寒湿之外邪，内调逆乱的营卫之气。以上各种治疗方法可供临床参考。

十三、水肿分析

水肿证因水泛滥肌肤而浮肿，《内经》称为“水”“水胀”。《灵枢·水胀》对水肿症状进行了描述，云：“水始起也，目窠上微肿，如新卧起之状，其颈脉动，时咳，阴股间寒，足胫肿，腹乃大，其水已成矣。以手按其腹，随手而起，如裹水之状，此其候也。”《素问·水热穴论》云：“上下溢于皮肤，故为胕肿，胕肿者，聚水而生病也。”此证以水湿泛滥，渗于肌肤，表现以头面、眼睑、四肢、腹背浮肿为特征。

水肿的病因病机

水为阴，阴为患乃是阳之过，而阳之病，总责之于虚与实两端，即阳虚不化与阳气郁结均可致水湿不化，而为水肿。至于导致人体阳虚与阳郁的原因，《内经》又认为有多种，总之内干于肺、脾、肾、三焦等脏腑，以致脏腑功能失调，水湿停滞而成。《素问·水热穴论》云：“其本在肾，其末在肺。”明代张介宾曰：“凡水肿等证，乃肺、脾、肾三脏相干之病。盖水为至阴，故其本在肾；水化于气，故其标在肺；水惟畏土，故其制在脾。今肺虚则气不化精而化水，脾虚则土不制水而反克，肾虚则水无所主而妄行。”

外感病因

《素问·平人气象论》云：“面肿为风。”水肿可由风邪袭表或久居湿地、冒雨涉水等引起。风为六淫之首，多侵袭肺卫，肺失通调，风水相搏而致水肿。《素问·六元正纪大论》云：“湿胜则濡泄，甚则水闭胕肿。”《素问·至真要大论》亦云：“诸湿肿满，皆属于脾。”指出若外感水湿，水湿内侵，困遏脾阳，脾胃失其升清降浊之能，水无所制，发为水肿。

内伤病因

多由饮食不节或先天禀赋不足、久病劳倦等所引起。《素问·水热穴论》云："勇而劳甚则肾汗出，肾汗出逢于风，内不得入于脏腑，外不得越于皮肤，客于玄府，行于皮里，传为胕肿"；"肾者，胃之关也，关门不利，故聚水而从其类也"。若过食肥甘厚味，久则湿热中阻，损伤脾胃；或因营养不足，脾气失养，以致脾运不健，水湿壅滞，而致水肿。若先天禀赋薄弱，肾气亏虚，膀胱开合不利，气化失常；或后天劳倦纵欲无节，损伤脾肾，水泛肌肤，发为水肿。

水肿的分类

《内经》中关于水肿证的名称有"风水""石水""涌水""溢饮"等。现根据水肿证的症状及病因病机的不同，简述如下。

风水证

《灵枢·论疾诊尺》云："视人之目窠上微痈，如新卧起状，其颈脉动，时咳，按其手足上，窅而不起者，风水肤胀也。"明代张介宾注曰："目窠，目下卧蚕处也。痈，壅也，即新起微肿状。颈脉，人迎脉也。窅而不起，按之有窝也。是即风水肤胀之外候。"风水即外感于风而致水肿，可见风水当有表证，其病本在肾，常见面目浮肿，小便不利，咳嗽，身体疼痛，恶风，脉浮等。

溢饮证

《素问·脉要精微论》云："肝脉……其耎而散，色泽者，当病溢饮。溢饮者，渴暴多饮，而易入肌皮肠胃之外也。"清代张志聪注曰："其不及而色泽者，当病溢饮。《金匮要略》云：夫病水人，面目鲜泽，盖水溢于皮肤，故其色润泽也。肝主疏泄，肝气虚而渴暴多饮，以致溢于皮肤肠胃之外而为饮也。"肝主疏泄，肝气虚，疏泄失职，则脾湿胜运化无权，水溢为浮肿。溢饮其症多见水饮泛溢于四肢肌肤，水蓄皮下则皮肤薄泽而光亮。

石水证

《灵枢·邪气脏腑病形》云："肾脉……微大为石水，起脐已下至小腹腄腄然。"《素问·阴阳别论》亦云:"阴阳结斜,多阴少阳,曰石水,少腹肿。"明代张介宾注曰:"肾脉……若其微大,肾阴亦虚,阴虚则不化,不化则气停水积而为石水。"寒水之邪凝聚于少腹,水为阴类,故少腹胀满而有重坠之感。石水其症多见少腹重坠肿胀为主。

涌水证

《素问·气厥论》云:"肺移寒于肾,为涌水。涌水者,按腹不坚,水气客于大肠,疾行则鸣濯濯,如囊裹浆,水之病也。"清代张志聪注曰:"肾位水脏,肺主生原,是以肺之寒邪,下移于肾,而肾之水气,反上涌于肺矣。大肠乃肺之腑,肺居膈上,故水气客于大肠,疾行则鸣濯濯有声,如以囊裹浆者,水不沾流,走于肠间也。"肺脏受邪下传于肾,肾病则气不化水,水饮停聚,又自下上涌于肺,肺与大肠相表里,水湿渗溢于大肠,则水聚为涌水。涌水其症多见腹部胀满,按之不坚硬,似皮囊裹水。

脾病水肿

《素问·脉要精微论》云:"脾脉……耎而散色不泽者,当病足骱肿,若水状也。"明代张介宾注曰:"若其耎散而色不泽者,尤属脾虚。脾经之脉,从拇指上内踝前廉,循胻骨后,交出厥阴之前,故病足胻肿若水状者,以脾虚不能制水也。"脾主运化,脾虚湿困,津液不行,停滞为水,水湿泛溢为肿。其症多以足跗肿较重为主。

阳虚浮肿

《素问·生气通天论》云:"因于气为肿,四维相代,阳气乃竭。"明代张介宾注曰:"因于气者,凡卫气营气脏腑之气,皆气也,一有不调,均能致疾。四维,四肢也。相代,更迭而病也。因气为肿,气道不行也。四肢为诸阳之本,胃气所在,病甚而至四维相代……其为阳气之竭可知。"气为阳,阳能化气,气化则水行。阳虚则气衰,气衰则水不行,水聚为肿。此症较重,多见四肢浮肿更迭发生,时肿时消,缠绵难愈。另外《素问·水热穴论》所云"地气上者属于肾,而生水液""肾者,胃之关也,关门不利,故聚水而从其类也",说的也正是肾阳虚衰所致的水肿。

阳郁水肿

《素问·汤液醪醴论》云:"其有不从毫毛而生,五脏阳以竭也。"唐代王冰注云此句为“五脏阳气衰竭”之义。程士德主编的《内经讲义》则认为“竭，阻遏之意。五脏阳气被阻，遏抑不布，津液不化，于是聚而为水肿”。其症表现为实证，虚象不显，肿势急迫。

三焦闭塞水肿

《灵枢·五癃津液别》云：“阴阳气道不通，四海闭塞，三焦不泻，津液不化，水谷并行肠胃之中，别于回肠，留于下焦，不得渗膀胱，则下焦胀，水溢则为水胀。”明代张介宾注曰：“此津液之为水胀也。三焦为决渎之官，膀胱为津液之腑，气不化则水不行，所以三焦不能泻，膀胱不能渗，而肿胀之病所由作。”水肿日久，三焦闭塞，水液不行，气不化水，不能渗注膀胱，则水湿停滞。其症以腹部、下肢肿胀为主。

水肿的治疗

由上所述可见，水肿总的病机在于阳虚与阳郁，脏腑以肾、肺、脾为主，故《内经》对于水肿的治疗虽有很多具体的论述，但总以调和阴阳，温阳、补阳、通阳为总原则，故以调节肾、肺、脾脏腑功能为手段，《素问·汤液醪醴论》提出“平治于权衡”即强调了这一点。具体而言，又提出了“去菀陈莝”“开鬼门”“洁净腑”“微动四极”“温衣”“缪刺其处”等治疗原则与方法。开鬼门即发汗的方法；洁净腑即利小便；去菀陈莝其义有二，其一为排除体内郁积过剩的水液，其二为去除血脉中陈旧郁积之意。《灵枢·小针解》云：“宛陈则除之者，去血脉也。”即针刺放血之法。微动四极，唐代王冰注曰：“微动四肢，令阳气渐以宣行。”清代张志聪注曰：“温衣，以暖肺气；缪刺，以调血气。”总体治疗原则以温阳调气行水为主。

在针刺治疗方面，《素问·骨空论》与《素问·水热穴论》提出“水俞五十七穴”之说，即治水的针刺穴位五十七处。具体分为三组：第一组在尻上，共二十五穴。尻骨向上，共有五行，脊椎为中行，督脉两傍各一行，外侠两旁各一行，每行五穴。第二组在伏菟上，共二十穴。第三组在踝上，左右各一行，每行六穴，共十二穴。临床上，以此五十七穴治疗水肿具有较好的治疗效果。同时，《灵枢·四时气》也提出了放腹水的方法，对后世治疗腹水有启发作用。

在方药治疗方面，风水证，以疏风利水之法，可选择《金匮要略》中提出的越婢汤或防己黄芪汤加减；溢饮证，以发汗利水、调理肝脾之法，可选择《金匮要略》之大、小青龙汤加减；石水证，以温肾祛寒、化气利水之法，可选择真武汤加减；涌水证，以温肾宣肺、通阳利水之法，可选择五苓散加减；脾病水肿，以温阳健脾利水之法，可选择实脾饮加减；阳虚浮肿，以温肾助阳利水之法，可选择济生肾气丸合真武汤加减；三焦闭塞水肿，以通利三焦、化瘀行水之法，可选择血府逐瘀汤加减。应用活血化瘀的方法治疗水肿，揭示了血液瘀滞和水液内停之间的内在联系，即由于津血互化的生理联系，水液内停和血液瘀滞之间存在着互为因果的病理联系。因此，祛瘀血之法可促进血行，从而进一步推动津液运行而消除水肿。

十四、厥证分析

厥，逆也。《内经》有关"厥"的名目繁多，含义各异，主要有两层含义：一为病名，泛指以猝然昏倒、不省人事为主要临床表现的一种病证；二为脏腑经络气血逆乱，阴阳之气不相顺接之病机。因此，《内经》所论厥证的概念比较广泛，并非单指突发昏厥之证。

厥证的病因病机

《内经》认为厥证的病因分为外因、内因两部分，主要由于脏腑经脉阴阳失调，气机逆乱，升降失常所致。人体脏腑经络阴阳气血，若协调则正气充足、不受邪侵，若失调则会出现病理现象。

外感病因

《内经》认为外感寒湿、风邪、火热之邪等皆可阻遏气血运行，阴阳二气不相接续导致厥证。如《灵枢·五色》云："厥逆者，寒湿之起也。"《素问·五常政大论》云："火政乃宣，庶类以蕃……其动铿禁瞀厥。"

内伤病因

《内经》认为导致厥证的内因主要有体虚劳倦、酒色过度、情志失常等，上述致病因素影响人体后，气血阴阳之气逆乱，升降失常致厥。如《素问·脉解》云："少阴不至者，厥也。"《灵枢·本神》也明确记载："肾气虚则厥。"亦如薄厥之证，《素问·生气通天论》云"大怒则形气厥而血菀于上，使人薄厥”，大怒则气血逆乱而发病。

厥证的分类

《内经》根据厥证的病因病机、临床表现不同，分为如下几类。

阴阳暴乱之晕厥证

煎厥

《素问·生气通天论》云：“阳气者，烦劳则张，精绝，辟积于夏，使人煎厥。”此证因夏季阳气亢盛，若过度烦劳，则阳热灼阴，阴精虚竭，气血逆乱，发为晕厥，其临床特征有多发于夏季、晕厥、目盲耳闭、汗出不止等。

薄厥

《素问·生气通天论》云：“阳气者，大怒则形气绝而血菀于上，使人薄厥。”此证由于情志太过，暴怒伤肝，肝气上逆，血随气逆，上迫清阳而致，其临床特征有多在情绪激动后发病、晕厥、肢体运动失常等。

卒痛晕厥

《素问·举痛论》云：“寒气客于五脏，厥逆上泄，阴气竭，阳气未入，故卒然痛死不知人，气复反则生矣。”此证由于寒邪侵犯五脏，寒盛伤及阳，五脏阳气上越而泄，进而阴气独盛，寒凝气滞而致，其临床特征多有剧烈疼痛后发为晕厥、不省人事等。若疼痛缓解后，晕厥可恢复。

暴厥

《素问·大奇论》谓：“脉至如喘，名曰暴厥，暴厥者，不知与人言。”此言暴厥之脉多急数。明代张介宾注曰：“喘者，如气之喘，言急促也。暴厥，谓猝然厥逆而不知人也。”《素问·通评虚实论》亦云：“凡治消瘅仆击，偏枯痿厥，气满发逆，甘肥贵人，则高梁之疾也……暴厥而聋，偏塞闭不通，内气暴薄也。”表明此证可由饮食失调，过食膏粱厚味之品所致，阴阳、气血暴乱引发突然晕厥。其临床特征多表现为突然昏倒、不知人事、耳聋、大小便失禁、脉数等。

尸厥

《素问·缪刺论》云：“邪客于手足少阴、太阴、足阳明之络，此五络皆会于耳中，上络左角。五络俱竭，令人身脉皆动而形无知也，其状若尸，或曰尸厥。”明代张介宾注曰：“五络俱竭，阴阳离散也。身脉皆动，筋惕肉瞤也。上下离竭，厥逆气乱，昏愦无知，故名尸厥。”此证由于邪客手少阴心经、足少阴肾经、手太阴肺经、足太阴脾经、足阳明胃经，若此五脉经气衰竭，不能上营于头，则全身经脉变动，气血不行，清窍闭塞，阴阳乖乱，五脏之神离脏，其形若尸，而致尸厥。其临床特征多有深度昏迷、四肢强直、颤动不已、昏不知人等。

阴阳极至之厥

此证主要是以下肢的寒热异常而言，与后世云寒厥、热厥的概念不同。

寒厥

《素问·厥论》云：“阳气衰于下，则为寒厥……春夏则阳气多而阴气少，秋冬则阴气盛而阳气衰。此人者质壮，以秋冬夺于所用……气因于中，阳气衰，不能渗营其经络，阳气日损，阴气独在，故手足为之寒也。”隋代杨上善注“寒厥”云：“下，谓足也。足之阳气虚也，阴气乘之，足冷，名曰寒厥。”阳衰则寒，表示阴阳失衡。春夏阳气多而阴气少，秋冬阴气多而阳气少，寒厥手足冷之人，其人形体壮盛，如秋冬房事太过，则伤肾阴，肾精虚则上争脾胃之气。明代张介宾注曰：“阳气者，即阳明胃气也。四肢皆禀气于胃，故阳虚中，则不能渗营经络而手足寒也。”此证因肾阴虚衰，脾胃不足，内中虚寒所致，主要根源在肾。其临床特征有寒从足上膝等。

热厥

《素问·厥论》云：“阴气衰于下，则为热厥……酒入于胃，则络脉满而经脉虚；脾主为胃行其津液者也，阴气虚则阳气入，阳气入则胃不和，胃不和则精气竭，精气竭则不营其四肢也。此人必数醉若饱以入房，气聚于脾中不得散，酒气与谷气相薄；热盛于中，故热遍于身，内热而溺赤也。夫酒气盛而慓悍，肾气有衰，阳气独胜，故手足为之热也。”由于饮酒过度，或饱后入房，既伤脾胃又伤肾阴。酒气与谷气相搏于中焦，湿热内盛，热生于中，胃中不和则不得卧。入房太过则伤肾阴，则肾气日衰，阴精衰于下，热盛于内，手足则热。此证因阳气胜、阴气虚所致，其临床特征多有手足热、失眠、小便黄等。

脏腑经脉气血逆乱之厥

此证为气上逆而厥，与四肢厥逆、不省人事之晕厥均不同。

胃气上逆

《素问·举痛论》云："寒气客于肠胃，厥逆上出，故痛而呕也。"胃气宜降，以降为和。此证由寒气侵犯肠胃，胃气不降反而上逆，脾阳不升则气机紊乱所致。其临床特征多有胃脘冷痛，干呕或呕吐清水，腹泻等。

肺气上逆

《素问·五脏生成》云："咳嗽上气，厥在胸中。"肺气以肃降为顺，若肺失清肃，可发为肺气上逆之证。其临床特征多有咳嗽、气喘等。

肝气逆

《素问·举痛论》云："怒则气逆，甚则呕血及飧泄。"若情志太过，大怒伤肝，肝失条达而致肝气上逆之证。其临床特征多有呕吐血沫，泻下完谷不化等。

风厥

《内经》所言风厥之证含义有二。其一，《素问·阴阳别论》云："二阳一阴发病，主惊骇背痛，善噫善欠，名曰风厥。"即肝气郁滞，横逆犯胃，致胃失和降之证。其临床特征多有嗳气、困乏、呵欠等。其二，《素问·评热病论》云："有病身热，汗出烦满，烦满不为汗解，此为何病？……汗出而身热者风也，汗出而烦满不解者厥也，病名曰风厥。"清代张志聪注曰："风热不去，则伤动其肾气而上逆，逆于心则心烦，乘于脾土则中满，病名曰风厥，谓因风邪而使肾气厥逆也。"故此证可称为肾气厥逆，因风邪侵犯太阳，邪热内传少阴所致。其临床特征多有汗出、心烦等。

六经之厥

《素问·厥论》详述了手足六经之厥逆，从所描述的症状来看，均为经气厥逆的病理表现，包括多种病证，多为该经及其脏腑的病变。《灵枢·经脉》《素问·经脉别论》等篇对此亦有论述。太阳经气厥逆，其临床特征多见头肿而痛、足不能行、眩晕仆倒、咳喘气急、呕血等；阳明经气厥逆，其临床特征多见神志不清、妄言妄语、大声呼叫、腹满失眠、胸闷气喘等；少阳经气厥逆，其临床特征多见耳聋、颊肿、胁痛、小腿及足活动不便、关节屈伸不利等；太阴经气厥逆，其临床特征多见腹满腹胀、纳呆、大便不利、心痛痛彻腹部、小腿挛急等；少阴经气厥逆，其临床特征多见口干、尿赤、腹满、心痛、呕吐、大便清稀等；厥阴经气厥逆，其临床特征多见少腹肿痛、阴囊收缩、足胫内热、小便不利等。由此可见，上述厥逆之症状并非臆测，对临床实际有指导意义，也是进行经络辨证的一个范例。

厥证的治疗

厥证的病因病机、临床症状各有特点，《内经》根据其不同指出应采取不同的治疗方法，如热熨、针刺、药物等。治疗煎厥，可选用镇肝熄风汤加减以平肝降逆。治疗薄厥，可选用五磨饮子或通瘀煎、化肝煎之类以平肝降气，引血下行。治疗卒痛晕厥，可选用苏合香丸、四味回阳饮以辛温开窍，回阳救逆。治疗暴厥，可选用涤痰汤以豁痰开窍。治疗尸厥，《素问·缪刺论》云："鬄其左角之发，方一寸，燔治，饮以美酒一杯，不能饮者灌之，立已。"可通行经络，消瘀利窍，和畅气血。药物治疗，可选苏合香丸灌之。治疗寒厥，《内经》主张热熨、针刺治疗。《灵枢·终始》云："刺寒厥者，二阳一阴。"明代马莳注曰："刺寒厥者，补阳经两次，泻阴经一次，盖阳盛则阴退，寒当自去矣。"方药治疗，可选用四逆汤类以温阳散寒。治疗热厥，《灵枢·终始》云："刺热厥者，二阴一阳。"明代马莳注曰："刺热厥者，补阴经二次，泻阳经一次，盖阴盛则阳退，热当自去也。"方药治疗，可选用大补阴丸、左归饮等以滋阴潜阳。治疗胃气上逆，可选用良附丸加味以温胃散寒降逆。治疗肺气上逆，可选用三拗汤、止嗽散加减以宣肺止咳降逆。治疗肝气逆，可选用柴胡疏肝散加味以疏肝理气降逆。治疗风厥，肝木犯胃之风厥可用四逆散疏肝和胃；肾气厥逆之风厥，《素问·评热病论》云："表里刺之，饮之服汤。"明代张介宾注曰："阳邪盛者阴必虚，故当泻太阳之热，补少阴之气，合表里而刺之也。"治疗六经之厥，由于六经厥证病理表现多为该经循行部位以及相应脏腑功能异常的病变，因此并见于脏腑之气厥逆病证中，故不赘述。

十五、积聚分析

积聚，指腹内有积块的一种病证。积块固定，有形可查，痛有定处者为积证；积块不固定，时聚时散，痛无定处者为聚证。积聚又称为癥瘕，积证可称为癥，聚证可称为瘕。积与聚是同一病的两个证，从病理发展上，聚证可发展为积证。

积聚的病因病机

积聚的病理基础为气滞血瘀，总体由脏腑气机功能失调所致。《灵枢·百病始生》将积聚的病因病机进行了归纳总结，将其病因主要归纳为三个方面，分别是寒邪、饮食居处失调、情志太过，但总体不离外感、内伤两大途径，其发病的病理过程也归纳为寒侵、气逆、瘀血、津凝、痰滞几个方面的综合变化。

外感病因

感受外寒或寒湿之邪，常客于肠胃之外的膏膜络脉或侵犯人体之下部，寒聚日久，津凝血结，逐渐形成积聚证。如《灵枢·百病始生》云："积之始生，得寒乃生，厥乃成积也"；"虚邪之中人也……留而不去，传舍于肠胃之外，募原之间，留著于脉，稽留而不去，息而成积。"寒邪由皮毛而入，经肠胃膜原留著于经脉，导致气血瘀滞，日久成积。《灵枢·百病始生》又云："厥气生足悗，悗生胫寒，胫寒则血脉凝涩，血脉凝涩则寒气上入于肠胃，入于肠胃则䐜胀，䐜胀则肠外之汁沫迫聚不得散，日久成积。"清代张志聪注曰："悗，闷也。邪气厥逆于下，则足胫悗而不得疏利矣，悗则生寒，寒则血脉凝涩，而寒气上入于肠胃则胀，胀则肠外之汁沫迫聚不得散，日久而成积矣。"

内伤病因

忧怒情志太过或饮食、起居不节可致气机不畅，气滞血凝或损伤肠胃之络而成血瘀，引发积聚之证。《灵枢·百病始生》云："卒然外中于寒，若内伤于忧怒，则气上逆，气上逆则六输不通，温气不行，凝血蕴里而不散，津液涩渗，著而不去，而积皆成矣。"明代张介宾注曰："此言情志内伤而夹寒成积者也。寒邪既中于外，忧怒复伤其内，气因寒逆而成积，此必情性乖戾者多有之也。”可见，情志内伤，自身性格因素对积聚证的发生亦较为重要。《灵枢·百病始生》亦云：“卒然多食饮则肠满，起居不节，用力过度，则络脉伤……肠胃之络伤，则血溢于肠外，肠外有寒汁沫与血相抟，则并合凝聚不得散而积成矣。”暴饮暴食、劳伤过度损伤肠胃之络，瘀血与津聚共同导致积聚之证。

积聚的分类

《内经》根据积聚证积块存在的部位特征、病因病机及脉象分为以下数种。

肥气

《灵枢·邪气脏腑病形》云：“肝脉……微急为肥气，在胁下若覆杯。缓甚为善呕，微缓为水瘕痹也。”明代马莳注曰：“微急为肥气在胁下，若覆杯，盖肝素有积，其脉虽急而渐微也。肝脉微缓，则土不胜水，当成水瘕而为痹也，水瘕者水积也。”因肝气郁结，气滞血瘀而形成之证，属积证。其临床特征多有胁下突出若覆杯，如肌肉肥盛之状。

伏梁

《灵枢·邪气脏腑病形》云：“心脉……微缓为伏梁，在心下，上下行，时唾血。”清代张志聪注曰：“伏梁乃心下有余之积，故微主邪薄于心下也。心主血，热则上溢而时唾血也。”《素问·腹中论》亦云：“人有身体髀股胻皆肿，环脐而痛，是为何病？……病名伏梁，此风根也。其气溢于大肠而著于肓，肓之原在脐下，故环脐而痛也。”由上可见，《内经》中所载“伏梁”之证有两种，同属积证，但两者的症状、病机又有所不同。其一即为本证之义，心之积，因心气郁结，血瘀凝滞而成；其二为发病部位以腹部为主的肿块，因血瘀化脓，上可呕血，下可便血之证。心积之伏梁证，其临床特征多有肿块位于心下至脐，甚则达脐下，大如臂，状若桥梁。

息贲

《灵枢·邪气脏腑病形》云：“肺脉……滑甚为息贲上气。”明代马莳注曰：“肺得滑脉而甚则火盛病积，当为息贲之积，而其气上逆也。”此证属积证，为肺气郁结，气失宣降，气聚而成积，其临床特征多有右胁下肿块、呼吸气急、喘息不止。

膈中

《灵枢·邪气脏腑病形》云:“脾脉……微急为膈中,食饮入而还出,后沃沫。”明代马莳注曰:“若得急脉而微则木邪侮土,其在上为膈中,食饮入而还出,脾气不上通也。”此证属积证,为中焦脾胃之气升降失司,气滞不通而成积,其临床特征多有胃脘痞塞、饮食水谷入胃后复吐出。

贲豚

《灵枢·邪气脏腑病形》云:“肾脉……微急为沉厥,贲豚,足不收,不得前后。”清代张志聪注曰:“肾为生气之原,正气虚寒,则为沉厥。虚气反逆,故为贲豚。”此证属聚证,因肾寒气逆而致。其临床特征多有逆乱之气常从少腹下直冲心胸咽喉,时有时无,具有移动性。

血瘕

《素问·阴阳类论》云:“二阳三阴,至阴皆在,阴不过阳,阳气不能止阴,阴阳并绝,浮为血瘕,沉为脓胕。”二阳即为足阳明胃经,三阴即为手太阴肺经、足太阴脾经两经。此证属积证,因阴阳经气阻绝不通,气血瘀结而产生,其临床特征多有腹中肿块、脉浮。

石瘕

《灵枢·水胀》云:“石瘕生于胞中,寒气客于子门,子门闭塞,气不得通,恶血当泻不泻,衃以留止,日以益大,状如怀子,月事不以时下,皆生于女子。”此证属积证,由寒气客于子宫口,宫内恶血不泻凝聚而成,其临床特征多有腹大若有孕,月经不调或闭经,甚或淋漓不止。

肠瘤

《灵枢·刺节真邪》云:“虚邪之中人也……其入深……有所结,气归之,卫气留之,不得反,津液久留,合而为肠溜。”此证属积证,由邪气侵犯于人体,卫气失常蓄积肠内,肠内津液与邪气相搏,久则津凝血结而成,其临床特征多为病程长,可达数年,腹痛,肿块按之柔软,进而发展可逐渐坚硬,便秘。

筋瘤

《灵枢·刺节真邪》云:“虚邪之入于身也深……有所疾前筋,筋屈不得伸,邪气居其间而不反,发于筋溜。”此证属积证,由邪气聚结,气血凝聚不通,发在筋形成赘瘤,其临床特征多有赘瘤凸起,盘曲状若蚯蚓。

肠覃

《灵枢·水胀》云："肠覃何如？……寒气客于肠外，与卫气相搏，气不得荣，因有所系，癖而内著，恶气乃起，瘜肉乃生。"此证属积证，由寒气客于肠外，与卫气相搏，气血环流不畅，遂生恶气，乃生肿物，其临床特征多有腹部胀满如怀孕，推之可移，按之坚硬，月经正常。

积聚的治疗

关于积聚具体的辨证论治，《内经》论述较少，但后世医家治疗此证莫不遵从《内经》所载之治疗大法。积聚早期，邪盛正不虚，以《素问·至真要大论》所载"坚者削之，客者除之""结者散之，留者攻之""中满者泻之于内"等为治法；积聚后期，患者多虚弱，不经攻伐，如癌症晚期患者，多出现恶液质，因此以"劳者温之""损者温之"等为治法。其具体治疗方法可归纳为祛寒降逆、活血化瘀、消痰导滞等。值得注意的是，《素问·六元正纪大论》提出"大积大聚，其可犯也，衰其大半而止"，说明治疗积聚始终要注意顾护人体正气，攻伐药物不可过用。

治疗肥气，《素问·奇病论》明确提出"此不妨于食，不可灸刺。积为导引服药，药不能独治也"。即应以导引、服药等综合方法论治肥气，单从药物方面而言，可选金代李东垣之肥气丸，主要药物组成为厚朴、黄连、柴胡、炮干姜、皂角、白茯苓、人参、炙甘草、昆布等。治疗心积之伏梁证，可选桂枝茯苓丸加减以祛寒行气、活血利水。治疗息贲，可选小陷胸汤加味以宣肺降气、化痰散结。治疗膈中，可选膈下逐瘀汤加减以活血化瘀、和胃降逆。治疗贲豚，可选择桂枝加桂汤以温肾降冲。治疗血瘕，可选择桃核承气汤加减以活血散结。治疗石瘕，可选择血府逐瘀汤加减以祛瘀散结。治疗肠瘤，可选六磨汤加减以导滞通便，理气化痰。治疗筋瘤，可选择穿山甲散加减，主要药物组成为穿山甲、大黄、鳖甲、干漆、川芎、当归尾、芫花等，以行气化瘀，软坚散结。治疗肠覃，可选择少腹逐瘀汤加减以化瘀软坚。

十六、汗证分析

《内经》认为，汗为人体之津，属于人体五液之一。《灵枢·决气》云："腠理发泄，汗出溱溱，是谓津。"汗由水谷精气所化生。《素问·评热病论》云："人所以汗出者，皆生于谷，谷生于精。"汗本身为人体正常的生理现象，其形成的机理在于阳气蒸发阴津所致，正如《素问·阴阳别论》所云"阳加于阴谓之汗"。但若汗出过甚、自汗不止、夜间盗汗或当汗出而不出皆为病理现象，从而形成汗证。《内经》中所论汗证涉及的名称较多，如"魄汗未尽""炅汗""绝汗""灌汗""夺汗""漏泄""汗注不止""汗大泄"等皆为病理因素导致的汗大出；"肾病者……寝汗出"，寝汗即为夜间盗汗；亦有"夏暑汗不出""身热无汗"等皆为当汗出而无汗的病理现象。

汗证的病因病机

由于汗形成的机理在于"阳加于阴"，故汗证的关键病机则在于阴阳失调，即阳偏盛或阴偏虚，因此阳可扰动阴津而为汗证；阴偏盛或阳偏虚，则阳气失固亦可为多汗；但若外邪束表，阳气失宣或阳气郁阻则无汗。《内经》认为导致阴阳失调的原因有很多，又总不外内因、外因之途，从脏腑而言，虽《内经》有"五脏化液，汗为心之液"之说，但又不仅仅只与心有关，与肺、肝、脾、肾均有关系。

外感病因

《内经》认为导致汗证的外感病因主要有暑、热、风、湿之邪。《素问·生气通天论》云："因于暑，汗，烦则喘喝。"《素问·举痛论》云："炅则腠理开，荣卫通，汗大泄，故气泄。"清代张志聪注曰："天之阳邪，伤人阳气，阳气外泄，故汗出也。"《灵枢·营卫生会》云："外伤于风，内开腠理，毛蒸理泄，卫气走之，固不得循其道……命曰漏泄。"明代张介宾注曰："风为阳邪有外热也。热食气悍，因内热也。热之所聚，则开发腠理，所以毛蒸理泄而卫气走之，故不循其常道也。"《素问·痹论》云："其多汗而濡者，此其逢湿甚也，阳气少，阴气盛，两气相感，故汗出而濡也。"清代高世栻曰："其人身亦阳气少，阴气盛。湿，阴类也。阴气盛而逢湿，是两气相感，故汗出而濡湿也。”《素问·阴阳应象大论》又云：“阳胜则身热，腠理闭……汗不出而热。”论及表有邪而无汗之证。《素问·生气通天论》云：“汗出偏沮。”谓应汗而半身无汗，因邪气阻滞，正气不能周行全身所致。

内伤病因

《内经》认为导致汗证的内伤因素主要包括情志失调、过劳饱食等。由于这些因素的影响，使脏腑阳气内动或脏腑之气升腾散越，进而导致阴阳失调发为汗证。正如《素问·经脉别论》云“饮食饱甚”“惊而夺精”“持重远行”“疾走恐惧”“摇体劳苦”，分别发为“汗出于胃”“汗出于心”“汗出于肾”“汗出于肝”“汗出于脾”之证。

汗证的分类

《内经》对汗证的论述内容丰富，后世医家通过研究，具体的分类方法亦有不同。结合汗证发病症状及病因病机不同，主要有以下几种。

热甚汗证

《内经》称为炅汗或者大汗、汗大泄。《素问·举痛论》《素问·生气通天论》均指出暑热病邪为患，而致热甚汗出。唐代王冰注曰：“人在阳则舒，在阴则惨。故热则腠理开发，荣卫大通，津液外渗而汗大泄矣。”《素问·疟论》亦云：“夏伤于大暑，其汗大出。”《灵枢·经脉》云：“胃足阳明之脉……温淫汗出。”明代张介宾注曰：“热蒸于表则津泄，故腠理开而汗出。”皆指出暑热导致人体阳气偏盛，腠理开而致汗证。其特点为多发生在暑热季节，阳热太盛，汗出甚多。

风热汗证

《内经》称为漏泄，此证外感风邪而体内有热，风热共致而汗出如漏，发为漏汗。《灵枢·营卫生会》云：“人有热，饮食下胃，其气未定，汗则出……外伤于风，内开腠理……故命曰漏泄。”另，《素问·风论》有“漏风”证名，同漏汗基本相同。其特点为风邪袭表后而发，汗出往往与恶风并见。

阳虚自汗

《素问·脉要精微论》云：“肺脉……耎而散者，当病灌汗，至今不复散发也”“阴气有余，为多汗身寒”。明代张介宾注曰：“肺脉……若奭而散，则肺虚不敛，汗出如水，故云灌汗。汗多亡阳，故不可更为发散也。”此证亦可由湿气盛导致。如《素问·痹论》云：“阳气少，阴气盛……故汗出而濡也。”体表之阳，腠理固密，若体表阳虚或肺失宣降，腠理开张，发为阳虚自汗。其特点为汗出淋漓，如水出不止。

盗汗

《内经》称之为“寝汗”。其机理有二：其一，《素问·脏气法时论》云：“肾病者……寝汗出，憎风。”唐代王冰注曰：“肾邪攻肺，心气内微，心液为汗，故寝汗出……汗复津泄，阴凝玄府，阳烁上焦，内热外寒，故憎风也。”由此，此处经文所论盗汗，由肾气虚与肾阳虚所致。其二，《素问·评热病论》云：“阴虚者，阳必凑之，故少气时热而汗出也。”指出因阴虚，虚火内扰，津液不能收敛亦可发为盗汗。两者皆有睡眠时汗出而醒后汗止，但兼症多有不同。肾阳虚盗汗多兼见胫肿、喘咳、身重、憎风等症；肾阴虚盗汗多兼见心烦口干、五心烦热、舌红苔少等症。

绝汗

《灵枢·经脉》云：“六阳气绝，则阴与阳分离，离则腠理发泄，绝汗乃出。”明代张介宾注曰：“汗本阴精，固于阳气，阳气绝则阴阳离决，而腠理不闭，脱汗乃出。”阴阳离决，阳气将脱。其特点为见于危重病人，汗出淋漓，其汗如珠如油。

脏腑汗

除去前文论述的肺气虚自汗、肾阳虚寝汗，《内经》还有以下数种脏腑汗证。

心病汗出

惊吓而致心神受损，心液外泄而为汗证。《素问·经脉别论》云：“惊而夺精，汗出于心。”此证汗出可兼见心悸、怔忡、多梦等心神失养之证。

肺病汗出

邪热蕴肺，迫精外泄而为汗证。《素问·脏气法时论》云：“肺病者，喘咳逆气，肩背痛，汗出。”《灵枢·邪气脏腑病形》亦云：“肺脉……缓甚为多汗……头以下汗出不可止。”肺热而致汗出与肺气虚所致灌汗机理不同，此证头以下汗出不止，可兼见咳嗽、哮喘、肩背疼痛等症。

肝病汗出

过劳伤筋、恐惧伤魂均伤肝，肝伤而汗出。《素问·经脉别论》云："疾走恐惧，汗出于肝。"此证汗出可兼见目涩、口燥咽干、两胁隐痛等肝阴虚之证。

脾病汗出

劳倦耗气伤脾，脾气受损，腠理开合失司而汗出。《素问·经脉别论》云："摇体劳苦，汗出于脾。"此证汗出可兼见面色萎黄、四肢无力等脾气虚之证。

胃病汗出

饮食过饱易伤胃，胃气受伤，营卫失和而汗出。《素问·经脉别论》云："饮食饱甚，汗出于胃。"此证汗出可兼见胃脘饱胀、纳呆不适等胃气受损之症。

肾病汗出

负重远行伤骨伤肾，肾气虚而汗出。《素问·经脉别论》云："持重远行，汗出于肾。"此证汗出可兼见神疲乏力、尿频等肾气虚之证。

无汗

《内经》认为其机理有三：其一，阳盛灼伤阴津，导致阴不足，化汗无源；其二，外邪束表，阳气失宣；其三，邪气伏遏，阳气郁阻，导致腠理闭塞而汗不出。正如《灵枢·刺节真邪》云："阴气不足则内热，阳气有余则外热……腠理闭塞则汗不出，舌焦唇槁腊干，嗌燥。"《素问·阴阳应象大论》又云："阳胜则身热，腠理闭……汗不出而热。"《素问·生气通天论》云："汗出偏沮。"此三者所致无汗临床症状多有不同，化汗无源之无汗证兼见舌焦、嘴唇干燥、咽干等症；表邪所致无汗证兼见头痛、恶寒、发热等症；阳气郁阻之无汗证可见半身无汗，日久可致半身不遂等症。

汗证的治疗

《内经》所论汗证内容丰富，但由于总机理是阴阳关系，故以调阴阳为主，具体而言，应根据病因病机分别论治。热甚汗证当清热止汗，可选白虎汤类。风热汗证当疏风清热以固表，可选玉屏风散加减。阳虚自汗当益气温阳敛汗，可选生脉散酌加附子等。盗汗，阳虚盗汗当温肾止汗，可选《类证治裁》之黄芪汤，药物组成有黄芪、熟地、茯苓、天冬、麻黄根、肉桂、龙骨、五味子、麦冬、防风；阴虚盗汗当滋阴降火止汗，可选当归六黄汤类。绝汗当回阳固脱，可选大剂参附汤或参附龙牡汤之类。脏腑汗，心病汗出当养心安神，可选天王补心丹之类；肺病汗出当清泻肺热，可选泻白散等；肝病汗出当滋养肝阴，方剂可选一贯煎等；脾病汗出当补脾益气，可选补中益气汤等；胃病汗出当健胃消积，可选保和丸等；肾病汗出当补肾气敛汗，可选《杂病源流犀烛》所载五味子汤，药物组成有五味子、山茱萸、龙骨、牡蛎、首乌、远志、五倍子、地骨皮。无汗，阳盛伤阴者当清热养阴、润燥生津，可选增液承气汤或玉女煎等；邪气伏遏者当疏表散邪，可选香薷饮或白虎加桂枝汤之类；阳气郁阻者当通阳行气，可选补阳还五汤等。

十七、偏枯分析

偏枯，又称为偏风，即肢体偏废、半身不能随意活动之证；属于《内经》风证的范畴，在诸多篇章中均有论述，如《素问·生气通天论》《素问·风论》《素问·热论》《素问·大奇论》等。值得注意的是，《内经》所指偏枯，不能等同于西医学的心脑血管病所致的偏瘫，亦包括其他外在因素而致的脑或脊髓疾患所引起的半身不遂。

偏枯的病因病机

偏枯之证，属于风证之一，探究其病因，《内经》中有外风、内风之分。后世医家自金元始，皆将内风作为偏枯的主要病因，不提外风所致的偏枯。虽然诸多医家对内风的认识丰富了偏枯病因病机部分的内容，但也不应忽略《内经》所提出的外风致病之说。

外因风邪侵犯人体，从皮毛而入，或偏中脏腑之背俞穴，导致营卫气血虚衰，筋骨失于濡养而发为偏枯。正如《素问·风论》所云："风之伤人也……或为偏枯……风中五脏六腑之俞，亦为脏腑之风，各入其门户所中，则为偏风。"清代张志聪注曰："风邪偏客于形身而为偏风也。门户者，血气之门户也……如各入其门户而中其血气者，则为偏枯，谓偏入于形身之事也。"

内因若情志太过、饮食不节，引发热郁气滞，痰热生风，风火痰热内盛或素体肝肾阴虚之人，阳亢生风，气血上逆皆可发为偏枯。正如明代张介宾所曰：“人于中年之后，多有此证，其衰可知。经云人年四十而阴气自半，正以阴虚为言也。”亦有阳虚不能布化精微，筋脉失养所致者；或因心胃两虚，气血运行不畅，气滞血瘀而发病者。

偏枯的分类

外风偏枯

《灵枢·刺节真邪》云：“虚邪偏客于身半，其入深，内居荣卫，荣卫稍衰，则真气去，邪气独留，发为偏枯。”《灵枢·九宫八风》亦云：“其有三虚而偏中于邪风，则为击仆偏枯矣。”明代张介宾注曰：“虚邪若中于半身，其入深而重者，则荣卫衰，真气去，乃发为偏枯，若邪之浅者，亦当为半身偏痛也……乘年之衰，逢月之空，失时之和，是谓之虚……邪风，非时不正之风也。击仆，为风所击而仆倒也。然必犯三虚而后为此病，则人之正气实者，邪不能伤可知矣。”外风所致偏枯之证，侵犯虚人之体，通过不同途径感受风邪后使偏侧经脉阻滞，气血运行受阻，筋脉失于濡养，从而发病。其临床特征可见半身肢体麻木，活动不便，恶寒、发热、肢体拘急、关节酸痛等。

风痱

《灵枢·热病》云：“痱之为病也，身无痛者，四肢不收，智乱不甚，其言微知，可治；甚则不能言，不可治也。”明代张介宾注曰：“痱亦风属，犹言废也。上节言身偏不用而痛，此言身不知痛而四肢不收，是偏枯，痱病之辨也。智乱不甚，其言微有知者，神气未为全去，犹可治也；神失，则无能为矣。”清代张志聪亦曰：“痱者，风热之为病也。”此证因风而肢体不用，实为内风所致。发热而耗伤肝肾之阴，阴虚风动，属肝风内动之证。正如《素问·脉解》云：“内夺而厥，则为喑俳，此肾虚也。”其临床特征可见半侧身体弛纵瘫痪，伴有不同程度的意识障碍等。若意识障碍较轻，尚有可医；若神志不清，昏迷不醒，意识障碍严重者，则预后不良。

饮食失节之偏枯

《素问·通评虚实论》云：“凡治消瘅仆击，偏枯痿厥，气满发逆，甘肥贵人，则高梁之疾也。”明代张介宾注曰：“消瘅，热消也。仆击，暴仆如击也。偏枯，半身不随也。痿，痿弱无力也。厥，四肢厥逆也。高梁，膏粱也。肥贵之人，每多浓味，夫肥者令人热中，甘者令人中满，热蓄于内，多伤其阴，故为此诸病。”生活安逸之人，体质多肥盛，饮食上多食膏粱厚味。肥人自身多痰湿，热胜于内，多伤及阴，气滞血瘀，因此易患消渴病、猝然跌仆晕厥、半身不遂、四肢痿废不用、四肢厥逆等。其临床特征有多发于体质肥盛之富贵人，可见半身不遂、胃脘不适等。

阳虚之偏枯

《素问·阴阳别论》云：“三阳三阴发病，为偏枯痿易，四支不举。”三阳为太阳，三阴为太阴，太阳为多气多血之经。若阳气盛则筋脉调和，阳气虚则不能运化精微，筋脉失于濡养，则发为偏枯。脾主四肢肌肉，运化水谷布散精微，若脾虚则四肢不得受水谷精微之濡润，其人必四肢痿弱不用。其临床特征多见半身不遂、身体瘦弱、四肢痿废等。

汗出偏沮之偏枯

《素问·生气通天论》云：“汗出偏沮，使人偏枯。”后世注家多有不同解释，其一为阳虚致偏枯。如清代张志聪注曰：“沮，湿也……汗出而止半身沮湿者，是阳气虚而不能充身遍泽，必有偏枯之患矣。”清代姚绍虞注曰：“……阳虚则气不周流，而汗出一偏，气阻一边，故云偏沮。”其二为阳郁致偏枯。如明代吴崑注曰：“沮，止也。身常汗出而偏止者，久久偏枯，半身不遂，此由中于风邪使然。”笔者认为阳郁致偏枯之义更符合临床实际，可参。其临床特征多见患侧无汗，半身不遂，健侧半身汗出，可以活动等。

心胃两虚之偏枯

《素问·大奇论》云：“胃脉沉鼓涩，胃外鼓大，心脉小坚急，皆鬲偏枯。”明代张介宾注曰：“沉鼓涩，阳不足也。外鼓大，阴受伤也。小坚而急，阴邪胜也。胃为水谷之海，心为血脉之主，胃气既伤，血脉又病，故致上下痞膈，半身偏枯矣。”此证为心胃两虚，气血运行不畅，筋脉失养所致之偏枯。其临床特征可见半身不遂，面色不荣，气短乏力等。

偏枯的治疗

《内经》对偏枯之证提出了辨证原则，即有中腠理、经络和脏腑之分，这为后世医家对中风的辨证论治奠定了基础。许多医家在总结前人经验的基础上，又有所发挥，对中风的发展做出了重大贡献。如清代王清任治疗中风，以“气虚血瘀，补气活血化瘀”立论，所创立的血府逐瘀汤、少腹逐瘀汤、补阳还五汤等方剂直至今日仍被临床所采用，特别是补阳还五汤在中风后期的治疗上效果明显。王永炎院士致力于中风与脑病的研究多年，提出针对中风急性期痰热证、痰热腑实证的化痰通腑汤，方中全瓜蒌与胆南星相配，清热化痰去中焦之浊邪；生大黄荡涤胃肠积滞，通腑化浊；芒硝软坚散结，助大黄通腑导滞。以上四药相合，化痰热、通腑气。笔者亦曾以大承气汤加减治疗一中风急性期患者，经通腑泄热后，患者神志恢复，日常生活基本能自理，疗效显著。可见，中风急性期标实症状突出，急则治其标，治疗当以祛邪为主，在恢复期或后遗症期，虚实夹杂，多为邪实未清而正虚已现，治宜标本同治，扶正祛邪。偏枯实为内科重证，应以多途径的治疗方法考虑综合施治，比如外治法、功能锻炼法等。

治疗外风偏枯，可选用金代刘完素之大秦艽汤（秦艽、甘草、川芎、当归、白芍药、细辛、羌活、独活、防风、黄芩、石膏、白芷、白术等）合半夏白术天麻汤加减以祛风化痰、养血通络。治疗风痱，宜选择针刺与药物并举的方法，当以金代刘完素之地黄饮子通少阴，息内风。针刺治疗上，上肢瘫痪取合谷、手三里、肩髃、肩贞、巨骨、养老；下肢瘫痪取肾俞、环跳、殷门、伏兔、风市、足三里、承山、昆仑、太溪；言语不利可取廉泉、哑门。亦可选择推拿治疗，进行辅助肢体恢复，其手法为推、按、捻、搓、拿、擦，取穴以患侧颜面、背部、四肢为重点。治疗饮食失节之偏枯，可选择苏合香丸合涤痰汤加减以温阳化痰，醒神开窍。治疗阳虚之偏枯，可选补阳还五汤以益气活血通络。治疗汗出偏沮之偏枯，可选大承气汤加味以通腑泄热除郁。治疗心胃两虚之偏枯，可选择参附汤合生脉散益气回阳。

第五讲
《黄帝内经》论诊治之法

诊法，即诊断疾病的原则和方法。《内经》中对于“视而可见”“听声音而知所苦”“言而可知”“扪而可得”望闻问切四诊均有论述，而且还提及“诊络法”、尺肤诊法及各家不同学说，反映了中医学“视其外应，以知其内脏，则知病所”的由表知里、知常达变的诊法观，是后世中医诊断学的基础，对于中医理论之发展具有重要意义及启示作用。治疗包括疾病的治疗思想、治疗原则和治疗方法。其中治疗思想即关于疾病的治疗观念，治疗原则即治疗疾病的法则与准绳，治疗方法即治疗疾病的方法与手段，治疗思想是形成治则治法及使用治疗手段的指导。《内经》对于治疗之思想、原则、方法不同层次均有论述，提出“治病必求于本”“因势利导”“间者并行，甚者独行”“三因制宜”等观点以及正治法、反治法等具体治疗措施，均对中医临床实践有着重要指导意义。

《内经》在长期医疗实践的基础上形成了独特的诊断、治疗疾病的原则和方法，是《内经》理论体系的重要组成部分之一，是当今中医临床诊疗理论的源头。临床实践中通过诊法收集病情、病史等资料，进行分析和判断，以此了解致病的原因，分析疾病的性质，掌握病情的变化，抓住疾病的本质，然后确立治疗原则，采用与之相对应的治疗方法，犹拔刺雪污、桴鼓相应，药到病除，是中医临床实践必不可少之环节。

一、望而知之

《难经·六十一难》云："望而知之谓之神，闻而知之谓之圣，问而知之谓之工，切脉而知之谓之巧。"指出望诊在中医四诊中的重要性。《内经》认为，人体是一个有机的整体，人体外在局部的病变，如面、舌体等可以影响到全身，而体内的气血、脏腑、经络等的病理变化，必然会在体表相应的部位反映出来。正如《灵枢·本脏》所云："视其外应，以知其内脏，则知所病矣。"而在望诊中以望色为主。因《素问·脉要精微论》云："夫精明五色者，气之华也。"《灵枢·邪气脏腑病形》云："十二经脉，三百六十五络，其血气皆上于面而走空窍。"可见，颜面之色与目之神气皆为脏腑经脉精气汇聚之处，也是其精气盛衰、功能强弱最集中、最显著的外在征象。因此，通过察色也就可以测知脏腑精气之常与变。

颜面之色

颜面之色分为常色和病色两类。常色指正常人的面色，光明润泽，含蓄而不显露，这是有神气、有胃气的表现，提示气血津液充足，脏腑功能正常。但这种常色会随禀赋不同、地域差异、工作环境不同、情绪、运动、日晒等因素而有偏红、偏白、偏黑、偏黄的差别，但只要不失明润含蓄的特征，就属常色。我国大多数民族属黄色人种，底色为黄色，正如《素问·五脏生成》所云"凡相五色之奇脉，面黄目青，面黄目赤，面黄目白，面黄目黑者，皆不死也"，指出观察面色，只要面色为黄色，目色为其他任何颜色均可以存活，同时也说明了胃气的重要性。

而临床察证，察的是不正常之色，即病色。病色则有善恶之分。所谓善色，指色光明润泽，虽病而脏腑精气未衰，胃气尚能上荣于面，多见于新病、轻病、阳证。如《素问·五脏生成》云："青如翠羽者生，赤如鸡冠者生，黄如蟹腹者生，白如豕膏者生，黑如乌羽者生。此五色之见生也。"所谓恶色，即指色枯槁晦暗，说明脏腑精气已衰，胃气不能上荣于面，多见于久病、重病、阴证。如《素问·五脏生成》云："故色见青如草兹者死，黄如枳实者死，黑如炲者死，赤如衃血者死，白如枯骨者死。此五色之见死也。”《素问・脉要精微论》亦云“不欲如赭”“不欲如盐”“不欲如蓝”“不欲如黄土”“不欲如地苍”。以上均为对恶色很形象的描述，其病预后多凶险。

此外，《素问・脉要精微论》提出：“夫精明五色者，气之华也。赤欲如白裹朱，不欲如赭；白欲如鹅羽，不欲如盐；青欲如苍璧之泽，不欲如蓝；黄欲如罗裹雄黄，不欲如黄土；黑欲如重漆色，不欲如地苍。”以具体实物的颜色作对比，形象化地阐明了依五色来判断五脏精气盛衰及五色“欲”与“不欲”的要点。欲，指五种颜色中，无论哪种颜色，当以明润光泽、含蓄不露为善、为顺，说明五脏精气、经脉气血未衰，或衰之不甚，患病尚轻，预后良；不欲，言五色无论哪种颜色，若枯槁晦暗、彰然外露为恶、为逆，说明五脏精气、经脉气血衰败，主病甚重，预后不良。一旦五脏精华毕露、浮越于外、毫无含蓄，则为坏象。显示胃气衰绝而五脏衰败，真气外泄，是疾病趋向死亡的先兆，后人谓之“真脏色”，多表现为“回光返照”“残灯复明”，故经曰“五色精微象见矣，其寿不久也”。

色诊部位与脏腑关系

《内经》分别在《灵枢・五色》和《素问・刺热》中论述色诊部位与脏腑的关系。《灵枢・五色》中有“明堂骨高以起，平以直，五脏次于中央，六腑挟其两侧，首面上于阙庭，王宫在于下极”，“五色各有脏部，有外部，有内部也”，“庭者，首面也；阙上者，咽喉也；阙中者，肺也；下极者，心也；直下者，肝也；肝左者，胆也；下者，脾也；方上者，胃也；中央者，大肠也；挟大肠者，肾也；当肾者，脐也；面王以上者，小肠也；面王以下者，膀胱子处也；颧者，肩也；颧后者，臂也；臂下者，手也；目内眦上者，膺乳也；挟绳而上者，背也；循牙车以下者，股也；中央者，膝也；膝以下者，胫也；当胫以下者，足也；巨分者，股里也；巨屈者，膝膑也。此五脏六腑肢节之部也，各有部分”。其部位具体于面部，如下图所示。

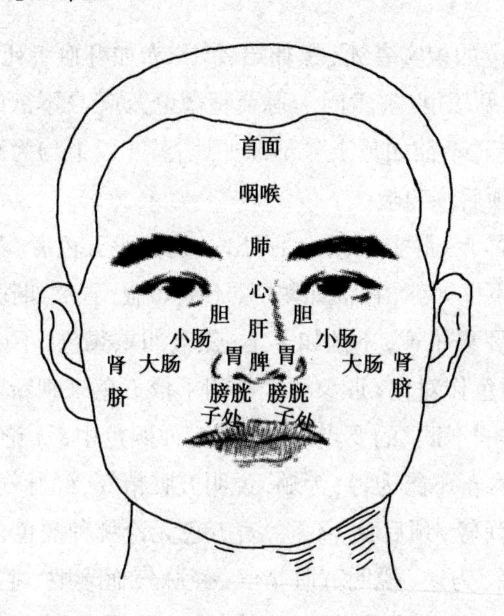

《素问·刺热》则结合颜面配属脏腑确定了疾病的位置："肝热病者，左颊先赤；心热病者，颜先赤；脾热病者，鼻先赤；肺热病者，右颊先赤；肾热病者，颐先赤。病虽未发，见赤色者刺之，名曰治未病。"指出不同脏腑发生热病所对应的颜面部位是不同的，其中肝与颜面的左颊相应，心与额部相应，脾与鼻部相应，肺与右颊相应，肾与下颌部相应。

以上两种方法，也可以说是《内经》关于面部分候脏腑的两种不同学说，均可以作为临床诊断的参考。一般内伤杂病多应用《灵枢·五色》面部分候脏腑，而外感热病则多按《素问·刺热》面部分候脏腑。

五色主病

病色可分为青、赤、黄、白、黑五种，分别见于不同的脏腑和不同性质的疾病。《内经》认为人与自然界是一个有机的整体，五色也归属于五行系统中，分别与五脏相对应。如《灵枢·五色》云："青为肝，赤为心，白为肺，黄为脾，黑为肾。"关于五色主病所对应的疾病性质，《灵枢·五色》也进行了较为详尽的论述，如"五色之见也，各出其色部""青黑为痛，黄赤为热，白为寒，是谓五官"，即根据病人面部五色变化以诊察疾病。《灵枢·五色》又云："黄赤为风，青黑为痛，白为寒，黄而膏润为脓，赤甚者为血，痛甚为挛，寒甚为皮不仁。"明确了疾病的性质：色见黄赤，多属风类疾病；青黑色，多为血气凝滞，属于疼痛类疾病；色见白色，多属寒性疾病；色黄而局部软如膏，皮肤润泽的，为痈脓已成；赤色深的，为有留血。

观色要点

对于望面部的病色，除一般观青赤黄白黑各有所主之病外，《内经》更是总结了察色之浮沉、夭泽、散抟及上下四大要点。其临床诊断意义在于："察其浮沉，以知浅深"，以色浮者为病浅，色沉者主病深；"察其泽夭，以观成败"，据面部之夭枯与润泽判断病之预后；"察其散抟，以知远近"，以色散而不聚为病程短暂，色聚而不散为病程久远；"视色上下，以知病处"，以病色在面部上下脏腑肢节所应部位，了解病在之处。最后，再次强调医者察色当"积神于心"，聚精会神、专心致志，方可掌握疾病之发展变化，此与《素问・脉要精微论》"持脉有道，虚静为保"的精神一脉相承。

后世发挥

《内经》中对望色的详述与总结，对后世中医望诊学说的形成具有指导意义。清代汪宏《望诊遵经》据此而倡望诊十法——浮沉、清浊、微甚、散抟、夭泽，用以鉴别疾病之表里、阴阳，虚实、新久及轻重。其书就浮沉言："色显于皮肤间者，谓之浮；隐于皮肤内者，谓之沉。浮者，病在表；沉者，病在里。初浮而后沉者，病自表而之里；初沉而后浮者，病自里而之表。"就清浊言："清者清明，其色舒也；浊者浊暗，其色惨也。清者，病在阳；浊者，病在阴。自清而浊，阳病入阴；自浊而清，阴病转阳。"就微甚言："色浅淡者谓之微，色深浓者谓之甚。微者，正气之虚；甚者，邪气之实。自微而甚，则先虚而后实；自甚而微，则先实而后虚。"就散抟言："散者疏离，其色开也；抟者壅滞，其色闭也。散者病近将节，抟者病久渐聚。先抟而后散者，病虽久而将泽；先散而后抟者，病虽近而渐聚。"就夭泽言："气色滋润谓之泽，气色枯槁谓之夭。泽者主生，夭者主死。将夭而渐泽者，精神复盛；先泽而渐夭者，气血益衰。"这些论述极大地发展和丰富了《内经》望色诊病之内容。

总之，《内经》望诊方面的内容是极为丰富的，其中尤以色诊的内容最具特色，其注重面部五色的望诊，并且从整体观念出发，重视其动态变化以及出现的不同部位，为后世中医望诊理论的发展奠定了坚实的基础，也成为后世医家研究色诊的重要依据，充分体现了《内经》望诊理论体系的精髓所在。

二、诊脉方法

《内经》是古代各种学说、各个学派的综合产物，反映在诊脉上，就是以切脉的不同方法为主导的诊脉、察病的不同体系。之所以称它们为不同的学说，主要原因有三：其一，因同为诊察疾病的脉诊，而其方法却不同；其二，每一种方法都可以独立诊察全身疾病，而不需融合，而且它们之间具有矛盾性、排他性；其三，每一种方法都有自己的理论和实际内容。总结《内经》的诊脉，主要有以下几种学说，现分述之。

脏腑经脉遍诊法

脏腑经脉遍诊法是《内经》诊法的一个重要内容。《素问·大奇论》详细地论述了心脉、肝脉、肾脉、肺脉、脾脉的大、小、缓、急、沉、涩、滑、结所出现的各种病证，指出五脏脉表现不同、主病不同，同时也指出“三阳急为瘕，三阴急为疝，二阴急为痫厥，二阳急为惊”，明确提出太阳、太阴、少阴、阳明脉弦急所主的各种病证。这就在五脏脉之外又提出了膀胱与胃的脉象变化。而众所周知，《内经》并无寸口各部分属脏腑之论，如果这样那必然就有某些其他部位可以诊察心脉、肝脉、十二经脉等。这些部位实际上就是各条经脉的“动脉”之处，《内经》中也明确记载了诊察动脉来测知各条经脉的情况。如《素问·病能论》云：“帝曰：有病怒狂者……何以知之？岐伯曰：阳明者常动，巨阳、少阳不动，不动而动大疾，此其候也。”唐代王冰注曰：“不应常动，而反动甚者，动当病也。”说明《内经》认为正常情况下膀胱、胆的动脉搏动程度不及阳明胃经，若其动甚则为异常。但这并非说十二经中只有肺、肾、胃经搏动，而其余不动，只是强调肺、肾、胃三脏腑较之他脏搏动剧烈，在十二经中的重要地位。这实际也正提出了十二经动脉诊察法的注意点。另外《难经·一难》更明确指出：“十二经皆有动脉。独取寸口，以决五脏六腑死生吉凶之法，何谓也？”说明《难经》以前确有诊察十二经动脉之法，而《难经》则提倡十二经动脉中独取手太阴动脉寸口之法，这实是一个飞跃，但并不能因此而否定并无诊察十二经动脉之法。可见《内经》时代五脏六腑、十二经脉都有一定的脉象表现，而根据这些脉象表现就可以测知脏腑经脉的病变。

三部九候法

三部九候法与脏腑经脉遍诊法所不同的是，它运用了天地人的观点，把人看成是自然界的一个缩影，而分成上中下天地人九个部分，认为这九个部分可以反映生活在自然界中的人的情况，地分九野，人脉亦有九处，以天人相应。具体所候部位见表1。

表1

	天	地	人
上	头角	口齿	耳目
中	肺	胸中	心
下	肝	肾	脾胃

这较脏腑经脉遍诊法精简而富于理论，更前进了一步，另外又由于切诊部位较之简单，故这一方法在《内经》时代相当盛行。如《素问·离合真邪论》云："审扪循三部九候之盛虚而调之，察其左右上下相失及相减者，审其病脏以期之。不知三部者，阴阳不别，天地不分。"《素问·八正神明论》还提出能否按三部九候脉指导诊治，作为判断医生技术水平的标志。可见三部九候法作为《内经》脉学的一个重要学派是当之无愧的。三部九候候病的方法主要是观察脉与形体是否相应、上下左右相失与不相失、上中下三部相互调和与不调和。如《素问·三部九候论》云："形盛脉细，少气不足以息者危。形瘦脉大，胸中多气者死……参伍不调者病。三部九候皆相失者死。上下左右之脉相应如参舂者病甚。上下左右相失不可数者死。中部之候虽独调，与众脏相失者死。中部之候相减者死。"说明上中下三部脉象互相调和则不病，反之，形气相失，参伍不调，上下左右脉不相应，至数错乱，不可数者则谓病甚或死证。另外，这一方法的每候之脉还反映相应部位的病变情况，临证时还要根据九候脉象，察其是否独大、独小、独疾、独迟、

独热、独寒、独陷下，如果脉失其常，而见到独大、独小等则为病脉，视其出现的部位，来判断病位、病性和预后。

人迎、寸口对比脉法

人迎为足阳明胃经所主，寸口脉为手太阴肺经所主。《灵枢·四时气》说："气口候阴，人迎候阳。"人迎为阳经之脉主表，旺于春夏；气口为阴经之脉主里，旺于秋冬。所以在正常情况下，人迎寸口与四时相应，春夏人迎微大，秋冬寸口微大。正如《灵枢·禁服》云："寸口主中，人迎主外，两者相应，俱往俱来，若引绳大小齐等。春夏人迎微大，秋冬寸口微大，如是者名曰平人。"可见人迎寸口对比脉法，一是把人迎、寸口与春夏秋冬结合起来进行对比，春夏人迎微大、寸口微小，秋冬寸口微大、人迎微小，否则为病脉，如《素问·脉要精微论》云："反四时者，有余为精，不足为消。"详见表2。

表2

四时	正常	有余	不足
春夏	人迎大寸口小	寸口大邪气盛	人迎小正气虚
秋冬	寸口大人迎小	人迎大邪气盛	寸口小正气虚

另一种方法就是人迎与寸口的脉象对比。历代注释，大多认为它是以人迎和寸口两处的脉象同正常人比较，即可确定病变发生在何脏腑经脉。如人迎脉比正常人大一倍（即经文所说一盛），就表示病在少阳；寸口脉比正常人大一倍，就表示病在厥阴等。也就是说，人迎脉是同正常人的寸口作比较，寸口脉是同正常人的人迎脉作比较。人迎寸口对比法的第三个运用方法是通过诊察各自的脉象来区别病在内在外。如《灵枢·五色》云："切其脉口滑小紧以沉者，病益甚，在中；人迎气大紧以浮者，其病益甚，在外。其脉口浮滑者，病日进；人迎沉而滑者，病日损。其脉口滑以沉者，病日进，在内；其人迎脉滑盛以浮者，其病日进，在外。"可见这种脉法是可以诊察全身表里内外、十二经脉病变的。

独取寸口法

《内经》提出独取寸口法，其理论基础在于肺有"主治节"之功能、

“朝百脉”之性质，又同脾胃密切联系的特点。《内经》认为，诊察寸口脉，主要是察脉之长、短、迟、数、滑、涩、浮、沉、细、节律不整等，分析它的主病及多种病脉合并的临床意义。如《素问·平人气象论》中就论述了多种寸口脉太过与不及以及其主病，来辨别病位、病性。

但值得注意的是，《内经》虽然提出“独取寸口”，但并未解决寸口分寸、关、尺三部及其脏腑经脉脉位配属问题，寸口脉诊手法也不全面。其中对于《素问·奇病论》“尺脉数甚”的理解，一些注家认为是寸口的尺部脉数，如清代张琦注曰“脉数为热，尺脉数甚是肾热也”，而若据《难经·十三难》“脉数，尺之皮肤亦数”（编者注：此“数”字当为传写之误）的论述，此“尺数”仍可理解为尺肤数，就此而论，《素问·至真要大论》的“三阴在下，则寸不应；三阴在上，则尺不应”也可以理解为“寸”是寸口，“尺”是尺肤。当然也有多数注家在注“尺不应”时，作为尺部脉不应。因此对于《内经》中是否已将寸口分为寸部和尺部尚有分歧见解，有待进一步探讨。而《难经》却解决了寸口分寸、关、尺三部及其与脏腑经脉配属等一系列问题，进一步发展了“独取寸口”，使之更加完善。因此，可以认为《难经》是这一派别的继承者，它也正是察局部以知整体的代表者。由于种种原因，《内经》以后，这一派逐渐取代了脉诊其他学说而占了主导地位，但随之而来的，这一派中对于寸口寸关尺三部分属脏腑脉位又出现分歧，尤其是小肠脉位，如《脉经》认为在左寸，《景岳全书》却指为右尺，《医宗金鉴》则定在左尺，此类分歧很多，难以枚举。说明在这一派别中又有一些新的小派别。这也正说明了任何科学的发展都是在争鸣中前进的。

《内经》中还有一些脉诊法，如人迎趺阳和参脉法、颈脉诊水肿法、少阴神门诊妊子法以及足踝上五寸诊法等，这些或因为它们是属于脏腑遍诊法中某一部的具体运用而仅能诊察相应脏腑的情况，不能独立诊察全身病变；或因为记载太简单、缺乏理论、实际运用也较少，如《素问·三部九候论》的足踝上五寸诊法，因没有得以保存及流传，这些诊法也只能称之为一种方法，均不能称之为一种学说。

综上所述，以上四种以切脉的不同方法为主导的、诊脉察病的不同体系，实为《内经》脉学的各个派别，也是《内经》时代中医脉学的各家学说。

三、气口成寸

《素问·五脏别论》所论“气口独为五脏主”，与《素问·经脉别论》提出的“气口成寸，以决死生”，讲述的都是后世医家推崇的、至今沿用不衰的“寸口”诊脉法。

气口又称脉口、寸口，即两手桡骨头内侧桡动脉的诊脉部位。如明代张介宾云：“气口之义，其名有三。手太阴肺经脉也。肺主诸气，气之盛衰见于此，故曰气口。肺朝百脉，脉之大会聚于此，故曰脉口。脉出太渊，其长一寸九分，故曰寸口。是名虽三而实则一耳。”其机理可以总结归纳为以下几个方面：

首先，寸口脉属于手太阴肺经，而肺主气、主治节和肺朝百脉。肺主气是指通过肺呼吸自然界清气，并与水谷之气相结合而为宗气，宗气具有推动脉中气血运行的功能；肺主治节是指肺能调节脏腑气血，使之正常运行而不紊乱；肺朝百脉是由于肺脉为十二经脉之始终，全身经脉气血都要朝会于肺，然后在肺的宣降作用下，通过“百脉”将气血、津液、水谷精微运行到各脏腑器官。因此，五脏六腑的盛衰情况，必然会在肺脉上反映出来。

其次，寸口脉是肺脉气血最旺盛、经气流注最显著的部位，最能反映出肺的变化。寸口脉是肺经的经渠、太渊穴位，经渠是肺经的经穴，太渊是肺经的输穴。《难经·六十四难》云：“所注为输，所行为经。”即指出经穴和输穴是人体五输穴中气血行经流注最旺盛之处，最能反映本经、本脏的情况。不仅如此，太渊又是人体八会穴之一脉之大会，为气血流注最为显著的浅表部位。因此，寸口脉的脉搏变化是最显著和具有代表性的，信息量最大，选择此处作为脉诊部位，最容易诊查出经脉气血的变化。

再次，寸口脉与脾胃气联系密切，能反映脾胃的盛衰变化。寸口脉虽为手太阴肺经的动脉，但手太阴肺经起于中焦。如《灵枢·经水》云：“肺手太阴之脉，起于中焦，下络大肠，还循胃口，上膈属肺。”正是这种生理上的联系，脾运化水谷精微，必先上输于肺，通过肺朝百脉再输送到全身，故肺经寸口脉就能反映脾胃的盛衰变化，所以《素问·五脏别论》云“五脏六腑之气味，皆出于胃，变见于气口”，并称“气口亦太阴也”。

这里的“太阴”实则指的是足太阴脾。五脏六腑、四肢百骸都是依靠脾胃这一后天之本输送水谷精微来供养，胃气的盛衰强弱直接影响到脏腑精气之盛衰，通过诊脉可以诊测脾胃之气的盛衰变化，进而了解脏腑生理功能状态以及相应的病理变化，从而也提高了寸口脉的诊断价值。因此，切脉诊病时，往往把测定脉中有无“胃气”作为一项极其重要的内容，

同时，寸口脉还能反映肾气的变化。手太阴肺经的输穴“太渊”有代替原穴的作用，正所谓“输原合一”。而原穴正是先天原气（元气）所灌注之处。《难经·六十六难》云：“然脐下肾间动气者，人之生命也，十二经之根本也，故名曰原。”肾间动气（元气）通过三焦到达全身，并发挥其生命活动的原动力的强大作用。三焦运行元气到达“原穴”，而“太渊”是肺经的原穴，当然也就能反映肾脏元气的变化情况。

综上所述，手太阴肺经为十二经脉流注之始，加之肺朝百脉、主一身之气，故与十二经脉、五脏六腑、全身气血都有着密切的生理联系，诊寸口脉可察知宗气、水谷精气、元气的变动情况，又可了解五脏六腑的功能动态，所以是诊脉的最理想部位，也是中医学重要的诊疗方法。

值得说明的是，《内经》在“人与天地相参”思想的指导下，取自然界有“天地人”以应“九野”的观点，将人体分为上、中、下三部，每部又分天、地、人三候，合为九候。每候分主相应的脏腑组织器官，从而建立了《内经》三部九候诊脉法，这是一种全身遍诊之法。除三部九候遍诊法之外，《内经》还有独取寸口和人迎寸口对比等多种诊脉法。虽然《内经》提出了“气口独为五脏主”，但就《内经》中的论述而言，仍以三部九候遍诊法为主，而寸口脉法实际上至《难经》才臻于完善，并沿用至今。《难经》继承了《内经》“气口独为五脏主”的理论，进一步阐述了手太阴肺经寸口脉在十二经脉动中的重要地位，提出了“独取寸口”脉法。《难经·一难》开篇就明确提出：“十二经皆有动脉，独取寸口，以决五脏六腑死生吉凶之法，何谓也？然。寸口者，脉之大会，手太阴之脉动也。人一呼脉行三寸，一吸脉行三寸，呼吸定息，脉行六寸。人一日一夜，凡一万三千五百息，脉行五十度，周于身。漏水下百刻，荣卫行阳二十五度，行阴亦二十五度，为一周也，故五十度，复会于手太阴。寸口者，五脏六腑之所终始，故法取于寸口也。”故明代张介宾曰：“所以后世但诊气口，不诊人迎。盖以脉气流经，经气归于肺，而肺朝

百脉。故寸口为脉之大会，可决死生。"《难经》在提出"独取寸口"脉法的基础上，更将寸口脉分为寸关尺三部，将《内经》天地人的三部九候遍诊法演变为寸口脉寸关尺浮中沉三部取法。《难经·二难》云："尺寸者，脉之大要会也。从关至尺是尺内，阴之所治也；从关至鱼际是寸口内，阳之所治也。故分寸为尺，分尺为寸，故阴得尺中一寸，阳得寸内九分，尺寸始终，一寸九分，故曰尺寸也。"另《难经·十八难》云："脉有三部九候，各何所主之？然：三部者，寸、关、尺也。九候者，浮、中、沉也。上部法天，主胸以上至头之有疾也；中部法人，主膈下至脐之有疾也；下部法地，主脐下至足之有疾也。"至此，寸口脉寸关尺浮中沉的三部九候法才得以在临床中具体运用，并为后世医家所遵循。可见，《内经》的"气口独为五脏主"的理论对后世脉学的发展影响重大。

寸口诊脉法除了诊查方便之外，更重要的还是取决于它可以了解五脏六腑及人体各器官生理状态和病理变化，甚至还可以预测疾病的善恶吉凶的缘故，为后世"独取寸口"脉诊法的确立奠定了理论基础，以至于逐渐取代了全身三部九候遍诊法而成为中医学中最主要的诊脉法。

四、论诊络脉

络脉为人体经络系统重要的组成部分，除具有经络所共有的通行气血、沟通表里等作用之外，还具有渗濡灌注、沟通表里经脉、贯通营卫、津血互渗等作用。《灵枢·经脉》云："经脉十二者，伏行分肉之间，深而不见……诸脉之浮而常见者，皆络脉也。"络脉从经脉分出后，又逐层细分，形成由别络、浮络、孙络组成的网络层次。因络脉"不能经大节之间，必行绝道而出入，复合于皮中，其会皆见于外"，所以体内脏腑气血的盛衰皆可反映于体表的络脉。《灵枢·经脉》篇详细论述了络脉的特点及其色诊。

络脉诊法主要是通过观察体表络脉的颜色、形态等变化以诊断疾病的一种方法。诊络脉的部位，主要包括全身整体及局部络脉，如鱼际、目窍、腹部、指纹、舌下等。

诊全身整体络脉

络脉分阳络、阴络，其色随四时变化各异。正常状态下，经脉有常色，而络脉无常色。阴络之色随经脉而变，而阳络之色随四时寒热变化而不同。如《素问·经络论》所云："经有常色而络无常变也……心赤、肺白、肝青、脾黄、肾黑，皆亦应其经脉之色也……阴络之色应其经，阳络之色变无常，随四时而行也。寒多则凝泣，凝泣则青黑；热多则淖泽，淖泽则黄赤。此皆常色，谓之无病。五色具见者，谓之寒热。"值得注意的是，阳络浅表主外，多对应体表病变；阴络较深主里，多对应脏腑病变。

络脉其色随证候不同而有别。如《素问·皮部论》云："视其部中有浮络者，皆阳明之络也。其色多青则痛，多黑则痹，黄赤则热，多白则寒，五色皆见，则寒热也。"即络脉之色发青，且疼痛者，为气滞血瘀；伴有寒象者，则为寒凝血瘀；络见黑色者，为气血阻闭的痹证；皮寒色白者，为寒凝气虚血少；色见黄赤者，为热证或湿热壅滞；若五色杂见，则为阴阳不调、寒热错杂之证。可见，络脉其色变化与疾病有着相应的联系。

诊局部络脉

鱼际络脉

鱼际是手大指本节后肌肉丰厚之处，是手太阴肺经循行所过部位。肺主气，朝百脉，反映全身气血盛衰，而脾胃为气血生化之源，胃气强弱决定气血盛衰；又手太阴肺经起于中焦，胃气循脉上至于手太阴，故诊鱼际络脉可候胃气的变化。《灵枢·经脉》云："胃中寒，手鱼之络多青矣；胃中有热，鱼际络赤；其暴黑者，留久痹也；其有赤有黑有青者，寒热气也；其青短者，少气也。"即鱼际之络色青，为胃中有寒；鱼际之络色赤，为胃中有热；鱼际之络色黑，为胃中有寒；呈现黑色者，为邪留日久的痹痛；时赤时黑时青者，为胃肠寒热错杂；色青而短小者，为胃气虚少。明代张介宾注曰："诊络脉之色可以察病，而手鱼际之络尤为显浅易见也。寒则气血凝涩，凝涩则青黑，故青则寒且痛。热则气血淖泽，淖泽则黄赤，故赤则有热。手鱼者，大指本节间之丰肉也。于虽手太阴之部，而胃气至于手太阴，故可以候胃气。五色之病，惟黑为甚，其暴黑者，以痹之留久而致也。其赤黑青色不常者，寒热气之往来也。其青而短者，青为阴胜，短为阳不足，故为少气也。”

目窍络脉

《内经》论述了望目中脉络以诊断疾病的方法。如《灵枢·论疾诊尺》云：“诊目痛，赤脉从上下者，太阳病；从下上者，阳明病；从外走内者，少阳病。”以目中赤脉的走行方向推测病变的部位。《灵枢·寒热》云：“反其目视之，其中有赤脉，上下贯瞳子……死。见赤脉不下贯瞳子，可治也。”观察目中赤脉是否下贯瞳子以判断死生。

腹部络脉

《灵枢·水胀》记载了臌胀的诊断要点，指出：“鼓胀何如？岐伯曰：腹胀身皆大，大与肤胀等也，色苍黄，腹筋起，此其候也。”“腹筋起”即指腹部络脉青紫而暴露，为水液内聚，水停血瘀之征。

舌下络脉

自《脉诀》所载诊舌下之脉的重要性后，后世医家多有论述。《脉诀》云：“身重体寒热又频，舌下之脉黑复青，反舌上冷子死腹，当知见此母归冥。”明代王肯堂《证治准绳》对此注曰：“盖面以候母，舌以候子，今云子活，合以舌赤为是，若云舌青，则与前面赤舌青，母活子死之候相反。若胎先下，其子得活，如未下，子母俱亡。自身重体热寒又频至此，并不用脉，只以外候参诀子母生死，盖以临产脉不可定，但当以察色而知之。”清代萧埙《女科经纶》注曰：“凡妊妇身体沉重，胃气绝也。又体热寒栗频并，阳气衰，阴气盛也。若舌根下脉青黑，及舌反卷上，冰冷不温者，母子俱死之候。”可见，诊舌下络脉之色在女科尤为受到重视。

小儿食指络脉

即诊察小儿食指掌面表浅络脉。古称小儿指掌面络脉为指纹。小儿皮肤薄嫩，指纹比较明显，诊指纹对 3 岁以内的小儿有重要意义。此法始见唐代王超《水镜图诀》，是由《内经》诊鱼际络脉法发展而来。主要观察指纹颜色、形态和充盈度。正常指纹络脉色泽浅红，红黄相兼，隐于风关之内。疾病情况下，指纹浮现，多属表证；深沉多属里证。色淡多属虚证、寒证，紫红多属热证，青紫可见惊风、风寒、痛证、伤食、风痰等，黑色多属血瘀。指纹见于风关，即第一指节，示邪浅病轻；伸至气关，即第二指节，示邪深病重；延至命关，即第三指节，则病势危重；若直达指尖，称透关射甲，病更凶险，预后不佳。形态为单枝、斜形，多属病轻；弯曲、环形、多枝，多属实证病重。因此，指纹在一定程度上能反映出疾病性质和轻重。

诊络脉是中医学诊断部分的特色内容，具有重要临床实用价值。但值得注意的是，应用诊络脉法时，还需综合其他诊法四诊合参，全面掌握临床资料，才能确诊无误。

五、治病求本

《内经》中有一句非常著名的话，堪称中医思维的高度概括，那就是《素问·阴阳应象大论》中的“治病必求于本”。但是具体而言，“本”谓何也？

本，此指阴阳。因为阴阳是“天地之道也，万物之纲纪，变化之父母，生杀之本始”，而疾病的发生和发展变化的根本原因也就是阴阳的失调，所以“治病必求于本”，意为阴阳为自然万物之本，人为万物之一，疾病亦本于阴阳，故当求阴阳之本而治。

人的健康标准是什么？其中最重要的一点是《素问·调经论》提出的“阴阳匀平”“命曰平人”，《素问·生气通天论》提出的“阴平阳秘，精神乃治”，即人体阴阳和谐平秘，则健康无病；阴阳失调逆乱，则百病丛生。所以古人在治疗疾病时，首先想到的就是要使人体失调的阴阳气血恢复至和谐平秘状态，才能达到治疗目的，正如《素问·至真要大论》所云“谨察阴阳所在而调之，以平为期”。而要做到这一点，就必须在诊断上诊察阴阳的失调状况，在治疗上则重视纠正阴阳的偏盛偏衰。故此句从哲学的高度提示了治疗疾病的总则，即以调节阴阳为治疗总纲。就人体而言，这里的“阴阳”到底指的是什么？后世医家针对此句，又从不同角度进行阐发，对“治病必求于本”的内涵加以深化，这对于我们进一步深入理解及临床具体运用很有帮助。

肾阴肾阳为本

清代冯兆张在《锦囊秘录》中指出，“本”应为肾阴肾阳。其云：“人之有生，初生两肾，渐及脏腑，五脏内备，各得其职，五象外布，而成五官，为筋、为骨、为肌肉皮毛、为耳目口鼻、躯身形骸，然究其源，皆此一点精气，神递变而凝成之也。充足脏腑，固注元气者，两肾主之。其为两肾之用，生生不尽，上奉无穷者，惟此真阴真阳二气而已，二气充足，其人多寿：二气衰弱，其人多夭；二气和平，其人无病；二气偏胜，其人多病；二气绝灭，其人则死，可见真阴真阳者，所以为先天之本，后天之命。两肾之根，疾病安危，皆在乎此。学者仅知本气，而不知乘乎内虚；仅知治邪，而不知调其本气；仅知外袭，而不知究其脏腑；仅知脏腑，而不知根乎两肾；即知两肾，而不知由乎二气，是尚未知求本者也。"认为肾是人体生长发育的根源，肾中阴阳二气是否充足与和平关系到人的长寿、健康、病变、死亡，故提倡临床治病当时刻注意调节肾之阴阳。

脾肾为本

《灵枢・本神》在论述五脏虚实病变时明确提出五脏病变以脾肾为本的思想，该篇将五脏虚实所产生的病证表现分别列出，其中只有脾与肾的病变可以导致"五脏不安"。故《医宗必读》云："经曰：'治病必求于本。'本之为言根也、源也。世未有无源之流，无根之木。澄其源而流自清，灌其根而枝乃茂，自然之经也。故善为医者，必责根本，而本有先天后天之辨。先天之本维何，足少阴肾是也。肾应北方之水，水为天一之源。后天之本维何，足阳明胃是也。胃应中宫之土，土为万物之母。"此说将"本"与先后天之本结合，从脾肾的重要性及治病必注重调理脾肾为据论之，亦有临床指导意义。现临床许多疑难杂症，如脑血管疾病、内分泌系统疾病、免疫系统疾病、精神疾病等从脾与肾入手来调治，正是此说的运用。

脾胃为本

《素问・平人气象论》云："平人之常气禀于胃，胃者平人之常气也。人无胃气曰逆，逆者死"，"人以水谷为本，故人绝水谷则死，脉无胃气亦死"。《素问・玉机真脏论》云："五脏者，皆禀气于胃，胃者，五脏之本也。"均说明胃气的盛衰有无，直接关系到生命活动及生死存亡。因此，金代李东垣在《脾胃论・脾胃虚实传变论》中说："历观诸篇而参考之，则元气之充足，皆由脾胃之气无所伤，而后能滋养元气；若胃气之本弱，饮食自倍，则脾胃之气既伤，而元气亦不能充，而诸病之所由生也。”所以临床认识疾病、诊治疾病均十分重视胃气，常把脾胃虚弱作为多种疾病的根本，又将“保胃气”作为治疗各种病变的重要法则，应该说与这一认识有关。

八纲为本

《景岳全书 · 求本论》云：“或因外感者，本于表也；或因内伤者，本于里也；或病热者，本于火也；或病冷者，本于寒也；邪有余者，本于实也；正不足者，本于虚也。但察其因何而起，起病之因，便是病本，万病之本，只此表里寒热虚实六者而已。”张介宾又在《景岳全书 · 传忠录》中说：“阴阳既明，则表与里对，虚与实对，寒与热对，明此六变，明此阴阳，则天下之病固不能出此八者。”可见，这一观点是从辨证角度论述求“本”思想，实质上把病“本”归纳为病性（寒热）、病位深浅（表里）、邪正盛衰（虚实）和疾病证候的类别（阴阳）四方面，即所谓八纲辨证。

病因为本

《素问 · 调经纶》云：“夫邪之生也，或生于阴，或生于阳。其生于阳者，得之风雨寒暑；其生于阴者，得之于饮食居处，阴阳喜怒。”将病因分为阴阳两类。因此，《丹溪心法》以阴阳之邪立论。其云：“将以施其疗疾之法，当以穷其受病之源。盖疾病之原，不离于阴阳之二邪也，穷此而疗之，厥疾弗瘳者鲜矣。”这是根据病邪是病证发生之源，无源则病证无由以生而论之。

现今临床对“治病求本”的认识主要是指治疗某些疾病时，必须要寻求这些疾病的根本原因，并针对其根本原因进行治疗，这也正是辨证论治的根本原则。总之，“治病必求于本”的原旨在于说明治病必须寻求疾病的阴阳变化之本，所以《素问 · 阴阳应象大论》提出了“察色按脉，先别阴阳”的著名论断，后世在此基础上进行了全面发挥，丰富了其内涵，对临床运用也起了重要的指导作用，所以，应将诸者结合起来理解，以便更好地运用。

六、凡刺之真

“凡刺之真，必先治神”出自《素问·宝命全形论》，其强调“治神”是针刺的关键。这种治神为先的原则，是中医针灸疗法的特色之一，同时也反映了中医疾病诊疗观中以人为本的治疗思想。以下从其产生缘由、精神实质等方面进行论述。

产生缘由

《内经》中“神”的概念十分丰富。《灵枢·天年》云：“何者为神？岐伯曰：血气已和，荣卫已通，五脏已成，神气舍心，魂魄毕具，乃成为人。”《灵枢·本神》云：“两精相搏谓之神。”人之生源于父母之精，神在两精相合形成新生命体的同时也产生，即“形具而神生”。神是生命活力的集中体现，其存在与产生以形体为基础，由精、血、气化生，又统驭着精、血、气及脏腑经络的功能活动，是生命活动的主宰。

经络既是人体组织结构的重要组成部分，又是维持人体脏腑组织器官生理活动不可缺少的信息系统，还是气血运行的重要途径，故经络在人体生命活动中发挥着极为重要的作用。《灵枢·经脉》云：“经脉者，所以能决死生，处百病，调虚实，不可不通。”说明以通调经脉治疗疾病，凸显了以调经为主要治疗机理的各种疗法，强调了针灸等在临床治疗学中的地位。

古人在长时期的针灸临床实践中观察到针灸通过调动经气从而获取治病疗效，由此强调促使经气发挥调节效应者，为人之神。因此，在形神一体观的指导下，“凡刺之真，必先治神”是在针灸临床方面重神气思想的概括与总结。

精神实质

《内经》认为，“凡刺之真，必先治神”针灸疗法的精神实质包含两方面：一是医者自身知神治神，二是病者必须以神应之。

其一，治医者之神。医者是实施针刺的主体，医生之神是影响疗效的重要因素。明代马莳注曰：“盖人有是形，必有是神，吾当平日欲全此神，使神气既充，然后可用针以治人也。”明代吴崑注曰：“专一精神，心无他务，所谓神无营于众物是也。”笔者认为，二者宜合参。医生进针前，先调整自己的精神状态，要聚精会神，专心致志，注意力集中在病人和毫针上，细心体察疾病的虚实，把握最佳诊治时机。应如《灵枢・九针十二原》所云：“神在秋毫，属意病者。”并且需要观察治疗过程中患者经脉之气的变化，及时调整针刺手法，即《素问・宝命全形论》所指出的“如临深渊，手如握虎，神无营于众物”。经气应针后，当不失机宜。无论针刺深浅、穴位远近，皆应小心谨慎如临深渊，运针不释如手握虎，精神专一，贯注针下。同时，必须使病人神情安定，意守针感，进而取得《素问・宝命全形论》所云之“和之者若响，随之者若影”的治疗效果。故在针灸临床中，医生必须先治其神，后调其气，使神气相随，手法形神合一，方能针刺得气取效。正如《灵枢・终始》云：“深居静处，占神往来，闭户塞牖，魂魄不散，专意一神，精气之分，毋闻人声，以收其精，必一其神，令志在针，浅而留之，微而浮之，以移其神，气至乃休。”

其二，病人之应神。《素问・五脏别论》曾云：“拘于鬼神者，不可与言至德。恶于针石者，不可与言至巧。病不许治者，病必不治，治之无功矣。”强调了病人之神对于治疗的重要性。由此“凡刺之真，必先治神”也提出了对病人的要求，务必使患者安神定志，医生须以病人为本，标本相得。《内经》强调患者的精神状态直接影响治疗效果。如《素问・汤液醪醴论》云：“病为本，工为标，标本不得，邪气不服”，“精神不进，志意不治，故病不可愈”。为此，治疗疾病要首先了解病人的思想动态和心理活动，使病人解除顾虑，稳定情绪，树立信心，积极配合，如此心神安，血气和，经气易至，见效快捷。对于个别精神高度紧张、情绪波动不定的病人，应暂时避免刺灸，以防神气散亡，造成不良后果，当待其神志安宁时，方可施治。如《灵枢・终始》云：“大惊大恐，必定其气，乃刺之。”《灵枢・本神》亦云：“是故用针者，察观病人之态，以知精神魂魄之存亡得失之意。”其次，制神导气，令气易至。《灵枢・行针》云：“其神易动，其气易往。”施术过程中医生应当密切观察病人的神态及其对针灸的反应，通过控制病人精神的方法，使病人排除杂念，入静守神，引导经气直达病所。目为心神之使，通过医患眼神的交流，可达调整和控制病人神气，促进经气运行的目的。如《素问・针解》所云："必正其神者，欲瞻病人目制其神，令气易行也。"《灵枢·官能》亦云："缓节柔筋而心和调者，可使导引行气。"目前有用入静诱导法，诱发"气至病所"，即与此有关。

临床指导意义

临证中，"治神"是针刺治疗的基础和前提，亦为最首要的针灸治疗条件。在"治神"的前提下，才能达到"五脏已定，九候已备"，从而再施以针刺手法。否则不明脏腑虚实、经络内外之病候而施针，则往往会失治误治。其中医家与患者的心态对治疗结果均有重要影响，诚如清代高世栻所云"以我之神，合彼之神，得神者昌"。

七、化不可代

"化不可代，时不可违"是《内经》最主要的治疗思想之一，出自《素问·五常政大论》，其含义主要有两层，其一为天地有道，其二为阴阳五行有序。化，谓造化。造化之气不可以人力代之。生长收藏，各应四时之化，也非人力所能及。因此，不能违背万物自然生化的规律。唐代王冰曰："由是观之，则物之生长收藏化，必待其时也。物之成败理乱，亦待其时也。物既有之，人亦宜然。或言力必可致，而能代造化、违四时者，妄也。"

产生缘由

《内经》产生自中国古代哲学的观念指导下，认为自然界是天然统一、和谐有序的，人存在于天地之间，与自然是一个整体；同时，人身也是个小天地，是一个自组织系统。可以说，整体观念是"化不可代，时不可违"治疗思想产生的理论基础。正如《素问·六微旨大论》云："亢则害，承乃制，制则生化，外列盛衰，害则败乱，生化大病。"明代张介宾注曰："亢者，盛之极也。制者，因其极而抑之也。盖阴阳五行之道，亢极则乖，而强弱相残矣。故凡有偏盛，则必有偏衰，使强无所制，则强者愈强，弱者愈弱，而乖乱日甚。所以亢而过甚，则害乎所胜，而承其下者，必从而制之。此天地自然之妙，真有莫之使然而不得不然者。

天下无常胜之理，亦无常屈之理。”

五行之间的生与克是五行间正常的相互资生、相互制约的关系，乘与侮是事物间关系反常的表现，制化与胜复是五行在相互关系发生紊乱时的自我调节。事物之间既相互依赖、相互资生，又相互制约，构成一个稳定的整体系统，形成动态的平衡。借此五行之间存在着的相互关系，可以解释自然界事物间各种复杂的变化现象，以此阐明无论是人还是自然界均存在着一种自我调节的平衡系统，并且通过五行归类，可将人体的各种生命现象，与自然界众多的事物和现象相联系，来说明人与自然之间的整体联系。

《素问·灵兰秘典论》以封建王朝官职制度类比脏腑生理活动中的相互关系，“心者，君主之官也，神明出焉。肺者，相傅之官，治节出焉。肝者，将军之官，谋虑出焉。胆者，中正之官，决断出焉。膻中者，臣使之官，喜乐出焉。脾胃者，仓廪之官，五味出焉。大肠者，传道之官，变化出焉。小肠者，受盛之官，化物出焉。肾者，作强之官，伎巧出焉。三焦者，决渎之官，水道出焉。膀胱者，州都之官，津液藏焉，气化则能出矣。凡此十二官者，不得相失也”，指出了各脏腑的功能和特性，最重要的是说明了各脏腑间是分工合作的关系，人身是一个统一的生理环境，是一个系统。

人这一生命体存在于天地之间，之所以能生存于世、维持健康无病，也在于其体内有自然和谐的阴阳平衡之机。这种动态的自我和谐随时会受到邪气干扰，形成紊乱状态，此时自我调控之机就会发挥作用，重新恢复协调。但如果自我协调不及，就形成疾病，需要外来力量来干预。然而，一切要发挥其自身调节的内在作用，不能简单地以外力代替，所以各种治疗方法其作用主要是协调人体自身的生化功能，使其从失调无序的病态，转向有序协调的健康状态。这种外来力量的作用，必须是协助、促进机体本身协调能力的发挥。否则就会弄巧成拙，产生多种弊端。作用要点即在于调节，如失血之人西医直接定量补充所缺失的部分（全血、血浆、血小板等），中医不会直接补血，而是用补气、补血的药物如当归补血汤之类作用于人体化生气血的脏腑，使脏腑自身生血功能得以恢复或加强，从而补血。要经脉通畅、气血调和、无偏盛偏虚，就需要遵循四时阴阳的规律，顺应自然的生化过程，适时协调养护，这样才能真正调动人体自身的修复、防御能力，使病体重新恢复健康。

主要内容

效法天地

《素问·宝命全形论》云："若夫法天则地，随应而动，和之者若响，随之者若影，道无鬼神，独来独往。"如果治疗时能够效法天地变化，则疗效能如响应声，如影随形，得心应手，取效如神。独来独往就是对针刺随心应手，取效如神的意思。《素问·阴阳应象大论》亦云："故治不法天之纪，不用地之理，则灾害至矣。"调养身体若不取法自然规律，疾病就要发生了。纪，规律之意，如《灵枢·营卫生会》所说的"人与天地同纪"即是此意。《素问·阴阳应象大论》云："阴阳者，天地之道也。"效法天地，即治病要取法于天地自然规律，这是贯穿于《内经》治疗学的一个主导思想。

谨守阴阳五行

人体自身存在着规律，比如女子以七岁为一年龄段、男子以八岁为一年龄段，或以十年为生长发育周期，脏腑自然盛衰规律等，这些人体内部存在的规律遵循自然界的总体规律，而这个总体规律就是阴阳五行的规律，我们治疗则要按照这一总体规律去做，即所谓"治病必求于本"。

就阴阳而言，《素问·太阴阳明论》云："阳者，天气也，主外；阴者，地气也，主内。故阳道实，阴道虚。""阳道实，阴道虚"是阴阳学说的基本内容，即凡属于阳的事物，皆有充实、满盛、向上、向外的特点；而属于阴的事物，则有柔弱、不足、向下、向内的特点。用此观点来认识医学问题，以脏腑而言，五脏为阴，贮藏精气，"满而不能实"；六腑属阳，主传导化物，"实而不能满"。故五脏之病多虚，六腑之病多实。以感邪发病特点而言，虚邪贼风为外邪，性质属阳，易伤阳经，致病多为邪实证。饮食不节，起居不时为内因所伤，性质属阴，易伤阴经，致病多为正虚证。以脾胃而言，阳明之病，易伤津液，多从燥化、热化，故以热证、实证多见；太阴病多虚，寒湿不化，故以虚证、寒证多见。正因为脾病多虚，胃病多实，故中焦之病有"实则阳明，虚则太阴"之说。以此理论指导临床，治疗脾胃之病，实证多从阳明而泻，虚证多从太阴而补。谨守阴阳，即临证需按照阴阳变化的规律来辨证论治，不得违背。就五行而言：各种诊断、治疗也需要按照这一总体规律去做。比如七情间的胜复、五味的喜恶、调节脏腑之间的关系、按时间而治等。

故《内经》将"化不可代,时不可违"作为论治的最主要思想。这种治疗思想为提高中医治疗水平、端正中医科研思路提供了理论基础。

临床指导意义

中医学养生、预防、治病都应遵循"化不可代,时不可违"的原则。《素问·金匮真言论》提出不同季节各有其多发病,须针对性地加以预防,如"春善病鼽衄,仲夏善病胸胁,长夏善病洞泄寒中,秋善病风疟,冬善病痹厥"。故明代张介宾云:"凡造化之道,衰王各有不同,如木从春化,火从夏化,金从秋化,水从冬化,土从四季之化,以及五运六气各有所主,皆不可以相代也,故曰化不可代。人之脏气,亦必随时以为衰王,欲复脏气之亏,不因时气不可也,故曰时不可违。不违时者,如金水根于春夏,木火基于秋冬,脏气皆有化原,设不预为之地,则临时不易于复元,或邪气乘虚再至,虽有神手,无如之何矣。"

八、三因制宜

"三因制宜"是《内经》中重要的治疗思想,分为因人、因地、因时制宜三个方面,主要见于《素问·五常政大论》《素问·六元正纪大论》《素问·异法方宜论》《灵枢·五变》等篇。"三因制宜"治疗思想是在长期的医疗实践中形成的,强调了人与生存环境的协调统一,与《内经》学术原理中最具特色的整体观念一脉相承。

产生缘由

因人制宜

《内经》体质学说是形成"因人制宜"治疗思想的理论基础。《内经》认为体质是一种生理、心理特性,其形成与脏腑、经络、精气神的功能有关。由于年龄、性别、社会因素、精神状态等的差异性,导致了个体体质的不同。《素问·上古天真论》记载女子以七岁、男子以八岁为一阶段,论述了各个年龄段的生理特征和体质情况,还指出了男女成长发育的差异。《灵枢·天年》还以十岁为阶段对人的衰老过程进行了表述，如"四十岁……腠理始疏，荣华颓落，发颇斑白，平盛不摇，故好坐；五十岁，肝气始衰，肝叶始薄，胆汁始灭，目始不明；六十岁，心气始衰，若忧悲，血气懈惰，故好卧；七十岁，脾气虚，皮肤枯；八十岁，肺气衰，魄离，故言善误；九十岁，肾气焦，四脏经脉空虚；百岁，五脏皆虚，神气皆去，形骸独居而终矣"。《素问·疏五过论》云经历过贫贱、苦乐等急剧变化者，"身体日减，气虚无精"，"精气竭绝，形体毁沮"。《灵枢·本脏》云："志意和则精神专直，魂魄不散，悔怒不起，五脏不受邪矣。"若突然受到精神创伤必会影响脏腑经络功能，精神刺激长期存在则会进一步引起体质改变。《素问·举痛论》云："怒则气上，喜则气缓，悲则气消，恐则气下……惊则气乱……思则气结。"由辨体质的不同引申出辨证的概念，从而形成了中医学个体化的诊疗思路和方法。

因地制宜

我国很早就已认识到地理环境可以影响人体。如成书于春秋战国时的《大戴礼记·本命》云："坚土之人肥，虚土之人大，沙土之人细，息土之人美，耗土之人丑。"认为土质不同，人的体质有"肥、大、细、美、丑"的差异。《吕氏春秋·月令》云："轻水所多秃与瘿人"，"重水所多尰与躄人"，"甘水所多好与美人"，"辛水所多疽与痤人"，"苦水所多尪与伛人"。《管子·水地》亦有云："夫齐之水，道燥而复，故其民贪粗而好勇；楚之水，淖弱而清，故其民轻果而贼；越之水，浊重而洎，故其民愚疾而垢；秦之水，泔而稽，淤滞而杂，故其民贪戾罔而好事。"均提出地理不同则可导致地区的多发病。至于其原因，古人认为地理不同，发病病邪特性有别，正如《素问·阴阳应象大论》所云"东方生风""南方生热""西方生燥""北方生寒""中央生湿"等。不仅如此，古人进一步提出了地理不同，居民体质特点有异，会直接影响人的寿命。正如《素问·五常政大论》所云："阴精所奉其人寿，阳精所降其人夭"，"高者其气寿，下者其气夭"。

因时制宜

《内经》认为人生活在自然界之中，自然界所存在的一些规律性的变化，如昼夜交换、寒暑交替、四季转换规律等，直接影响着人体，导致人也产生了节律性的变化。如《素问·脉要精微论》云："万物之外，六合之内，天地之变，阴阳之应，彼春之暖，为夏之暑，彼秋之忿，为冬之怒，四变之动，脉与之上下，以春应中规，夏应中矩，秋应中衡，冬应中权。”表明四季阴阳变化使人体产生相应的节律，表现在脉象上则有春规、夏矩、秋衡、冬权。《素问·金匮真言论》亦云：“平旦至日中，天之阳，阳中之阳也；日中至黄昏，天之阳，阳中之阴也；合夜至鸡鸣，天之阴，阴中之阴也；鸡鸣至平旦，天之阴，阴中之阳也。故人亦应之。”说明地球上有昼夜阴阳消长变化的规律，故人亦应该有昼寤夜寐的节律变化。由于四时阴阳变化是万物生长收藏之本，人体生命活动的时间节律必顺应自然界这个规律，因此人体脏腑经脉、气血盛衰、阴阳消长等亦有节律可循。

由上不难看出，“三因制宜”治疗思想的产生是古人长期医疗实践的结果，是中国古人长期生活实践观察与整体观念指导的结果。

主 要 内 容

因人制宜

同一种病邪侵犯人体，不同体质的人群发病与否各不相同。《素问·经脉别论》认为，当不同体质的个体遇到夜行劳倦、堕坠惊恐、渡水跌仆等情况时，“勇者气行则已，怯者则著而为病也”。说明发病与否取决于体质强弱，心理素质勇怯等因素。而《灵枢·五变》进一步以匠人伐木类比人之体质与发病的关系，认为体质不同是“同时得病，其病各异”的根本原因，“夫一木之中，坚脆不同，坚者则刚，脆者易伤，况其材木之不同，皮之厚薄，汁之多少，而各异耶”。不仅如此，而且认为体质不同，患病的部位也多有不同，如云“木之所伤也，皆伤其枝。枝之刚脆而坚，未成伤也。人之有常病也，亦因其骨节皮肤腠理之不坚固者，邪之所舍也，故常为病也”；而感受邪气后出现何种性质的疾病，也由体质决定，如《灵枢·五变》举例云“肉不坚，腠理疏，则善病风”，“五脏皆柔弱者，善病消瘅”，“小骨弱肉者，善病寒热”，“粗理而肉不坚者，善病痹”，“皮肤薄而不泽，肉不坚而淖泽，如此则肠胃恶，恶则邪气留止，积聚乃伤脾胃之间，寒温不次，邪气稍至。蓄积留止，大聚乃起”。《素问·痹论》亦同样提到感受风寒湿之邪而致痹证，“阳气少，阴气多”的体质者，表现为肢体骨节寒冷、疼痛剧烈的痛痹；“阳气多，阴气少”的体质者，表现为骨节红肿热痛、发热、口干、舌红的热痹。正是由于人体质不同所导致的病证不同，因而治疗各异。

因地制宜

《内经》详细论述了不同地域、地势与地理对人体生理、病理的影响，为因地制宜治则提供了理论依据。正如清代张志聪所曰："治病之法，各有异同。五方之民，居处衣食，受病治疗，各有所宜。"《素问·异法方宜论》从东方、南方、西方、北方、中央五方不同地区、不同饮食习惯的人体质不同出发，提出在治疗上必须因地制宜，各有所异。因而总结出砭石、九针、毒药、灸焫、导引等不同的治疗方法，各有其所适宜的不同病情。地区不同，物产不同，人们的饮食习惯亦有差异。不同地区的饮食习惯差异是导致地方多发病的原因。如果长期进食某种食物，往往会使脏腑功能发生不同的功能紊乱，产生不同的病变。如《素问·异法方宜论》云："东方之域……其民食鱼而嗜咸……故其民皆黑色疏理，其病皆为痈疡。"居于东方者，多食鱼、偏嗜咸味，居民多热积于中，易外发疮疡痈疽。"西方者……其民陵居而多风，水土刚强，其民不衣而褐荐，其民华食而脂肥，故邪不能伤其形体，其病生于内。"居于西方者，食物多为酥酪膏肉之类，形体强壮，其病多由饮食不节、七情内伤等所致。"北方者……其民乐野处而乳食，脏寒生满病。"居于北方者，多食用牛羊乳等，因气候寒冷故人体多脏寒，发生胀满一类的疾病。"南方者……其民嗜酸而食胕，故其民皆致理而赤色，其病挛痹。"居于南方者，多食酸味或酵化过之物，其病多为筋脉拘挛、筋骨疼痛之类。"中央者……其民食杂而不劳，故其病多痿厥寒热。"居于中央地域者，食物品种繁杂，劳动较少，其病多为痿躄、厥逆、寒热之类。正是由于中医学因地制宜治疗思想的运用，也才逐渐形成了我国因地域不同的众多流派，如岭南、新安医学流派等。

因时制宜

在自然界四时阴阳消长节律的影响下，疾病在春夏季节因阳长而易于热化，于秋冬因阴长而易于寒化，为了防止其热寒之变，保证用药疗效，《素问·六元正纪大论》指出"用寒远寒，用凉远凉，用温远温，用热远热，食宜同法。有假者反常，反是者病，所谓时也……故曰：无失天信，无逆气宜，无翼其胜，无赞其复，是谓至治"。即在秋冬阴气旺盛之时应佐用温热之品，或者运用寒药治疗疾病时注意避免用寒药太过；在春夏阳气旺盛之时应佐用寒冷之品，或者运用热药治疗疾病时注意避免用热药太过等。

“无逆气宜”，与《素问·五常政大论》所说“时不可违”的精神是一致的，即不要违背六气主时之宜，是强调针刺、药物、饮食要遵循因时制宜的治疗法则。因季节不同施治可以从以下三个方面理解：其一，一年四季的气温，有温热凉寒的变化，其主气不同，主气淫盛之邪不同，导致的疾病也不同，即所谓的四时多发病，如春季的风温，夏季的暑温，长夏湿温，秋多燥病，冬多伤寒等，用药当然不同。其二，季节不同，自然界阴阳之气的消长盛衰有异，人体阴阳气血浮沉状态也有变化，因而用药时，要做到药性与季节之寒热温凉相避，以防太过伤人，故根据时令的不同，采取不同的治疗方法。其三，季节不同，气候特点有春生、夏长、秋收、冬藏的不同，不论养生还是治疗疾病也应考虑顺应所处季节本身之气，尤其对于虚弱之体应予补益者。如冬病夏治，即借助夏季阳气强盛之势来快速促进人体阳气恢复，从而治疗阳气不足之证。

临床指导意义

“因人制宜”主要是因体质制宜。《素问·三部九候论》云：“必先度其形之肥瘦，以调其气之虚实，实则泻之，虚则补之。”辨证论治先辨别体质，这种治疗观点贯穿《内经》始终。《素问·示从容论》云：“夫年长则求之于腑，年少则求之于经，年壮则求之于脏。”即强调年龄不同，注重调养的脏腑经脉亦有区别。年长者中焦脾胃多不足，易因饮食不节而伤六腑，以治腑为宜。老年人脏腑精气、全身气血均不足，不能峻补，只能采用调补的方法，从脾胃而营养五脏。年少者多因劳倦汗出而致风邪中于经脉，以祛邪气、疏经络为宜。少年人脏腑壮，患病病位浅，病情单纯，故循经而治即取效。年壮者多恃强房劳而耗伤五脏之精，以补五脏为宜。壮年人气血正旺，能耐受药物攻伐，可根据病情虚实之性，采用重剂，直奔病所。《灵枢·通天》亦云：“古之善用针艾者，视人五态乃治之。盛者泻之，虚者补之。”并具体说明五态之人治法的不同：“太阴之人，多阴而无阳……不之疾泻，不能移之”，“少阴之人，多阴少阳……必审调之，其血易脱，其气易败”，“太阳之人，多阳而少阴……无脱其阴，而泻其阳”，“少阳之人，多阳少阴……独泻其络脉则强”，“阴阳和平之人……盛则泻之，虚则补之，不盛不虚，以经取之。

此所以调阴阳，别五态之人者也”。

在“因地制宜”治疗思想指导下，《内经》提出了具体治疗方法，如“西北之气散而寒之，东南之气收而温之”。唐代王冰注曰：“西方北方人，皮肤腠理密，人皆食热，故宜散宜寒；东方南方人，皮肤疏，腠理开，人皆食冷，故宜收宜温。”即在气寒气凉的地域和季节，就应该顺应寒凉之气用药，应散而寒之；在气温气热的地域和季节，就应该首先顺应温热之气用药。其原因是西方、北方之人皮肤腠理密，人多喜食热，故生病后常宜散宜寒治疗。东方、南方之人皮肤疏，腠理开，人多喜食冷，故生病后常宜收宜温治疗。只有在非时之气、非地之气情况下，才应使用相反的药物来纠正之。《素问·异法方宜论》亦云：“故圣人杂合以治，各得其所宜，故治所以异而病皆愈者，得病之情，知治之大体也。”一是要求医生应根据天时、地理、生活习惯、体质等不同情况，使用不同的治疗方法。二是倡导各种治法和治疗措施可以根据患者的具体情况，结合运用，杂合以治。三是强调医生要准确分析病情，合理选用治疗方法。因此，治病不仅要着眼于疾病本身，还要注意地理环境对人体生理病理的影响。

《内经》认为无论所患疾病是否存在时间周期性，其治疗亦应考虑时间问题，以免犯“伐天和”之弊，这也是“因时制宜”治疗思想在临床运用中的重要体现。具体而言，可在原有处方基础上随时令加减用药，或调主时之脏，或顾护被克之脏；可选择寒热性缓之药；可运用反佐法等。

如李杲治中风，用羌独愈风汤，并提出此药可常服之，但不可失四时之辅，故春加半夏、人参、柴胡等，应时枢转少阳；夏加石膏、知母、黄芩等，以防火助风势；长夏加防己、白术、茯苓等，健脾利湿，运中州以达四旁；秋加厚朴、藿香、桂枝，宣肺气之通降，以利中风于秋时缓解；冬加附子、官桂、当归等，补命门之火、固根底，辅佐主方冬月之用。又如明代李时珍在《本草纲目·序例》中云：“春，省酸增甘，以养脾气；夏，省苦增辛，以养肺气；长夏，省甘增咸，以养肾气；秋，省辛增酸，以养肝气；冬，省咸增苦，以养心气。”而元代朱丹溪认为若于夏日火令之时妄投温热，则有虚虚实实之弊。清代程国彭则提出用药而失四时寒热温凉之宜，乃医家之大误。

此外，择时服药亦属“因时制宜”内容之一，无论用针用药，都必须随时间的不同而采取不同的措施。《灵枢·卫气行》云："谨候其时，病可与期，失时反候者，百病不治。"如东汉张仲景强调十枣汤应"平旦服"，即因手太阴肺应寅时，充分发挥药物的泻实作用。清代叶天士在《临证指南医案》中，仅各种方药的进服时间便记载了近百处。如早用温肾阳之品，晚服补脾气之药；晨滋肾阴，午健脾阳；早服摄纳下焦，暮进纯甘清燥等。《内经》还有对病作有时者当其未发时服药之论，如疟证的治疗即属此类。故《素问·疟论》云："方其盛时必毁，因其衰也，事必大昌。"

九、因势利导

"因势利导"原本是中国古代兵法的术语，《内经》首先将其作为一种基本治疗原则引入到中医药学领域。《内经》中的原文虽未直接点明"因势利导"一语，但其精神在《素问·阴阳应象大论》《素问·至真要大论》《素问·疟论》等多篇文献所论的治疗法则和具体治法中均有所体现，具体内容如下。

产生缘由

"因势利导"原本见于《史记·孙子吴起列传》，其云"善战者，因其势而利导之"，反映了古代兵法中交战必先争夺主动权的战略思想，即掌握、顺应事态发展的自然趋势，加以引导推动，同时规避风险，以取得最后的胜利。《内经》有感于此，将其引入中医治疗思想当中，所谓"因势利导"即根据正邪交争的自然发展趋势，培正祛邪，以控制病情病势之变化，重在一个"顺"字。

古人在长期的临床实践活动中，观察天地阴阳的变化，运用辨证思维从宏观整体上把握事物本质，提出"化不可代，时不可违"的论治思想，明确中医药的治疗要从整体、运动、功能的角度进行宏观、综合的调节施治，而"因势利导"治疗原则正是此论治思想的一个具体体现。总体来说，"因势利导"的治疗原则实为借鉴先秦兵家作战理论，在中医学整体观念与辨证论治思想的指导下，去判断疾病的发展趋势从而采取相应治疗手段的概括与规范，这同时也体现了《内经》容纳百家成书的特点。

主 要 内 容

综《内经》相关篇章所述，“因势利导”的治疗原则主要包含以下几个方面。

一是顺病邪性质和部位而治。《灵枢·百病始生》云：“夫百病之始生也，皆生于风雨寒暑，清湿喜怒。喜怒不节则伤脏，风雨则伤上，清湿则伤下。三部之气，所伤异类。”根据不同病邪所造成的“势”，尤其是以实邪为主的病证，应根据邪气所在部位和性质而采取相应措施，使之从最简捷的途径，以最快的速度排出体外，以免病邪深入而过多损伤正气。随其性而宣导之，就其近而驱除之，如《素问·阴阳应象大论》所云“因其轻而扬之，因其重而减之”，“其高者，因而越之；其下者，引而竭之；中满者，泻之于内；其有邪者，渍形以为汗；其在皮者，汗而发之”，说明因邪气质轻，而用扬散之法，如风邪宣散之类；邪气重浊，而用逐渐衰减之法，如湿邪可淡渗；邪在上焦者，因其在上之势，发越而使之出，如涌吐；邪居下焦者，因其在下之势，引而下出，如利尿、攻逐、导便、灌肠等；中脘痞满者，则分消于内而泻之，如泻心汤类；邪在表、在皮，则因其在外之势，而或用汤渍或用药取汗，如发散风寒表邪。

二是顺邪正盛衰而择时治疗。治疗时须避过邪气猖獗势头，而在其既衰之际击之，尤其是对某些周期性发作的疾病，应在其未发病之前治疗，因为这个阶段的邪气较弱，正气相对旺盛。如《素问·疟论》所云“方其盛时必毁，因其衰也，事必大昌”，《灵枢·逆顺》所云“方其盛也，勿敢毁伤，刺其已衰，事必大昌”，即论此法。

三是根据人体正气抗邪的趋势，顺势引导，助益正气。《内经》还有顺应人体挽回病变之生理趋向，助势引导的治法，也可以归为这种治疗法则，如《素问·至真要大论》所言“高者抑之”“下者举之”“散者收之”，《素问·阴阳应象大论》所云“气虚宜掣引之”等。

临床指导意义

《内经》“因势利导”治疗原则指导中医学确立了不少具体治法，如汗吐下三法，而且还对历代医家临证影响深远。

东汉张仲景在《伤寒杂病论》中运用了汗吐下诸法，设有麻黄汤、桂枝汤、承气汤、十枣汤、瓜蒂散等经典方剂并运用至今。金代张从正将汗吐下三法广泛应用于临床，内服辛温、辛凉、辛平等药物均可开启毛窍而发汗，或以辛温药煎汤洗浴或熏蒸。金代李东垣根据脾主升清，以防下陷，创制益气升阳之法与诸方。清代吴鞠通在理论上颇多发挥，临证应用中也得心应手，如在《温病条辨》大承气汤方论中云："承气者，承胃气也。盖胃之为腑，体阳而用阴，若在无病时，本系自然下降，今为邪气蟠踞于中，阻其下降之气，胃虽自欲下降而不能，非药力助之不可，故承气汤通胃结，救胃阴。仍系承胃腑本来下降之气。"明确指出，大承气汤旨在顺应胃腑本欲下降之气的趋势，从而导邪外出。清代程国彭将汗吐下三法定以规范，谓有当汗不汗误人者，皮毛受病当汗，若失时不汗或汗不如法则病邪深入，亦有不当汗而汗误人者，头痛发汗如外感，然详辨证实属内伤元气不足，或真阴亏损，或伤食，或寒痰厥逆、内外痈，以及风温、湿温、中暑自汗诸证，汗之则误，亦有当汗不可汗而妄汗误人者，外感应汗而脐左右上下有动气，或寸脉弱、尺脉微，或亡血家、疮家、淋家等，汗之则误等，以上种种，程氏示医家应用汗法必通晓其邪正交争于肌表，正气不虚，有抗邪外出之势，方可宣发。周学海认为机体生理本能有抗病复原之势，提出医者要顺此势加以引导，才能起沉疴。

十、标本缓急

"间者并行，甚者独行"语出《素问·标本病传论》，是《内经》标本治则关于临证有常有变的应对措施之一，极具理论意义和实用价值。如《素问·标本病传论》云："知逆与从，正行无问；知标本者，万举万当；不知标本，是谓妄行。"诊治疾病时必须掌握标本逆从的规律，分清标本，灵活运用，后世医家不可不察。作为一种治疗措施，以下从其产生、含义和临床应用三方面进行论述。

产生缘由

中医学理论形成之初受到战国秦汉哲学的影响，尤其是《周易》中的哲学思想。《周易》之中的辩证思维是最为突出、最为系统的一种思维方式，强调事物变易的属性。如《系辞》云："知变化之道者，其知神之所为乎？"这种思想影响了《内经》理论体系的建构，提示医家从运动变化角度研究人的生理病理活动，并成为《内经》理论体系的一大特征，即从运动变化角度把握生命、疾病规律。《内经》由此明确指出，病情有间甚之殊，标本有缓急之变，认识病证首要区分标与本，作为临证施治先后的依据。在疾病诊治动态观基础上，《内经》提出标本治则，在具体运用中，则有从本治，有从标治，有从标本先后、标本缓急的标本兼治等等运用，而"间者并行，甚者独行"则是《内经》标本治则运用的一个重要依据。

内容含义

《素问·标本病传论》云："谨察间甚，以意调之，间者并行，甚者独行。先小大不利而后生病者治其本。"指出病证轻浅者，标本兼治。病证急重者，标本单独施治，或治本，或治标，以求治之精专，增强疗效。"间者并行"，是治疗时应当采取标本兼治的方法，如《素问·评热病论》论风厥之治，主张"表里刺之，饮之服汤"，既治发热之表，又治烦闷之里，属标本同治之"并行"；"甚者独行"，则是说对于病势危重者要根据具体情况加以权衡，采取标急治标、本急治本之法，如《素问·病能论》治怒狂阳厥，"服以生铁洛为饮"，取其一味生铁落，气寒质重，下气急速，而获专攻，属"甚者独行"之例。明代张介宾注解"间者并行，甚者独行"时曰："病浅者可以兼治，故曰并行；病甚者难容杂乱，故曰独行。盖治不精专，为法之大忌，故当加意以调之也。"后世医家就此引申出"急则治其标，缓则治其本"之说。

临床指导意义

从临证实际情况来看，疾病性质单一，如纯阴纯阳、纯虚纯实、纯寒纯热者少，而疾病性质复杂，如虚实夹杂、寒热错杂、表里相兼、新旧同病者多，所以在病势不甚危急的情况下，标本兼顾为常用之法。

需要注意的是，标本兼顾还应根据疾病具体情况而有所侧重，或治本顾标，或治标顾本。如东汉张仲景《伤寒论》第168条："伤寒病，若吐、若下后，七八日不解，热结在里，表里俱热，时时恶风，大渴，舌上干燥而烦，欲饮水数升者，白虎加人参汤主之。”用白虎加人参汤治疗此类热证，原因即在于本证以阳明热盛为本，以热邪伤气为标，而病势不甚危急，故用白虎汤辛寒清热以治本，又加人参益气以治标。再如《伤寒论》第18条载“喘家作，桂枝汤加厚朴杏子佳”，即提出素有咳喘宿疾，复中风邪，新病旧恙标本同治，临床治慢性支气管炎急性发作。《伤寒论》第301条载“少阴病，始得之，反发热，脉沉者，麻黄附子细辛汤主之”，即提出少阴病兼太阳表证，阳虚不甚，表里同病，故以麻黄附子细辛汤温里解表，标本同治，表里双解，属间者并行之类。《内经》《伤寒》之后，其他医家亦颇注重“间者并行”之法，如治疗素体气虚之人外感风寒可用参苏饮益气解表，益气为治本而解表是治标；对于外感风寒、内有饮停之证，则以发散风寒、温化水饮二法并用求表里同治；对于太阳、阳明表里同病之证，以防风通圣散上下分消，表里同治等。

对于病情急骤、病势危重者，临证之时必须具体情况具体分析，采取标急治标、本急治本之法，如此方能取得满意效果。如《伤寒论》第91条云：“伤寒，医下之，续得下利，清谷不止，身疼痛者，急当救里；后身疼痛，清便自调者，急当救表。救里宜四逆汤，救表宜桂枝汤。”以病之先后分标本，则表证身疼痛为先病、为本病，而里证下利清谷为后病、属标病。今标病较本病为急，故东汉张仲景先以四逆汤温阳救里以治标，后用桂枝汤解表散寒以治本。

十一、正 治 反 治

“正治法与反治法”是《内经》最重要的治疗法则，出自《素问·至真要大论》。论曰：“逆者正治，从者反治，从少从多，观其事也。”明代张介宾注曰：“以寒治热，以热治寒，逆其病者，谓之正治。以寒治寒，以热治热，从其病者，谓之反治。”正治法与反治法是治病求本的两种表面相反而实则归一的表现形式，正治法逆其表象而治，反治法顺其表象而治。《内经》中特意提及反治法并非无的放矢，实为提醒后世医家临证采集资料时必须重视疾病的表象，并且需要明辨表象与疾病本质的关系，才能透过表象抓住本质。可见，治病求本是中医学治疗法则的总纲。

“正治法与反治法”治疗法则

正治法

正治法又名“逆治”法，是指治疗用药的性质、作用趋向逆着病证表象而治的一种常用治则，所谓“逆者正治”。适用于病情轻浅而单纯，疾病性质与所表现的病象相一致的病证。举例如下：

寒者热之

寒性病证表现为寒象，用温热性质的方药进行治疗，即以温热药治疗寒证。例如采用辛温解表的方药治疗表寒证，使用辛热温里散寒的方药治疗里寒证等。

热者寒之

热性病证表现为热象，用寒凉性质的方药进行治疗，即以寒凉药治疗热证。例如用辛凉解表的方药治疗表热证，采用苦寒清热或者泄热的方药治疗里热证等。

虚则补之

虚劳之病的表现为虚象，需用补养类方药进行治疗，即以补益药治疗虚证。例如阳气虚衰用温阳益气的方药，阴血不足用滋阴养血的方药等。

实则泻之

邪实之病的表现为实象，需用攻邪泻实类方药进行治疗，即以泻实药治疗实证。例如采用消食导滞的方药治疗食滞，采用活血化瘀的方药消除瘀血，采用祛痰除湿的方药化痰利湿等。

此外，如坚者削之、客者除之、劳者温之、结者散之、留者攻之、燥者濡之、急者缓之、散者收之、损者温之、逸者行之、惊者平之等均属正治法范畴。

反治法

反治法又名“从治”法，是指治疗用药的性质、作用趋向顺从病证的某些表象而治的一种治则，所谓“从者反治”。适用于病情复杂、表象与本质不完全一致的病证。正由于表象与本质不一致，顺从病证的表现则逆其本质，故反治法亦为治病求本精神的贯彻运用，其中又包含着知常达变的观念。举例如下：

热因热用

指用温热性质的药物治疗其表象为热的病证。《伤寒论》317 条："少阴病，下利清谷，里寒外热，手足厥逆，脉微欲绝，身反不恶寒，其人面色赤，或腹痛，或干呕，或咽痛，或利止脉不出者，通脉四逆汤主之。"利用回阳救逆的姜附剂，治疗身热而赤之阴盛格阳证，即用温热的通脉四逆汤顺从表热之象而逆其阴寒之本。又如气虚发热之证，因脾胃气弱虚损，水谷精气当升不升，反流于下焦，化为阴火，阴火上扰而发热，治用甘温之补中益气汤，升发脾阳，升举下陷精气，即甘温除热法，亦属热因热用的范畴。

寒因寒用

指用寒凉性质的药物治疗表象为寒的病证。《伤寒论》350 条"伤寒，脉滑而厥者，里有热，白虎汤主之"，利用辛寒之剂白虎汤，治疗表象手足厥冷实则里大热之证，即用寒凉的白虎汤顺从表寒之象而逆其里热之本。

塞因塞用

指用补益药物治疗具有闭塞不通症状的类似于"实证"，而实则为虚性的病证，亦称"以补开塞"。《伤寒论》273 条"太阴之为病，腹满而吐，食不下，自利益甚，时腹自痛"，利用补益温中之剂理中汤，治疗表象腹满实则里虚之证。又如精气不足，冲任亏损的闭经，治当填补下元，滋养肝肾，养血益气以调其经。另如小便不利，或由于肺气不足，通调无权；或由于中气下陷，清气不升，浊阴不降；或由于肾阳亏虚，命门火衰，膀胱气化无权等，治疗当分别予以补益肺气，复其通调水道之权；或补益中气，使脾气升运；或温补肾阳，化气行水。以上数种，亦属塞因塞用之例。

通因通用

指用通利药物，治疗具有通泻症状的类似于"虚证"，而实则为实性的病证，亦称之为"以通治通"。《伤寒论》321 条"少阴病，自利清水，色纯清，心下必痛，口干燥者，急下之，宜大承气汤"，利用攻下之剂大承气汤，治疗表象下利，实则热结旁流之证。又如湿热蕴结大肠之下痢，虽日下十数行，治疗仍不宜止涩，当清热通肠，调气行血。张洁古所创芍药汤治疗早期痢疾，药选大黄，亦为“通因通用”之义。

临床指导意义

“正治法与反治法”的提出便于临证时警惕并且识别假象，抓住本质辨证，正确施治。除了上文提及的主要治则外，又如：气血郁结，或痰浊，邪气内结等，用消散法，如用半夏厚朴汤治疗梅核气。病邪留滞而不去的，如痰饮、蓄血、停食、便秘等，用攻逐攻下法，如用抵当汤治瘀血等。津液亏乏，内外干燥一类病证，用滋润生津等濡润之法，如用清燥救肺汤治燥咳。筋脉拘急痉挛一类的痉病，用舒缓法，如用芍药甘草汤治脚挛急。精气耗散，不能约束之病，如自汗、盗汗等，用收敛法，如用牡蛎散止汗。虚损怯弱之病，用温养补益法，以“少火生气”，如用人参养荣丸治精气虚证等。气血停滞，肢体痿废，用行气活血之法，如用补阳还五汤治疗半身不遂之类。惊悸不安类病证，用镇静安神之法，如用朱砂安神丸治失眠怔忡。病邪在上者，使之上越，用涌吐法，如瓜蒂散。病邪在下者，使之下出，用导下攻下之法，如五苓散利小便、承气汤下实邪之类。

十二、苦欲补泻

《内经》五脏苦欲补泻理论是根据五脏的功能特性来指导处方用药的理论。《素问·脏气法时论》云：“肝苦急，急食甘以缓之”，“心苦缓，急食酸以收之”，“脾苦湿，急食苦以燥之”，“肺苦气上逆，急食苦以泄之”，“肾苦燥，急食辛以润之”。又说：“肝欲散，急食辛以散之，用辛补之，酸泻之”，“心欲耎，急食咸以耎之，用咸补之，甘泻之”，“脾欲缓，急食甘以缓之，用苦泻之，甘补之”，“肺欲收，急食酸以收之，用酸补之，辛泻之”，“肾欲坚，急食苦以坚之，用苦补之，咸泻之”。此即后世所谓“五脏苦欲补泻”理论。

苦欲详解

苦

即病证，病理状态，由于多种因素导致的其自身收散升降等特性被违逆或者功能降低，其表现形式或太过，或不及。如肝苦急，肝性条达而柔和，若其条达之性被违，出现的病理状态为拘急，是谓苦急；又肝为将军之官，其志怒，其气急，急则自伤，亦反为所苦。故用甘味药来缓其急。心苦缓，心在志为喜，若过喜则心气涣散，功能降低，出现的病理状态为心虚神散，即为缓，是谓苦缓。故用酸味药来收敛。脾苦湿，脾主运化水湿，若湿重则易困脾，使得脾的功能进一步失调，所以出现湿盛的病理状态，是谓苦湿。故用苦味药以燥湿。肺苦气上逆，肺气以肃降为顺，若其肃降之性被违，出现的病理状态为气不能肃降而上逆，是谓苦气上逆。故用苦味药以降逆。肾苦燥，肾主水藏精，若肾虚不能布化津液，则出现津液不足的燥的病理状态，是谓苦燥。故用辛味药以布散津液。

欲

即顺其脏腑特性，或顺其脏腑功能则为欲。如肝欲散，辛味能散，即顺应肝气升散之性；心欲耎，耎即柔软之意，咸味为水之味，能使心火上亢之力变柔和，以水火相济；脾欲缓，甘味能补能缓以和中，即顺应脾充和温厚之性；肺欲收，酸主收敛，即顺应肺收之性；肾欲坚，肾主闭藏，苦味坚肾以顺应肾固密之性。补即为顺应五脏之性，或增强功能。泻即为违逆五脏之性，或降低功能。

综上所述，正如明代李中梓《医宗必读·苦欲补泻论》所云："违其性则苦，遂其性则欲。本脏所恶，即名为泻；本脏所喜，即名为补。"

五味的五行特性和临床应用

值得注意的是，五味各有不同的五行特性和性用，《内经》认为分别易入于不同的脏腑。如《素问·宣明五气》云："五味所入，酸入肝，辛入肺，苦入心，咸入肾，甘入脾，是谓五入。"正所谓五味入五脏理论。不过，这一理论所说的是某一味同某一脏有特殊的亲和力，即其不同味的药食，服用之后，药力可先达到与其相应的脏腑，这一点《灵枢·五味》说的较明白。其云："五味各走其所喜，谷味酸，先走肝；谷味苦，先走心；谷味甘，先走脾；谷味辛，先走肺；谷味咸，先走肾。"这里的"所喜""先走"就是此意，并未涉及是补是泻。可见，它与我们所谈的"五脏苦欲补泻"是有所区别的。

后世许多医家将“五脏苦欲补泻”理论作为临床用药的指导原则。如金代张元素《医学启源 · 用药备旨》即引用本篇原文加以具体药物举例，而且他还根据本段的内容，提出同一种药味，入通于不同的脏腑之后，可以发挥不同的补泻作用。如具有酸味的五味子，入心则收敛心气，入肺则补益肺气；而同一酸味的白芍，既能敛肺，又能泻肝。此外，他还提出即使某些药物味相似，但仍不完全相同，临床应加以区别运用，如同是辛味药，既有细辛的辛散，又有知母、黄柏的辛润；同是苦味药，既有白术的苦燥，又有黄连的苦泻。这些论述对临床很有指导意义。其后，元代王好古《汤液本草》、明代缪希雍《神农本草经疏》、明代李中梓《医宗必读》等，都在金代张元素论述的基础之上立专篇对这一理论作了更深入的探讨。明代李中梓甚至在《医宗必读 · 苦欲补泻论》中有“夫五脏之苦欲补泻，乃用药第一义也，不明乎此，不足以言医”之论。

就五脏苦欲补泻的具体药味而言，今仅摘录元代王好古《汤液本草》的“五脏苦欲补泻药味”，以供大家参考：“肝苦急，急食甘以缓之，甘草；欲散，急食辛以散之，川芎。以辛补之，细辛；以酸泻之，芍药。”“心苦缓，急食酸以收之，五味子；欲软，急食咸以软之，芒硝。以咸补之，泽泻；以甘泻之，人参、黄芪、甘草。”“脾苦湿，急食苦以燥之，白术；欲缓，急食甘以缓之，甘草。以甘补之，人参；以苦泻之，黄连。”“肺苦气上逆，急食苦以泻之，诃子皮，一作黄芩；欲收，急食酸以收之，白芍药。以辛泻之，桑白皮。以酸补之，五味子。”“肾苦燥，急食辛以润之，知母、黄柏。欲坚，急食苦以坚之，知母。以苦补之，黄柏。以咸泻之，泽泻。”

另外，从《内经》所述的五脏所欲的五味搭配来看，也体现了方剂的组方配伍原则。如“肝欲散，急食辛以散之，用辛补之，酸泻之”，“急食辛以散之”即用辛味药疏散肝气，是顺从肝之所欲，为治肝病的主要部分，即君药；“用辛补之”则是增加疏散肝气之力，可视为辅助之药，即臣药；“酸泻之”，因酸味主收敛，与肝散之特性相逆，又与君臣辛散之功相逆，故一方面顺从其病之性，另一方面制约君臣药物的辛散太过，故在此用酸味药具有反佐的作用，而为佐药。

当然，临证治病时必须结合脏气的喜恶、病变的表里虚实寒热性质、药物的气味特点等因素进行综合考虑，才能取得好的效果。若用之不当，不仅不能治愈该脏病变，还会变生他病，而且由于五味均有自己亲和力强的脏腑，所以还可能或伤所入之脏，或以五行相乘而克伐他脏。故《素问·宣明五气》云："辛走气，气病无多食辛；咸走血，血病无多食咸；苦走骨，骨病无多食苦；甘走肉，肉病无多食甘；酸走筋，筋病无多食酸。是谓五禁，无令多食。"辛味入肺而有宣散之性，故气弱者勿食辛，以防更伤其气；甘走脾，脾主肉，过食则自伤；酸走筋，筋病过食酸亦自伤，这是从过则自伤而言。咸入肾，心主血脉，水胜制火，故血病勿多食咸味；苦为火之味，骨属肾水，是以骨病勿多食苦味，这是从过则伤及所胜、所不胜之脏角度来说的。东汉张仲景亦在《金匮要略》中有"肝病禁辛，心病禁咸，脾病禁酸，肺病禁苦，肾病禁甘"的论述，与《内经》五味所禁理论的过则伤及所胜是一致的。

十三、壮火少火

《素问·阴阳应象大论》云："阴味出下窍，阳气出上窍。味厚者为阴，薄为阴之阳。气厚者为阳，薄为阳之阴。味厚则泄，薄则通。气薄则发泄，厚则发热。壮火之气衰，少火之气壮。壮火食气，气食少火。壮火散气，少火生气。气味辛甘发散为阳，酸苦涌泄为阴。"这是中医学最早的药食气味理论，也是中药四气五味、升降浮沉、性味归经理论的渊薮。

"壮火""少火"含义

"壮火""少火"，根据上下文义，当指药食之气味而言，即气味纯阳者为壮火，气味温和者为少火。药食气味纯阳的壮火之品，久服或多服则易耗伤人体之正气；气味温和的少火之品，食之则能补益气血，使正气旺盛。故明代马莳《素问注证发微》云："气味太厚者，火之壮也。用壮火之品，则吾人之气不能当之而反衰矣，如用乌附之类，而吾人之气不能胜之，故发热。气味之温者，火之少也。用少火之品，则吾人之气渐尔升旺，血益壮矣，如用参归之类，而气血渐旺者是也。"

亦有医家持不同观点，认为火，指阳气。所谓壮火，指亢盛之阳气，即病理之火；而少火，指平和之阳气，即生理之火。如明代李中梓《内经知要》云："火者，阳气也。天非此火，不能发育万物，人非此火，不能生养命根，是以物生必本于阳。但阳和之火则生物，亢烈之火则害物。故火太过则气反衰，火和平则气乃壮。”这种观点从天地阴阳之气化生万物角度，来分析认识壮火与少火，有一定的深度和普遍意义。明代张介宾亦持少火为生理之火，壮火为病理之火的观点，并且还有较为深刻的理解和发挥。《类经·阴阳类》云：“火，天地之阳气也。天非此火，不能生万物；人非此火，不能有生，故万物之主，皆由阳气。但阳和之火则生物，亢烈之火反害物，故火太过则气反衰，火和平则气乃壮。壮火散气，故云食气，犹言火食此气也……此虽承气味而言，然造化之道，少则壮，壮则衰，自是如此，不特专言气味者。”张介宾从药食气味之火，推演到生理之火和病理之火，同时又结合万物造化之道来解释，具有深刻的启迪意义。

另外，后世医学家还有进一步的发挥，认为应结合上文来理解，其上文云：“味归形，形归气，气归精，精归化，精食气，形食味，化生精，气生形。”谈的是精、气、形、化之间的转化，故应从精、气、形、化角度理解。如清代张志聪《素问集注》云：“夫气为阳，火为阳，合而言之，气即火也。少阳三焦之气，生于命门，游行于内外，合于包络而为阳火，然即少阳初生之气也。归于上焦而主纳，归于中焦而主化，纳化水火精微，而生此精，以养此形，故承上文而言。”

综上所述，对于壮火、少火的含义，后世医家有不同解释。我们觉得明代马莳注较为符合经旨，认为是指药食气味和缓与峻烈而言。纯阳辛热峻烈之品，其作用称壮火，如乌头、附子之类，能耗伤人体精气，故云“壮火之气衰”“壮火食气”“壮火散气”。属性为阳，但为温柔和缓之品，其作用称少火，如当归、人参之类，能补益人体精气，故云“少火之气壮”“气食少火”“少火生气”。观上下文义，此解当合于经旨。然而明代张介宾等医家之注将壮火、少火的概念引申为生理、病理之火，丰富了中医病理学内容，学术意义更加深远。“壮火之气衰，少火之气壮”，虽其本义是阐述药物的峻烈和温和对人体正气的不同作用，却在更深的层次上表明了人体“气”与“火”之间的关系，即亢盛的阳气消耗人体的正气，而温和的阳气助益人体的正气。这一理论在《内经》理论中阐发颇多，如《素问·阴阳应象大论》所说的“热伤气”、《素问·举痛论》所说的“炅则气泄”等，均是认为火热太过可以耗伤人体精气。这一病理学观点对后世医家认识火热证病理和治疗影响极大。

临床运用

东汉张仲景《伤寒论》在治疗热证的方药中加入补气药，如白虎汤证兼见燥渴不止、汗多而脉浮大无力属气津两伤者加用人参；而热病之后，余热未清，气津两伤，或暑热证气津两伤者皆可用有人参的竹叶石膏汤治疗，这均是补益由于热邪耗伤的人体之气。金代李东垣根据本篇的“气火”理论，并结合《素问·调经论》所云“有所劳倦，形气衰少，谷气不盛，上焦不行，下脘不通，胃气热，热气熏胸中，故内热”，提出了“火者，元气之贼”，“火与元气不两立，一胜则一负”的观点，认为火盛则气衰，气盛则火灭，因此，将《内经》对火热证的病理学观点应用于临床治疗，主张“甘温益气除热”治疗发热证的方法，设立了一系列甘温除热的方药，最典型的为补脾胃泻阴火之升阳益胃汤（黄芪、半夏、人参、独活、防风、白芍、羌活、橘皮、茯苓、泽泻、柴胡、白术、黄连、炙甘草）、升阳散火汤（升麻、葛根、羌活、独活、白芍、人参、柴胡、防风、甘草）、补中益气汤（黄芪、人参、当归、橘皮、白术、升麻、柴胡、甘草），为后世治疗发热证提供了极为重要的理论和方法。此外，元代朱震亨提出“气有余便是火”，也是对本篇“气火”理论的继承、完善和发展，使“气火”理论更趋于成熟。

临床上，“壮火食气”每多见气虚火旺证，或火旺伤气同时出现。火热与气虚常多夹杂，如既见神疲乏力、气短懒言、语声无力、两腿酸软、目光无神、情绪淡漠等气虚表现，又现舌红苔黄、便干溲黄、面红目赤、五心烦热、衄血等火旺之症。治疗上若一味清火则有伤阴耗气之弊，纯以补气则有助火增邪之虑，当合补气与清火于一方。而且根据气与火二者病势的轻重来选择药味和药量。补气应选温和补养之品，以寓“少火生气”之意，而不用过热助火之品，以免“壮火食气”之弊，这也正是《素问·阴阳应象大论》“劳者温之”“损者温之”的临床运用。治火宜寒凉之类，而避大寒之属，以防伤阳。

十四、五郁之治

《素问·六元正纪大论》云：“木郁达之，火郁发之，土郁夺之，金郁泄之，水郁折之。”论述风火湿燥寒五气郁发所致病证的治疗方法。虽然是针对五运之气因受其克气影响而被郁，但同样适用于脏腑气机郁阻的治疗。

木郁达之

指肝气郁滞之候，治疗当用疏理肝气的方法。如明代张介宾注曰：“达，畅达也。凡木郁之病，风之属也，其脏应肝胆，其经在胁肋，其主在筋爪，其伤在脾胃、血分。然木喜条畅，故在表者当疏其经，在里者当疏其脏，但使气得通行，皆谓之达。”所谓达之，即畅达之意，疏利肝胆、理气解郁是“达”的主要含义。肝气郁结，当疏肝理气，如柴胡疏肝散、四逆散，用柴胡、香附、枳壳、陈皮、广郁金等辛散之品；肝郁化火，当在理气解郁的基础上清肝泻火，如龙胆泻肝汤、丹栀逍遥丸等；肝郁克木，当抑木扶土，如四逆散（柴胡、枳实、白芍、甘草）、痛泻要方（陈皮、白芍、防风、白术）等；肝胆湿热，当疏利肝胆，如茵陈蒿汤等，药用茵陈蒿、大黄、山栀、黄柏、连翘、郁金等。诸如东汉张仲景用四逆散治气郁厥逆证，明代张介宾用柴胡疏肝散治肝气犯胃证，清代傅青主用解郁汤治胎气上逆证，清代陈士铎用救肝解郁汤治气塞不语证，以及《局方》用逍遥散治肝郁脾虚证等，皆属“木郁达之”之法。另外，唐代王冰对此另辟蹊径，云：“达，谓吐之，令其条达也。”吐法“达之”，一可祛土壅以达木郁，二可顺肝性以达木郁。如清末民初医家余听鸿曾治一人因暴怒而厥，不语脉伏，肢冷气憋，用鸡羽盐汤催吐，取“天地郁极，则雷霆奋发之义”。余听鸿更认为，“余见肝厥、气厥、食厥等证，唯有吐之为最速耳”。可见吐法也为治郁之一大法门。另外，金克木，金主收降而收敛，木郁为病往往与金收敛太过有关，“达之”之法不仅可以解决木郁本身，亦是逆金收之性而泻的治本之法。

火郁发之

指火盛郁闭，甚或火热扰神、迫血妄行的病证，治疗当以发越、发散火邪。如明代张介宾所说：“发，发越也。凡火郁之病，为阳为热之属也，其脏应心主、小肠、三焦，其主在脉络，其伤在阴分。凡火所居，其有结聚敛伏，不宜蔽遏，故当因其势而解之、散之、升之、扬之，如开其窗，如揭其被，皆谓之发。”诸如东汉张仲景用栀子豉汤治心烦懊侬、用升麻鳖甲汤治阳毒面赤咽痛唾脓血，宋代钱乙用泻黄散治口疮，金代李东垣用普济消毒饮治头面赤肿、用升阳散火汤治齿腮肿痛等，皆属“火郁发之”之法。《丹溪心法》还指出：“火盛者，不可骤用凉药，必兼温散。”泻火之中佐以发散，则有阴阳相济，升降相从的配伍之妙。《素问・热论》谓“暑当与汗皆出，勿止”，也寓“火郁发之”之义。后世认为火郁不专于心，五脏皆可有火郁之证。如孙一奎《医旨绪余》云：“凡瞀闷目赤，少气疮疡，口渴溲黄，卒暴僵仆，呕吐酸，狂乱，皆火郁证也。”后世多以气辛之品，升散、透达郁火。如大青龙汤治疗外寒里热，表里俱实，重用麻黄、桂枝、生姜发汗以散表寒内热；栀子豉汤，为邪热郁于胸膈之上，用豆豉辛甘微苦微寒，其性升浮，故以清表宣热解郁；荆防败毒饮，用于疮痈初起，兼有外感，用羌活、独活、柴胡、防风等解表取汗；银翘散，用于温病初起之发热无汗，金银花、连翘辛凉透邪清热，荆芥穗、豆豉辛温升发以逐邪；安宫牛黄丸、至宝丹、紫雪丹治疗温热之邪内陷心包，用麝香、丁香、安息香等多种香窜品，芳香透达，清代吴鞠通曰“使邪火随诸香一起俱散也”；普济消毒饮用于风热疫毒上攻头面的“大头瘟”，在清热解毒之中，伍以升麻、柴胡；升麻葛根汤用于肺胃郁热、麻疹初起，用升麻、葛根升腠理以发汗。升阳散火汤，治疗过食生冷，抑遏脾阳的发热证，方用防风、升麻、葛根宣散升达；泻黄散治疗火热郁伏于脾胃之证，用防风、藿香升散脾胃伏火；另有治疗内伤发热的补中益气汤、升降散等。另外，水克火，水为寒性而主敛，火郁为病往往与寒收敛太过有关，正所谓“寒包火”。“发之”正是逆寒敛而散的治本之法。

土郁夺之

指湿郁脾土，脾气壅滞的病证，治疗当以祛除湿邪，消导滞气。如明代张介宾所说：“夺，直取之也。凡土郁之病，湿滞之属也。其脏应脾胃，其主在肌肉四肢，其伤在胸腹。土畏壅滞，凡滞在上者夺其上，吐之可也；滞在中者夺其中，伐之可也；滞在下者夺其下，泻之可也。”清代陈士铎《石室秘录・夺治法》云：“夺治者，乃土气壅滞而不行，不夺则愈加阻滞，故必夺门而出。”如湿热郁阻中焦，以苦寒以燥湿清热治之；寒湿郁滞中焦，用苦温化湿以治之；又如腹中窒塞，大满大实，以枳实导滞丸、木香槟榔丸、承气汤下而夺之等，均属“土郁夺之”之法。从五行关系而言，“亢则害，承乃制”，木制土，土则运而不滞；木疏泄无力，土则郁而为病。故“夺之”之法，不仅可以解决土郁本身，亦是顺木疏泄之性而补的治本之法。

金郁泄之

指燥气盛行，肺气郁闭不利的病证，治疗当以宣泄或降泄肺气。如明代张介宾所说：“泄，疏利也。凡金郁之病，为敛为闭，为燥为塞之属也。其脏应肺与大肠，其主在皮毛声息，其伤在气分。故或解其表，或破其气，或通其便，凡在表在里、在上在下皆可谓之泄也。”诸如东汉张仲景用麻杏石甘汤治热壅肺气之喘促，清代吴鞠通用桑菊饮治秋燥咳嗽，则是宣泄肺气之法；又如葶苈大枣泻肺汤治咳逆上气、喘鸣迫塞，宣白承气汤治喘促不宁、痰涎壅滞，则为降泄肺气之法，均属于“金郁泄之”之治。火克金，火性炎上主发散，火散不足，则金收敛太过而可致金郁，故亦可用辛散之法以治金郁。《素问·脏气法时论》“急食辛以润之，开腠理，致津液，通气也”则是很好的治疗指南，临床用杏苏散（苏叶、半夏、茯苓、前胡、桔梗、枳壳、杏仁、生姜、橘皮等）、桑杏汤（桑叶、杏仁、豆豉、浙贝、沙参、栀子皮、梨皮）治燥也正是其运用。

水郁折之

指水寒之气盛行，郁滞于内，治当调理相关脏腑功能，以温阳蠲寒、除湿利水。如明代张介宾所说：“折，调制也。凡水郁之病，为寒为水之属也。水之本在肾，水之标在肺，其伤在阳分，其反克在脾胃。水性善流，宜防泛滥。凡折之之法，如养气可以化水，治在肺也；实土可以制水，治在脾也；壮火可以胜水，治在命门也；自强可以帅水，治在肾也；分利可以泄水，治在膀胱也。”具体如东汉张仲景用苓桂甘枣汤治水饮奔豚证，用真武汤治阳虚水泛证，或用乌头汤、白术附子汤治疗寒痹骨痛等，均属“水郁折之”之法。

总之，关于五郁的治疗原则，是针对五运致郁为病而论。如明代吴崑《素问吴注》云：“木性喜条达，则升之令其条达；火性喜发越，则散之令其发越；土性喜疏通，则夺之令其疏通；金性喜清利，则泄之令其清利；水性喜就下，则折之令其就下，而无冲逆也。”即按照五行、五脏的特性，采用相应的方法调理其气机，才能使之复归于正常。又如明代张介宾注曰：“天地有五运之郁，人身有五脏之应，郁则结聚不行，乃致当升不升，当降不降，当化不化，而郁病作矣。故或郁于气，或郁于血，或郁于表，或郁于里，或因郁而生病，或因病而生郁。郁而太过者，宜裁之抑之；郁而不及者，宜培之助之。大抵诸病多有兼郁，此所以治有不同也。”后世医家根据这一精神，发挥为五气、五脏因郁致病的治法，对临床有着重要的指导意义。

十五、针刺灸焫

针灸疗法，是中华民族的一项伟大发明，是人类健康保障的重要手段之一；在中国已经有着数千年的历史，曾经为中华民族的健康与繁衍做出了不可磨灭的巨大贡献。针灸是中医学的重要内容之一，是中医理论体系中不可分割的重要组成部分，而《内经》作为中医学的第一经典，更是针灸理论的渊薮、临床运用的规范。

针灸的起源

《内经》记载了针灸的起源。《素问·异法方宜论》云：“砭石者，亦从东方来……毒药者，亦从西方来……灸焫者，亦从北方来……九针者，亦从南方来……导引按跷者，亦从中央出也。”指出灸法来源于北方，因“北方者，天地所闭藏之域也。其地高陵居，风寒冰冽，其民乐野处而乳食，脏寒生满病，其治宜灸焫”，即北方是自然界封闭固藏之气所在，也是阳气闭藏之处，地势较高，天气寒冷，人们因为游牧而常居住在野外，以乳制品为食，乳制品性凉易引起腹胀，所以北方宜用温暖的灸法来治疗寒性的疾病；九针来源于南方，因“南方者，天地所长养，阳之所盛处也。其地下，水土弱，雾露之所聚也。其民嗜酸而食胕，故其民皆致理而赤色，其病挛痹，其治宜微针”，即南方属于火，通于夏季，是自然界长养之气所在的地方，也是阳气充盛的地方，天气较热，地势较低，水土较弱，雾露较多，水湿之气较盛，人们喜欢吃发酵类的东西，皮肤细腻而红，因天气闷热潮湿而容易阻滞经脉出现筋脉拘挛、骨节麻痹疼痛之类的疾病，所以南方宜用针刺。

针灸的作用

针刺的主要作用是疏通经络，正如《灵枢·九针十二原》所说"欲以微针通其经脉，调其气血，营其逆顺出入之会"。故针刺可以治疗疼痛、麻木、肿胀等病证，因为经络"内属于脏腑，外络于肢节"，有运行气血的功能，经络通则气血运行通畅，脏腑器官、体表肌肤及四肢百骸得以濡养，发挥其正常的生理功能。另外，我们可以通过经络阴阳属性、经穴配伍和针刺手法达到阴阳调和的状态，这也是针灸治疗最终要达到的目的。

灸法的作用主要是温经散寒，通过灸经络上的穴位来治疗内脏之寒，侧重于治疗寒凝血滞、经络痹阻引起的寒湿痹痛、痛经、经闭、胃脘痛、寒疝腹痛、泄泻等疾病。此外，气得温则行，气行则血行，所以灸法还可以消瘀散结，治疗气血凝滞的疾病，如瘰疬、瘿瘤等。由于其温的性质，我们还用来扶阳固脱，治疗阳气下陷或欲脱之危证，如遗尿、脱肛、崩漏、带下等疾病。

《灵枢·官能》云："针所不为，灸之所宜。"说明灸法与针刺各有不同的功效，不可代替，二者可以互补，相得益彰。

针灸的治疗方法

这里我们仅就针刺的治疗方法做一个介绍。《灵枢·邪客》云："持针之道……左手执骨，右手循之。"就是论述进针的方法，一般是右手拿针，以拇、食、中三个指头挟持针柄，依靠手指的力量，使针尖快速刺入皮肤，再捻转刺向深层。毫针刺入腧穴后，为了使患者产生针刺感应，或进一步调整针感的强弱，以及使针感向某一方扩散、传导，我们通常采取两种方法：一种是提插法，即将针刺入腧穴一定深度后，施以上提下插的操作方法。使针由浅层向下刺入深层为插，由深层向上引退浅层为提。提插幅度以3~5分为宜，频率每分钟60次左右；另一种是捻转法，即将针刺入腧穴一定深度后，施向前向后捻转动作使针在腧穴内反复前后来回旋转的行针手法。捻转角度一般为180°左右，不可单向捻转，否则会引起滞针。两种方法的时间、频率、角度或者幅度都要根据患者的体质、病情、腧穴的部位及针刺目的等具体情况而定。有时也会采取循法、刮法、弹法、摇法、飞法、震颤法等辅助手法使患者产生针刺感应。

当针刺入腧穴后，施以提插、捻转的手法，使患者针刺部位有酸胀、麻重等自觉反应，或者有红、肿、热、痒等感觉，同时医生能感觉到针下沉紧、涩滞等反应，就获得了针刺感应，也就是“得气”，得气与否以及气至的迟速，不仅关系到针刺的治疗效果，而且可以借此判断疾病的预后。《灵枢·九针十二原》云：“刺之要，气至而有效。”充分说明得气的重要意义。

当针刺得气后，就可以施以补泻手法。常用的补泻手法有两种，即捻转补泻和提插补泻。《内经》最早记载了这两种补泻手法，但较为简单。如《灵枢·官能》中云：“泻必用员，切而转之，其气乃行，疾而徐出，邪气乃出，伸而迎之，摇大其穴，气出乃疾”；“补必用方，外引其皮，令当其门，左引其枢，右推其肤，微旋而徐推之，必端以正……”其中，“切而转之”“微旋”就是我们现在所谓的“捻”和“转”，但是没有左转和右转的区别。“伸”和“推”与“提”“插”之意相同。

捻转补泻

针刺得气后，捻转角度小，用力轻，频率慢，操作时间短，结合拇指向前、食指向后（左转用力为主）者为补法；反之，捻转角度大，用力重，频率快，操作时间长，结合拇指向后、食指向前（右转用力为主）者为泻法。

提插补泻

针刺得气后，先浅后深，重插轻提，提插幅度小，频率慢，操作时间短，以下插用力为主者为补法；反之，先深后浅，轻插重提，提插幅度大，频率快，操作时间长，以上提用力为主者为泻法。

此外，尚有其他补泻手法，如疾徐补泻：徐进针，少捻转，疾出针为补，疾进针，多捻转，徐出针为泻；迎随补泻：随着经脉循行去的方向刺入为补，迎着经脉循来的方向刺入为泻；呼吸补泻：呼气时进针、吸气时出针为补，吸气时进针、呼气时出针为泻；开阖补泻：出针后迅速按压针孔为补法，出针时摇大针孔而不按压为泻法等等。这些手法在《内经》中均有记载。如《素问·针解》云：“徐而疾则实者，徐出针而疾按之；疾而徐则虚者，疾出针而徐按之。”《素问·离合真邪论》云：“吸则内针，无令气忤；静以久留，无令邪布；吸则转针，以得气为故；候呼引针，呼尽乃去，大气皆出，故命曰泻”，“呼尽内针，静以久留，以气至为故……候吸引针，气不得出，各在其处，推阖其门，令神气存，大气留止，故命曰补”。《灵枢·九针十二原》云：“逆(迎)而夺之，恶得无虚？追(随)而济之，恶得无实？迎之随之，以意和之，针道毕矣。”

将针刺入腧穴施行手法后，需要留针，留针的目的是加强针刺的作用和便于继续行针施术，一般需要留针30分钟左右，因为中医理论中30分钟左右刚好是营卫之气运行一周的时间。当然这个留针时间不是一概而论，《灵枢·逆顺肥瘦》《灵枢·邪气脏腑病形》《素问·血气形志》等篇章中明确指出应根据患者的体质年龄、脏腑经络、脉象、天时季节等而定，也就是中医所谓的因时、因地、因人制宜。此外，对于一些特殊病证，如急性腹痛，破伤风，角弓反张，寒性、顽固性疼痛或痉挛性病证，即可适当延长留针时间，有时留针可达数小时，以便在留针过程中做间歇性行针，以增强、巩固疗效。

综上可知，《内经》对针灸学从理论到临床都作了详尽的阐述，后世针灸学的发展都离不开这一理论的指导。它简、便、廉、验的特点，不仅对中国人民的医疗保健工作起着积极的作用，而且源源不断地传到国外，为世界各国人民的医疗保健工作服务。我们相信未来的针灸，必将成为世界各国人民医疗保健活动中不可或缺的治疗方法之一。

第六讲
《黄帝内经》论养生之道

养生，即保养生命，它是通过各种方法，颐养生命，增强体质，预防疾病，从而达到延年益寿目的的一种医事活动。《内经》中包含了丰富的养生理论，确立了“天人相应，顺应自然”的整体养生观念，提出了依据四时变化、人体生长规律及调节饮食、精神情志、采用适当术数的具体养生方法，是《内经》理论体系的重要组成部分，对当今社会仍然有着重要意义。

一、四气调神

《素问·四气调神大论》是《内经》论述四时养生的重要篇章，意指要顺应四时阴阳气候变化而调神，此处的“神”是指广义之神，既是一切生理活动、心理活动的主宰，又包括了生命活动现象。具体表现在人们的日常活动、各种行为和精神情志等各方面。《素问·四气调神大论》云：“夫四时阴阳者，万物之根本也，所以圣人春夏养阳，秋冬养阴，以从其根。”指出四时阴阳是万物之根本，是自然界万物生长变化的规律，同时也是养生的根本，从另一个角度说明“法于阴阳”是《内经》养生的重要原则。同时也指出四时养生的基本原则为“春夏养阳，秋冬养阴”。那么我们应该如何顺应规律而调“神”呢？本文从以下4个方面进行论述。

睡眠起居

《素问·四气调神大论》指出人应根据春生、夏长、秋收、冬藏的四季不同特点，适当调节个人生活起居。春季应“夜卧早起”，顺从生的特点，使体内阳气不断的生发。夏季亦应“夜卧早起”，但应较春季更早起床，顺从长的特点，使体内阳气不断旺盛。而秋季应“早卧早起，与鸡俱兴”，顺从收的特点，回避肃杀的气候，避免使体内的阳气发散，但需防止收散太过。冬季应“早卧晚起，必待日光”，顺从藏的特点，因为冬令夜愈深则寒气愈重，早睡可以使人体阳气免受阴寒的侵扰；待日出再起床，就能避开夜里的寒气，以自然界的阳气助长机体的阳气，是人们防寒保温的基本措施，即便是取暖，也应注意不要让腠理过分开泄，以免潜藏的阳气外散。

运　动

《内经》主张生命在于运动，但“动”应有度，应顺应四时变化规律，春季应“广步于庭，披发缓形，以使志生”，告诫我们要披散头发、松缓衣带、舒展形体，在庭院或公园中信步慢行，以利于春阳的生发，不可久坐不动，久视不移，久睡不起，但不宜运动过度，过多劳累，以免阳气生发太过而产生病理变化。夏季为阳气旺盛之季，虽然赤日炎炎，也应顺应夏季之势，“无厌于日”，尽可能多地进行户外运动，使机体气机宣畅，通泄自如，阳气更加旺盛，但不可太过。由于暑热可使人汗泄太过，令人头昏胸闷、心悸口渴、恶心，甚至昏迷，故安排劳动或体育锻炼时，要避开烈日炽热之时，并注意加强防护。秋冬之季为大自然万物收敛封藏之季，人亦应之，应适当运动，且不可过量，以防出汗过多，阳气耗损；且运动宜选择轻松平缓、活动量不大的项目。此外，由于人的肌肉和韧带在秋冬季气温开始下降的环境中弹性有所收缩，因而易造成肌肉、韧带及关节的损伤，也是运动时需要注意的。

行为与精神情志

精神情志属于狭义之神。《素问·四气调神大论》中不仅详细讲述了广义之神的养生之道，对于狭义之神的论述也是很多的。春季则顺应阳气升发，万物俱生的特征，故春季养生，既要力戒暴怒，更忌情怀忧郁，要做到心胸开阔，乐观愉快，对于自然万物要“生而勿杀，予而勿夺，赏而不罚”，在保护生态环境的同时，培养热爱大自然的良好情怀和高尚品德。

而在赤日炎炎的夏季，要重视心神的调养。夏季要“使志无怒，使华英成秀。使气得泄，若所爱在外”，神清气和，快乐欢畅，胸怀宽阔，如同含苞待放的花朵需要阳光那样，对外界事物要有浓厚兴趣，把自己的意念想法毫无保留地向外界宣泄，达到精力充沛与饱满，培养乐观外向的性格，以利于气机的通泄。与此相反，举凡懈怠厌倦，恼怒忧郁，则有碍气机，皆非所宜。

秋季养生首先要培养乐观情绪，保持神志安宁，以避肃杀之气；收敛神气，以适应秋天容平之气，我国古代有重阳节登高赏景的习俗，也是养收之一法。登高远眺，可使人心旷神怡，一切忧郁、惆怅等不良情绪顿然消散，是调解精神的良剂。总体来说，秋季的精神情绪应当模仿秋气的特性，保持宁而不躁，敛而不泄，清而不浊，神气内敛，不使志意外露，做到清静养神，尽量排除杂念，达到心境宁静状态。

为了保证冬令阳气伏藏的正常生理不受干扰，首先要求精神安静，必须控制情志活动，做到如同对待隐私那样秘而不宣，如同获得了宝贝那样感到满足，这样一来“无扰乎阳”，养精蓄锐，有利于来春的阳气萌生。

饮食药物

“民以食为天”，饮食药物对于四时的养生也是非常重要的。

春季阳气初生，宜食辛甘发散之品，而不宜食酸收之味。所以《素问·脏气法时论》云：“肝苦急，急食甘以缓之……肝欲散，急食辛以散之，用辛补之，酸泄之。”酸味入肝，且具收敛之性，不利于阳气的生发和肝气的疏泄，且易于影响脾胃的运化功能，故为了适应春季阳气升发的特点，为扶助阳气，此时在饮食上可以酌情适当食用辛温升散的食品，如麦、枣、豉、花生、葱、香菜等，其他颜色青绿新鲜果菜，也是春季应时的食物，可以适量食用，而生冷油腻之物，则应少食，以免伤害脾胃。

夏季出汗多，则盐分损失亦多，若心肌缺盐，搏动就会失常。宜多食酸味以固表，多食咸味以补心。如《素问·脏气法时论》云：“心苦缓，急食酸以收之……心欲耎，急食咸以耎之，用咸补之，甘泻之。”此外，夏季炎热，容易过食寒凉，导致外热内寒，损伤脾胃，令人吐泻，西瓜、绿豆汤、乌梅小豆汤，为解渴消暑之佳品，但不宜冰镇。此外，应多食粥类，既可生津止渴，清热解暑，又可补养身体，如绿豆粥、蚕豆粥、荷叶粥、莲子粥、百合粥、冬瓜粥、银耳粥、黄芪粥等。还可自制一些生津解暑的饮料，主要原料多采用鲜竹叶、鲜荷叶、鲜薄荷、香薷、金银花、土茯苓、生甘草、野菊花、荷花、茉莉花等，选择一至数种，煎水或用开水冲泡，当茶饮用。也可于夏令之前，食用一些补肺健脾益气之品，并少吃油腻厚味，减轻脾胃负担。

秋季收敛。《素问·脏气法时论》云："肺欲收，急食酸以收之，用酸补之，辛泻之。"酸味收敛补肺，辛味发散泻肺，秋天宜收不宜散，所以要尽可能少食葱、姜、辣椒等辛味之品，适当多食一点酸味果蔬。另外，秋燥易伤津液，使人体皮肤肌肉失去柔润之性，出现一系列以干燥为主的症状，如口干、唇干、鼻干、咽干、舌干少津、小便短少黄赤、大便干结、皮肤干燥等。润燥养阴的食物较多，通常富含油脂的种仁类食品，或者乳脂类食品，都具有润燥特性，所以古人主张入秋宜食生地粥，以滋阴润燥。总之，秋季时节，可适当食用如芝麻、糯米、粳米、蜂蜜、枇杷、菠萝、乳品等柔润食物，以益胃生津，有益于健康。还可服用宣肺化痰、滋阴益气的中药，如人参、沙参、西洋参、百合、杏仁、川贝等，对缓解秋燥多有良效。

冬季应多食色黑的食物。色黑的食物能入肾而补虚，如黑豆、黑芝麻、黑米等。味咸的食物能补肾敛精，也能引药入肾。如《灵枢·五味》云："谷味咸，先走肾。"同时还应与其他食味调配。如《素问·脏气法时论》云："肾欲坚，急食苦以坚之，用苦补之，咸泻之。"指出冬季应适量食咸，多吃苦味的食物以防止肾水过盛，相火妄动，达到水火互济。此外，冬季寒胜，基于《内经》中的重阳思想，宜多食用滋阴潜阳、热量较高的膳食以护阳，宜食谷类、羊肉、鳖、龟、木耳等食品。有条件应摄取新鲜蔬菜，且应注意与补肾的食物搭配。冬季是进补强身的最佳时机，所以应适当注意辛甘温热食品的搭配。属于温热性的食物主要有狗肉、羊肉、牛肉、鸡肉，以及干姜、辣椒、砂仁、草果、胡椒、核桃、怀山药、枸杞、红薯等。

值得一提的是，"冬吃萝卜夏吃姜"的养生法有一定道理。萝卜有顺气消食、止咳化痰、除燥生津、散瘀解毒、利大便等功效。在冬季人们活动减少，体内痰食积聚的情况下，用白萝卜以清肠理气，调理脾胃，非常有益于健康。另外，热粥在冬天用于补阳，会有特别的效果，大部分温热类的食物都可以煮粥，在粥品养胃的前提下，加上温补阳气之品，可起到脾肾双调、先天后天同时调理的作用。

综上所述，"春夏养阳，秋冬养阴"的养生防病思想告诫我们，在春夏顺应阳气之用而养生、养长，调养肝心二脏；在秋冬顺应阴气之用而养收、养藏，调养肺肾二脏，从而达到阴阳协调，延年益寿的目的，对预防疾病、保持健康，具有重要的指导意义。

二、谨和五味

古人常说："爱吃三分补。"也就是现在大家所认为的想吃什么就是机体需要什么，其原因在于人体是一个有机的整体，是一个自组织系统，当人体缺乏某些东西时，就会自动向外界索取，但无论是运动、起居都应该无太过、无不及，饮食也是如此。所谓饮食养生，就是按照中医药理论调整饮食，注意饮食宜忌，合理地摄取食物，以增进健康、益寿延年的养生方法。饮食养生的目的在于通过合理而适度地补充营养，以补益精气，并通过饮食调配，纠正脏腑阴阳之偏颇，从而增进机体健康、抗衰延寿。《内经》有多个篇章涉及饮食养生的内容，有关饮食养生方面的基本原则可以概括为"谨和五味"和"食饮有节"两个方面。

谨和五味

五味，是指饮食物的五种滋味，即酸、苦、甘、辛、咸。五味可以补益脏腑，是人体生命活动的物质基础。因其味不同，对脏腑的作用也有所侧重。如《素问·至真要大论》所云："五味入胃，各归所喜，故酸先入肝，苦先入心，甘先入脾，辛先入肺，咸先入肾，久而增气，物化之常也。"提出了在生理情况下五味对五脏的影响有主次之分。

食物对人体的滋养作用是身体健康的重要保证，合理地安排饮食，保证机体有充足的营养供给，可以使气血充足，五脏六腑功能旺盛。若五味偏嗜就会造成相应脏腑的功能失调，出现多种病理变化。《素问·生气通天论》详细论述了五味偏嗜给机体带来的影响:“是故味过于酸,肝气以津,脾气乃绝;味过于咸,大骨气劳,短肌,心气抑;味过于苦(原作‘甘’),心气喘满,色黑,肾气不衡;味过于甘(原作‘苦’),脾气不濡,胃气乃厚;味过于辛,筋脉沮弛,精神乃央。是故谨和五味,骨正筋柔,气血以流,腠理以密,如是则骨气以精,谨道如法,长有天命。”这里说明饮食五味太过,也是损伤五脏精气的重要原因。

饮食所伤,除能直接伤害肠胃以影响五脏外,还可通过五味与五脏的关系,引起相关脏腑发生病理变化,又进一步影响到其他脏腑。如:酸味太过,致使肝气偏盛,导致脾气的运化作用受到阻滞。咸味虽然入肾补肾,但咸味太过则能伤肾。肾气受损则养骨之气不足,故曰“大骨气劳”。肾水反侮脾土,脾失健运,肌肉因脾所运化的水谷精微减少而消瘦无力。苦味入心,然其太过则损伤心气,心主血脉、主神志的功能必受影响,故有心跳急促及烦闷之症。甘味入脾,既可补脾,太过则可伤脾,所以脾气因滞碍而不能运化水谷精微濡养于全身。脾与胃同居中焦,升降相因,纳运配合,如若脾气不能升运,必然对胃气之纳降产生负面影响,使胃气的纳降迟滞,浊气滞留而生胀满。辛味能散而入肺,辛味太过,一则可耗散肺气,二则可使肺气失常而偏盛,既能乘袭肝木,使肝之阴血受损,筋失濡养而败坏弛缓,又能反侮于心而殃及心神。

《内经》不仅认为五味入五脏可养五脏,而且还有五味太过可伤五脏这一相辅相成的理论,可见饮食养生必须依照“谨和五味”的要求,使各种食物合理搭配,谷肉果菜五味调和,不能偏食过食,才能“谨道如法,长有天命”。所以《素问·脏气法时论》云:“毒药攻邪,五谷为养,五果为助,五畜为益,五菜为充,气味合而服之,以补精益气。此五者,有辛酸甘苦咸,各有所利,或散或收,或缓或急,或坚或耎,四时五脏,病随五味所宜也。”指出饮食物的种类多种多样,所含营养成分各不相同,只有做到合理搭配,才能使人得到各种不同的营养,以满足生命活动的需要。

此外,我们现代人在日常饮食中多以肥甘厚味、油腻为多,这就引起与之相关的很多疾病,如糖尿病,也就是中医的消渴;中风、肥胖以及偏瘫、某些心血管疾病也与肥甘厚味的过用有密切的关系。《素问·生气通天论》也指明了过食肥甘厚味的不良结果，其云："高梁之变，足生大丁，受如持虚。"长期进食高热量饮食，会使阳热内盛，久则可多发疔疮，而且得病就像手持空虚之器受物一样容易，从而强调了饮食宜清淡，不宜过多肥甘厚味，也就是我们今天提倡的"荤素搭配"，即进食饭菜时，应有荤有素，合理搭配。中医认为肉类食物多有滋养脏腑，补益人体，润泽肌肤的作用，若偏嗜膏粱厚味，反而有害无益，容易助湿、生痰、化热，导致某些疾病的发生。蔬菜水果多具有疏利、开胃消食、疏通胃肠等作用，但是单一素食难以提供人体所需要的全部营养素，不能满足身体生理的需要，所以应荤素搭配，优势互补。因此，全面的饮食，适量的营养，乃是保证生长发育和健康长寿的必要条件。

食饮有节

《素问·上古天真论》在论述养生法则时提出"食饮有节"，可见"食饮有节"对于养生的重要性。节，是指有节律、有节制。"食饮有节"的养生法则包括"饮食定时定量"和"寒热温凉适宜"两个方面。

饮食定时定量

《吕氏春秋·季春纪》云："食能以时，身必无灾。"即饮食的摄取宜定时进行。《内经》中虽无饮食定时的明确记载，但我国传统的习惯是一日早、中、晚三餐，且一直有"早饭宜好，午饭宜饱，晚饭宜少"之说，即早餐的质量，营养价值要高一些，精一些，便于机体吸收，提供充足的能量；午饭要吃饱，所谓"饱"是指要保证一定的饮食量，当然，不宜过饱，过饱则胃肠负担过重，也影响机体的正常活动和健康；晚饭进食要少一些，不可食后即睡。若我们能经常按时进餐，养成良好的饮食习惯，则消化功能健旺，于身体是大有好处的。《素问·痹论》云："饮食自倍，肠胃乃伤。"即饮食定量、适度饮食，既不可过饥又不可过饱。饮食过饱，则会导致《素问·生气通天论》提及的"因而饱食，筋脉横解，肠澼为痔"；饮食过饥，则会出现《灵枢·五味》提及的"故谷不入，半日则气衰，一日则气少矣"。

寒热温凉适宜

《灵枢·师传》云："食饮者，热无灼灼，寒无沧沧，寒温中适，故气将持，乃不致邪僻也。”指出摄取饮食物时，应“寒温中适”。“寒温中适”一方面指食物属性的阴阳寒热应互相调和，另一方面指饮食入腹时的生熟情况或冷热温度要适宜。因为过食温热之品，容易损伤脾胃之阴液；过食寒凉之物，容易损伤脾胃之阳气。从而使人体阴阳失调，出现形寒肢冷、腹痛腹泻，或口干口臭、便秘、痔疮等病症。西医学认为，人体中各种消化酶要充分发挥作用，其中一个重要的条件就是温度。只有当消化道内食物的温度和人体的温度大致相同时，各种消化酶的作用才发挥得最充分。而温度过高或过低，均不利于食物营养成分的消化和吸收。

总体来说，在《内经》饮食养生理论的基础上形成了丰富多彩的饮食文化，正确的饮食能够扶正补虚、泻实祛邪从而达到防病益寿的目的，而且饮食天天就在我们身边，可以给我们潜移默化的改变，所以古人云“药补不如食补”，这是非常有道理的。因此，我们要重视饮食养生，为我们的身体保健护航。

附：几种常见长寿食品及药物

依据《内经》中的饮食原则及长寿之人的饮食习惯，介绍几种常见的长寿食品及药物。

米粥

清代王孟英在《随息居饮食谱》中云：“粥为世间第一滋补食物。”小米历来就有“五谷杂粮，谷子为首”的美称，中医学认为小米益五脏，厚肠胃，充津液，壮筋骨，长肌肉，适用于体弱有病的老人来滋补身体。

牛奶

牛奶，古称牛乳，内含有丰富的赖氨酸，且胆固醇含量较低，碳水化合物全部为乳糖，在肠道中可以转化为乳酸，有抑制腐败菌生长的作用。

红薯

红薯，气味甘，平，无毒，有“土人参”美誉。西医学研究证实，红薯含有大量纤维素，因此对老年性便秘有很好的治疗作用，但有消化道溃疡以及腹胀、泛酸等症状的患者不可多食。

豆腐

豆腐具有宽中益气、和脾胃、消胀满的功效。古人常说："鱼生火，肉生痰，白菜豆腐保平安。"这说明老人们对豆腐的钟爱。现代研究也表明，老人常吃豆腐对于血管硬化、骨质疏松等有良好的食疗作用。

黄精

黄精，味甘性平，常与党参、白术等药配合治疗脾胃虚弱，体倦乏力等症，有补中益气、润肺的功效。

三、精神内守

当代社会由精神情志因素引起的心身疾患愈来愈多，现在疾病谱的改变也充分说明了精神情志致病的广泛性。因此，对精神情志方面的养生保健必须引起重视。《内经》认为，精神情志是生命活动的基本体现，由五脏所产生，同时又能反作用于五脏，而影响人体脏腑功能活动，强调人们必须要"积精全神"，才能达到"精神内守，病安从来"。《内经》关于精神情志养生的论述非常丰富，主要见于《素问·上古天真论》《素问·四气调神大论》《素问·生气通天论》《素问·阴阳应象大论》《素问·举痛论》《灵枢·本神》《灵枢·本脏》《灵枢·天年》等篇。实践证明，通过调节精神情志进行神志方面的养生，在现实生活中具有防治多种临床疾患的实用价值，具有重要的现实意义。

所谓调节精神情志，主要是指对精神意识、思维、情志的调节，即应保持心态的安闲清静，控制意志，减少嗜欲，情志适度等。笔者现将其分成精神调节、情志调节两方面进行论述。

精神调节

《素问·上古天真论》云："恬惔虚无，真气从之，精神内守，病安从来。是以志闲而少欲，心安而不惧，形劳而不倦，气从以顺。各从其欲，皆得所愿。故美其食，任其服，乐其俗，高下不相慕，其民故曰朴。是以嗜欲不能劳其目，淫邪不能惑其心，愚智贤不肖，不惧于物，故合于道。"其中提出了"恬惔虚无""志闲而少欲"精神调节的两个具体养生理法。"恬惔虚无"，恬淡为安静之意，虚无指不存杂念，即避免情志过激。“志闲而少欲”，闲，本义为木栏类遮拦物，引伸为控制、限制，即控制、约束自身，减少各种不切合实际的欲望。《内经》还进一步举例，指导人们从具体的生活方式上来调摄精神，即“故美其食，任其服，乐其俗，高下不相慕，其民故曰朴”。上古时代会养生的人，心态平和，有吃的无论粗细都觉得很可口，有衣服穿无论美丑都觉得很合身，各种风俗习惯都让人舒坦，这样一来，大家没有人在乎地位高低，没有争权夺势，没有嫉妒心理，大家都过着纯朴无华的生活，在心无妄求妄欲的状态下，内藏于五脏之中，如此一来形神和睦，就不会受到外界刺激的侵扰，达到“不惧于物”的精神境界。

《内经》精神调节给予当代人的养生借鉴主要有以下三点：首先，提示人要正视现实，将生活、工作目标定得近期一些、可操作性强一些，不可好高骛远；其次，不要与他人攀比，不可欲望过分强烈，嗜欲不止，则会扰动神气，破坏神气的清静。我们在日常生活中要控制过度的不良欲望，做到心情舒畅，陶冶情志，静心寡欲，有利于怡养精神。再次，因为人有欲望不可避免，我们为了追求健康，就要降低欲望值，如果欲望值过高，一旦达不到目的，会产生忧愁、悲伤、苦恼、思虑太多，从而伤身致病，因此要把精力用在事业和工作上，淡化名利，多做好事，多做奉献，必然心地坦然，精神高尚，带来精神和身体上的健康。最后，要寻找正确的、适合自己的生活方式，从中体味生活的乐趣。乐趣的选择最重要的是力所能及，不可强迫自己。

情志调节

《内经》认为喜、怒、忧、思、悲、恐、惊，是七种正常的对精神刺激的情绪反应。在正常情况下，这是人的七种不同的情感反应，不仅不会引起疾病，还可以调养精神。《内经》强调开朗、乐观的性格是调摄情志的基础，云“喜则气和志达，荣卫通利，故气缓矣”，说明乐观的情绪是调养精神，舒畅情志，防衰抗老的最好的精神营养。精神乐观可使营卫流通，气血和畅，生机旺盛，从而身心健康。要想永保乐观的情绪，首先要培养开朗的性格，因为乐观的情绪与开朗的性格是密切相关的。心胸宽广，精神才能愉快。其次，对于名利和享受，要培养“知足常乐”的思想，要体会“比上不足，比下有余”的道理，这样可以感到生活和心理上的满足。再次，培养幽默风趣感，幽默的直接效果是产生笑意。只有突然、强烈或长期持久的不良情志刺激，超过人体心理承受能力和调节能力，才会导致疾病的发生。七情直接影响有关内脏而发病，其基本规律是肝主怒，过怒则伤肝；脾主思，过思则伤脾；肺主悲、忧，过悲过忧则伤肺；肾主惊、恐，过惊过恐则伤肾，因此《内经》调神很重要的一个方面就是调控不良情绪。

郁闷大怒

《内经》非常重视大怒对人体的伤害。如《素问·生气通天论》云："阳气者，大怒则形气绝，而血菀于上，使人薄厥。"《灵枢·邪气脏腑病形》云："若有所大怒，气上而不下，积于胁下，则伤肝。"大怒不仅伤肝脏，怒气还伤心、伤胃、伤脑等，导致各种疾病。可见怒气伤身的严重危害性，故戒怒是情志养生的一个重点，戒怒之法要以理制怒、时常排解郁闷。提倡个人以理性克服感情上的冲动，在日常工作和生活中，虽遇可怒之事，但想一想其不良后果，可理智地控制自己的过激情绪，使情绪反应"发之于情"，"止之于理"，如发怒必须反省，吸取教训，避免下次再犯错误。另外，在心情不快、愤怒不解时，可以到环境优美的公园或视野开阔的海滨漫步散心，可排除郁闷的情绪，产生豁达明朗的心境，所以日常所见愤怒之人出去走走就会宣泄一下愤怒情绪，使心情平静下来。

悲哀忧愁

悲哀忧愁也是不良情绪之一。如《灵枢·本神》云："是故怵惕思虑者则伤神，神伤则恐惧流淫而不止，因悲哀动中者，竭绝而失生……愁忧者气闭塞而不行。"亦如《灵枢·百病始生》云："忧思伤心。"因为心藏神，所以悲哀忧愁最终结果会导致心神的损伤。保持情绪稳定，维持心理健康是非常必要的，所以必须重视宣泄心中之悲愤情绪，可以直接宣泄，如当一个人遇到不幸时，心中万分悲痛，痛痛快快地哭一场，让眼泪尽情流出来，会觉得舒服一些。《灵枢·五癃津液别》云："悲哀气并则为泣。"哭出来是悲哀发泄的最好方式。另外，《内经》认为"喜胜悲"，所以常悲之人必须常以喜乐之事做伴，这样久而久之，就会忘记悲伤。

过度思虑

思虑也是一种不良情绪，对心神的损伤较大。除此之外，《内经》还指出经常思虑的人有其自身特点。如《灵枢·口问》云："忧思则心系急，心系急则气道约，约则不利，故太息以伸出之。"鉴于思虑对人体的损害，我们也应当采取相应的措施。因为《素问·举痛论》云："思则气结。"所以对于思虑之人，当以疏导为先，运用正确、巧妙的语言，进行劝说、鼓励。正如《灵枢·师传》云："人之情，莫不恶死而乐生，告之以其败，语之以其善，导之以其所便，开之以其所苦，虽有无道之人，恶有不听者乎？"就是说，劝说要针对不同人的精神状态和个性特征，做到有的放矢，生动活泼。另外，《内经》认为"怒胜思"。如《素问·举痛论》云："怒则气上……思则气结。"人的情绪出现郁怒之后，气血上行，易于调节思虑引起的气结之象，所以说人发怒之后，思虑过度可以得到缓解。

大惊大恐

惊恐也是对人体有害的一种不良情绪。惊、恐是两种不同的情绪异常表现，惊是受外界侵袭所引发的，恐是自身心理滋生的。惊可以转化为恐。《内经》认为除"恐伤肾"外，还可以波及多个脏腑。如《素问·经脉别论》云："有所堕恐，喘出于肝，淫气害脾。有所惊恐，喘出于肺，淫气伤心。"《素问·血气形志》亦云："形数惊恐，经络不通，病生于不仁，治之以按摩醪药。"可见惊恐对于人体损害还是多方面的。对于惊恐的治疗法则，《素问·至真要大论》云："惊者平之。"用镇静安神之法，或使人对其习惯以之为平常后，而不觉惊恐。类似于现代心理学中的"系统脱敏疗法"，如果一个刺激引起的惊恐在人体所能忍受的范围之内，可以经过多次有意地反复呈现，习以为常后不会再对该刺激感到惊恐了。另外，《内经》认为"思胜恐"，可以通过对其他事情的思考、思虑来摆脱惊恐的感受，所以正确的思维引导对于惊恐患者是非常重要的治疗方式。

由此可见，《内经》以调摄精神情志为养生第一要义，从调节精神活动，避免情志过激和保持精神守持于内等方面，在方法上进行了概括，并为后世所遵循。

四、和于术数

运动保健一向是《内经》重要的养生理法，包含于其所提倡的“术数”养生之中。术数养生见于《素问·上古天真论》，其云：“上古之人，其知道者，法于阴阳，和于术数，食饮有节，起居有常，不妄作劳，故能形与神俱，而尽终其天年，度百岁乃去。”此处的“术数”专指养生方法和技术。明代张介宾注曰：“术数，修身养性之法也。”具体指导引、按跷、吐纳、咽津等。“和”，为适中、恰到好处之义，说明术数养生的关键即为调和运用，不宜太过与不及。如东汉张仲景《金匮要略》中云：“四肢才觉重滞，即导引吐纳……勿令九窍闭塞。”三国华佗在继承前人的基础上，模仿虎、鹰、熊、狼、鸟五种动物动作，创制出了称之为“五禽戏”的导引健身术。

由此可以看出，《内经》术数养生比运动保健的范围更广，除了如跑步、爬山、游泳、体操、太极拳等之外的传统有氧运动保健方法，还包括一些特殊的养生保健之术。正如《素问·血气形志》所云“形数惊恐，经络不通，病生于不仁，治之以按摩醪药”，以疏通经络、行气活血。以下笔者将对特殊的、又便于实施的养生保健之术具体阐述。

梳发与擦面

《诸病源候论》曾云：“千过梳头，头不白。”头是诸阳之会，梳头能疏通气血、散风明目、荣发固发。梳发时间，一般可在清晨、午休、晚睡前。具体做法可结合手指按摩，即双手十指自然分开，用指腹或指端从额前发际向后发际，做环状揉动，然后再由两侧向头顶梳理、按摩，用力均匀一致，如此反复做36次，至头皮微热为度。

擦面，又称干洗脸。可疏通面部皮肤气血，增加肌肉的弹力、减皱及美容的作用。正如《灵枢·邪气脏腑病形》所云：“十二经脉，三百六十五络，其血气皆上于面而走空窍。”具体做法先将两手掌互相擦热，然后两手由前额顺着两侧往下擦，擦至下巴时，两手再向上至前额如此一上一下擦面，共20次。除此之外，还可以专按鼻翼两侧迎香穴，促进鼻黏膜血液循环，增强正常分泌，湿润鼻腔，并预防感冒和防治鼻炎。具体方法用两手大拇指基部的背侧，互相擦热，轻轻地沿着鼻梁两侧各擦 20 次，而后用两手食指尖端，点揉左右侧迎香穴各 10 次。

熨目与摩耳

《灵枢·官能》云："明目者，可使视色。"《灵枢·大惑论》亦云："五脏六腑之精气，皆上注于目而为之精。"可见目与脏腑关系密切，常熨目可以养睛明目，使双眼明亮有神，气血健旺。具体做法在黎明时分，用两手相互摩擦，搓热后，将手掌放于两眼之上，这就是熨目，如此反复熨目 3 次。

《灵枢·官能》云："聪耳者，可使听音。"《灵枢·口问》云："耳者，宗脉之所聚也。"耳朵及其周围是众多经脉汇集之地，所以摩耳有助于增强听力，疏通多条经络，清脑醒神。具体做法先按摩耳根，用两手食指按摩两耳根前后各 15 次；再按抑耳廓，以两手按抑耳轮，一上一下按摩 15 次，再摇拉两耳，以两手拇食二指摇拉两耳廓各 15 次，但拉时不要太用力；最后弹击两耳，以两手中指弹击两耳 15 次。古人还有"鸣天鼓"法，以两手掌捂住两耳孔，五指置于脑后，用两手中间的三指轻轻叩击后脑部 24 次，然后两手掌连续开合 10 次。此法使耳道鼓气，以使耳膜震动，故称之为"鸣天鼓"。

叩齿与咽津

《灵枢·五味论》云："齿者，骨之所终也。"经常叩齿可增强牙齿的坚固，不易松动和脱落，使咀嚼力加强，促进消化。自古以来，很多长寿者，都重视叩齿的保健作用，尤其清晨叩齿意义更大。具体方法是先排除杂念、思想放松，口唇轻闭，然后上下牙齿相互轻轻叩击，先叩臼齿 50 下，次叩门牙 50 下，再错牙叩犬齿 50 下，需注意的是所有的牙都要接触，用力不可过大，防止咬舌。每日早晚各做 1 次，亦可增加叩齿次数。

另外，叩齿可以与咽津配合进行，先叩齿 36 次，后漱津咽下，每次三度九咽，时间以早晚为好，若有时间，亦可多作几次。

捏颈与捶背

《素问·脉要精微论》云："头者，精明之府，头倾视深，精神将夺矣。”此语虽只言头，但颈椎上连头颅，下接躯体，支配着颈部、躯干及四肢的许多活动，在人体生命活动中起着非常重要的作用，所以对颈椎的保健尤为意义重大。具体做法是先选腕骨、外关、肩中、风池等穴位进行按摩，同时缓缓转动颈部，每次10~15分钟，每日2次，然后将手掌握在后颈部，以四指和掌根用力捏起后颈6~9次，每日3次。

《素问·脉要精微论》云：“背者，胸中之府，背曲肩随，府将坏矣。”背部为督脉和足太阳膀胱经循行之处，按摩、捶打背部，可促进气血运行、舒筋通络、益肾强腰、调和脏腑。自己捶打时，两腿开立，全身放松，双手半握拳，自然下垂。捶打时，先转腰，两拳随腰部的转动，前后交替叩击背部、小腹。左右转腰1次，可连续做30~50次。叩击部位，先下后上，再自上而下。他人捶打时，坐位时，身体稍前倾；卧位时，取俯卧位，两臂相抱，枕于头下。捶打者用双拳沿脊背上下轻轻锤打，用力大小以捶击身体而不痛为度。从上而下为1次，可连续打5~10次。注意用力不宜过大、过猛，速度不宜过快，动作需协调。

摩腹与提肛

孙思邈《千金翼方》记载：“平日点心饭讫，即自以热手摩腹。”说明饭后摩腹不仅对于食物消化有益，对全身健康也有促进作用。具体方法是自左而右，可连续作二三十次不等。也可以临睡前摩腹，具体做法是取卧位，用手按在腹上，先以顺时针方向，再以逆时针方向，各摩腹36次。

肛门，又称谷道，俗语有云“谷道宜常提”，说的即为提肛养生法。《素问·五脏别论》云：“魄门亦为五脏使。”其中很重要的一个含义就是通过调理魄门，即肛门，可以影响五脏气机的升降，是调和五脏整体的重要枢纽。因此，魄门健康与否，对人体养生保健意义重大。提肛的具体方法为：在吸气的时候将意念集中于会阴；然后用力上提肛门，连同会阴一起向上提；此时，肛门会紧缩，逐渐随呼气放松肛门。经常提肛有助于防治便秘、脱肛、痔疮等疾病，可以调和脏腑，调畅气血。

转腰与甩腿

《素问·脉要精微论》云：“腰者，肾之府，转摇不能，肾将惫矣。”

《灵枢·刺节真邪》亦云："腰脊者，身之大关节也。"腰部活动大，负重多，为人体运动转侧的枢纽，也可以反映出肾气的强弱，所以很多传统健身术都非常强调腰部活动，如五禽戏、易筋经、八段锦、太极拳等，皆以活动腰部为主。腰部按摩具有温补肾阳，强腰壮肾，润肠通便等作用，可以舒筋通络，促进腰部气血循环，消除腰肌疲劳，缓解腰肌痉挛与腰部疼痛，使腰部活动灵活、健壮有力。具体做法是先转胯运腰，取站立姿势，双手叉腰，拇指在前、其余四指在后，可连续做8~32次。再俯仰健腰，取站立姿势，吸气时，两手从体前上举，手心向下，一直举到头上方，手指尖朝上，呼气时，弯腰两手触地或脚，如此连续做8~32次。除此之外，还可以叩击腰骶，用两手四指握大拇指成拳，以拳背部有节奏地叩击腰部脊柱两侧到骶部，左右皆叩击36次。意守腰骶部，并意想腰骶部放松。每天叩击腰骶，具有活血通络、强筋健骨之功。

《素问·脉要精微论》云："膝者，筋之府，屈伸不能，行则偻附，筋将惫矣。"练腿时必须注意膝部的保健，具体方法是：先站立甩腿，一手扶墙或扶树，一脚站立，一脚甩动（先向前甩动右腿，脚尖向上翘起，然后向后甩，脚面绷直，腿亦伸直，如此前后甩动），左右腿各甩动20次。再平坐，上身保持正直，先提起左脚向前上方缓伸，脚尖向上，当要伸直时，脚跟稍用力向前下方蹬出，再换右脚做，双腿各做20次。最后站立两脚平行靠拢，屈膝做向下蹲，双手掌置于膝上，膝部向前后左右做圆周运动，先左转，后右转，各20次。

揉 足 底

《灵枢·逆顺肥瘦》云："足之三阳，从头走足；足之三阴，从足走腹。"人之双足为足三阴经和足三阳经相交接之处，是运行气血、联络脏腑、沟通内外、贯穿上下的重要部位，因此，足部保健对人的健康至关重要。对足部进行按摩，可用手指头、指关节，也可使用按摩棒、按摩球等按摩工具。根据身体情况用揉搓或按压等方法按摩。作为日常保健，可在每个部位按摩2~3分钟，先左脚后右脚，每次按摩半小时左右。按摩的力度以自己能忍受为限。按摩中如发现有异常的酸、胀、刺、麻、痛的感觉，或皮肤有结节状、条索状、沙粒状等印迹出现时，说明其对应部位可能有功能性疾病，需要重点按摩。另外，还有按摩涌泉穴法。涌泉穴，足少阴肾经首穴，历来是人体养生要穴，运用得法可益肾补精、强身健骨。如《灵枢·本输》云："肾出于涌泉，涌泉者足心也。"说明肾经之气源于足下涌泉穴，自足下出输至全身。具体方法是每天临睡前或醒后，用左手拇指按摩右足涌泉穴，用右手按摩左足，反复摩搓30~50次，以足心感觉发热为度。此法具有滋肾、健脾、安眠、强身的作用。

《内经》认为人是一个有机的整体，内外相应。人体的各个部位，如头面皮肤、五官九窍、四肢百骸、五脏六腑等，都是这个整体的一部分。整体功能正常，机体各部分的功能才能正常，若局部功能障碍亦必然会影响到整体功能。所以，《内经》才会提倡以上这些术数养生中最常用、最易用的保健方法。值得注意的是，任何一种养生方法均应以适度为宜，以防过度损伤身体，如三国华佗曰："人体欲得劳动，但不当使极尔。"此观点与《内经》"生病起于过用"的意义相同，说明吐纳、导引、按摩等保健长寿之法，亦不能过度运用，否则对身体也是有害无益。

五、法于阴阳

"法于阴阳"是《内经》提出的总体养生原则，具体而言，对外应适应自然环境的变化，如《素问·宝命全形论》云"人以天地之气生，四时之法成"，故宜采取四时养生之法；对内应根据人在每个年龄段生理、心理特点的不同，如《灵枢·寿夭刚柔》有云"人之生也，有刚有柔，有弱有强，有短有长，有阴有阳"，宜采取顺应人自身生长规律养生之法。《内经》认为不同年龄阶段的人群体质不同、易患病证也不同。因此，应采取具有针对性的养生措施。具体而言，《内经》对人生命阶段的划分，既有以"十岁"为一阶段，又有"女七男八"为一阶段，但基本生理特征仍离不开"生长壮老已"，为此笔者将按照少年、青年、中年、老年几个阶段进行养生的阐述。

少年保健

《内经》以"好走"来概括少年儿童的生理特点，可以说这一时期是人体成长发育的关键时期。如《灵枢·天年》云："人生十岁，五脏始定，血气已通，其气在下，故好走。”说明儿童脏腑功能已经趋于稳定，根据少年儿童自身的生理病理特点，往往由于好动，造成注意力不集中，有可能导致多动症；或用眼不卫生，出现近视等眼部疾病；或挑食厌食导致发育迟缓等等，生活上强调家长的配合，必须给予足够的重视，进行早期教育。如《颜氏家训·勉学》云：“人生小幼，精神专利，长成以后，见虑散逸，固须早教，勿失机也。”具体应注重以下几方面的养生保健。

培养心性

少年时期正处于接受事物最为关键的时期，家长过分的溺爱和纵容，会给少年儿童带来诸多的不良影响。应营造和谐的家庭氛围，建立协调的亲子关系，助其心性的良好发展。

户外锻炼

《备急千金要方·初生出腹论》云：“凡天和暖无风之日，令母将儿于日中嬉戏，数见风日，则血盈气刚，肌肉牢密，堪耐风寒，不致疾病。”鼓励孩子到户外活动，要充分利用大自然的日光、空气进行体格锻炼。一般认为10岁以内儿童，每天应保证2~3小时的户外活动，以游泳、游戏、短跑、武术、跳绳、球类运动为宜。

规律作息

睡眠对儿童健康成长至关重要，所以要让孩子从小养成按时起床和睡眠的习惯，应让其自然入睡，不要养成抱睡的习惯。在日常生活中要讲究卫生，逐渐培养其自理能力，要注意培养正确的坐姿、站姿，讲解卫生保健常识，预防龋齿、近视眼、沙眼、脊柱变形等发生。

稚嫩之体，宜保护脾胃

宋代钱乙《小儿药证直诀》指出小儿“五脏六腑，成而未全……全而未壮”，具有“稚阴稚阳”的生理特点。“稚”即稚嫩之义，说明小儿脏腑娇嫩，形气未充，易为外邪所侵。同时小儿生长旺盛，对气血水谷精微需求较成人相对较多，但小儿脾胃薄弱，饮食稍有不节，便会损伤脾胃。治疗上当以平衡膳食、保护脾胃为主，用药则应轻灵，点到即止。

青年保健

青年期是进入青春期后的一个发育高峰，此时男女第二性征出现，男子出现遗精，女子出现月经。如《素问·上古天真论》云：“女子……

二七而天癸至，任脉通，太冲脉盛，月事以时下，故有子”；“男子……二八，肾气盛，天癸至，精气溢泻，阴阳和，故能有子”。青少年们随着年龄的增加，教育层次的提高，已经有了自己独立的生活方式。此时生活上要注意引导其形成良好的学习习惯和健康的心理，修身养性。具体应注重以下几方面的养生保健。

精神调养

进入青春期后，随着身体的成长，青少年心理处于多思、敏感的阶段。孔子云：“少之时，血气未定，戒之在色；及其壮也，血气方刚，戒之在斗。”说明青少年时期要对其进行健康的性教育，家长要与孩子多做交流与沟通，尊重孩子的想法，加强疏导。同时，要注意青少年自身性情的陶冶，使之保持情绪稳定和心境愉悦。

合理饮食

合理的饮食对青少年健康成长及学习均十分重要，但要注意既要营养充足，又要防止营养过剩。首先，科学安排一日三餐，早餐宜选择热量高的食物；午餐要有丰富的蛋白质和脂肪；晚餐则宜清淡。其次，少食生冷，不可暴饮暴食。

加强运动

合理的锻炼，不仅可以强壮筋骨，增强体质，促进发育，还可以培养青少年坚强的意志和毅力，同时可以减轻学习压力，放松心情。这些对青少年都是极为有利的促进因素，因此要在学习之余加强青少年的运动锻炼。

盛壮之体，宜祛邪泻实

青年时期，人体气血充盈，脏腑健全，体质盛壮，精力旺盛，患病多属实证。治疗上，对于少数先天体质不足者来说，此时是调补后天的绝佳机会，应健运脾胃，增强食欲。值得注意的是，绝大多数青年先天禀赋尚可，又处于身体最强盛的阶段，其得病也多为实证，应以祛邪、泻实为主。

中年保健

中年人是社会家庭的栋梁，一般工作压力较大，精神多紧张，人体盛极而开始转衰。故明代张介宾在《景岳全书》中云：“人于中年左右，当大为修理一番，则再振根基，尚余强半。”因此，中年人应该更加注重养生，此阶段调理对防止早衰、预防老年病具有重要的意义。总体来说，中年养生当以适度为总原则，具体应注重以下几方面的养生保健。

适当调补

中年人养生应注意脾胃的调护，应定时定量进餐，戒烟，少饮酒，多吃水果及新鲜蔬菜，少吃盐。脾胃为“后天之本”，人到中年往往脾胃运化能力减弱，所以应注重调补，如适当进食山药、牛肉、羊肉、大枣等以补益脾胃；同时针对中年人工作压力大，易疲劳，应适当滋补肾气、强壮脑力，可以服用一些以桂圆、黑芝麻、胡桃、栗子、枸杞子等组成的食疗药膳，但应根据自身的特点合理服用滋补药物，适度为要。

适度运动

人到中年，对热量的需求及身体代谢率均开始减少，倘若进食过多，又缺少运动，会使过多的热量转化成脂肪，从而堆聚体内引发肥胖。肥胖是多种慢性病产生的温床，因此中年人必须通过适度体育锻炼来控制体重，比如通过散步、慢跑等既可以增强体质，又可以保持体重的稳定。

适度房事

《素问·上古天真论》云：“五八，肾气衰，发堕齿槁。六八，阳气衰竭于上，面焦，发鬓颁白。七八，肝气衰，筋不能动，天癸竭，精少，肾脏衰，形体皆极。”说明随着年龄的增长，脏腑功能逐渐减弱，引起身体功能的减退。若房事不节制就会更加损伤肾气，影响身体健康。唐代孙思邈曾有关于行房次数随年龄增长应减少的论述，其云：“人年二十者四日一泄，三十者八日一泄，四十者十六日一泄，五十者二十日一泄，六十者闭精勿泄，若精力犹壮者，一月一泄。”一般来说，中年人应减少行房次数，以适应人体脏腑功能的减弱，才有益于身体健康。

转虚之体，宜扶正祛邪

中年时期，人的身体状况开始发生变化，脏腑功能逐渐减弱。随着脏腑生理功能的变化，心理状态亦出现相应的变化，比如抑郁、焦虑、紧张的状态。若长期处于这种状态不能自拔，则会耗伤精气，损害心神，易引起早衰多病。患病多虚实夹杂。结合中年人的生理、病理特点，治疗上当以扶正祛邪并举，祛除实邪的同时注意顾护正气。

老 年 保 健

老年人由于脏腑功能进一步衰退，身体往往会逐渐老化。如《素问·上古天真论》云：“故发鬓白，身体重，行步不正，而无子耳。”亦如《灵枢·营卫生会》云：“老者之气血衰，其肌肉枯，气道涩，五脏之气相搏，其营气衰少而卫气内伐，故昼不精，夜不瞑。”说明老年人气血亏虚，肌肉萎缩，气血运行不畅，脏腑之间不协调，故出现白天多睡、晚上失眠等现象。因此，总体来说老年养生当以调和为总原则，具体应注重以下几方面的养生保健。

调和起居

老年人的居住环境应以安静祥和、空气流通、阳光充足者为佳；同时饮食上，因老年人脾胃多不足，故应坚持多样清淡、软硬适度、少食多餐为原则，如汤、粥等食物比较适合老年人。在作息上，老年人要生活规律，以保证足够的睡眠。

调和情志

老年人日常生活应戒斤斤计较，戒争强好胜，避免大喜、大悲、大怒、大惊、大恐，排除不良情绪的影响，以免气血逆乱。正如《吕氏春秋》所云：“年寿得长者，非短而缓之也，毕其数也。毕数在乎去害。何谓去害？……大喜、大恐、大忧、大怒、大衰，五者损神则生害矣。”老年人还应该尽可能排除个人的私欲杂念，应心胸宽广、乐观豁达、从容冷静地处理各种矛盾，从而保持家庭的和睦、社会关系的协调。

调和肢体

虽然老年人开始出现身体反应迟钝，步履蹒跚，但为了减缓肢体脏腑的衰老程度，应坚持锻炼，适时适量，以达到《吕氏春秋》所云之“流水不腐，户枢不蠹”。还要选择合适的锻炼方式，不可过激、过强，以免造成不良后果，应以传统的健身运动为佳，如太极拳、八段锦、五禽戏等。另外，锻炼的次数每天一般宜1~2次，时间以早晨日出后为佳，晚上可在饭后1小时以后，持之以恒，才能收获健康。

衰弱之体，宜补虚扶正

老年人生理特点表现为脏腑功能自然衰退，气血不足，同时由于老年人社会角色的改变，常产生寂寞、抑郁、烦躁等不良情绪，其自我调控能力低下，若遭逢突发事件，则易于诱发多种疾病。患病多以虚证为主，主要表现为上实下虚之证，如老年人多有腰肾不足，痰唾增多等。结合老年人群的生理、病理特点，治疗上当以补虚扶正为主，用药偏于滋补。

众所周知，衰老是人类生命进程向前发展的自然规律，机体在生长发育完成之后，便逐渐进入衰退的过程。《内经》根据人不同生理阶段的特性进行养生，具有重要的现实意义以及指导价值。

六、七损八益

《素问·阴阳应象大论》云："帝曰：调此二者奈何？岐伯曰：能知七损八益，则二者可调；不知用此，则早衰之节也。"这里的"二者"指阴阳，指出"七损八益"是调和阴阳的关键。但对于"七损八益"的理解，历代的认识极不一致，分歧颇大。综括历代学者的诠释，可以分为以下几个方面。

疾病症状以阴阳为纲说

隋代杨上善《黄帝内经太素·阴阳》根据《素问·阴阳应象大论》中"阳胜则身热，腠理闭，喘粗为之俯仰，汗不出而热，齿干以烦冤，腹满，死，能冬不能夏；阴胜则身寒，汗出，身常清，数栗而寒，寒则厥，厥则腹满，死，能夏不能冬"之论，认为"阳胜八益为实，阴胜七损为虚"，八益是指"阳胜"之身热、腠理闭、喘粗、俯仰、汗不出而热、齿干、烦冤、腹满死等8个症状，七损是指"阴胜"之身寒、汗出、身常清、数栗、寒、厥、腹满死等7个症状。杨上善之说以阴阳为纲将疾病症状进行了分类，强调阴阳是分析、认识疾病的关键，正所谓《素问·阴阳应象大论》"善诊者，察色按脉，先别阴阳"，为阴阳成为八纲辨证的总纲起到了积极的推动作用。但至于对"七损八益"的具体理解，还存在一些问题，一是将阴胜的"数栗而寒"拆为两损，而阳胜的"汗不出而热"只作一益，有强凑七、八之数之嫌；二是与下文调和阴阳的方法义不贯通，故此说并不为后世医家所采纳。

生长发育过程与规律说

唐代王冰则根据《素问·上古天真论》"女子……二七而天癸

至……月事以时下……丈夫……二八天癸至，精气溢泻”的论述，认为七损是指女子月经贵以时下，八益是指男子精气贵乎充满，所谓“然阴七可损，则海满而血自下；阳八宜益，交会而泄精。由此则七损八益，理可知矣”。明代吴崑《素问吴注》也指出：“七损者，女子天癸以七为纪，二七而天癸至，月事以时下，阴血常亏，故曰七损；八益者，男子以八为纪，二八而天癸至，精气溢泻，阳常有余，无月事之损，故曰八益。”对此，明代张介宾《类经·阴阳类》曾反驳说：“按启玄子注此，谓女为阴七可损，则海满而血自下；男为阳八宜益，交会而精泄，以用字解为房事。然经血宜调，非可言损，交会精泄，何以言益?”实则，王冰与吴崑是将“七损八益”解为人体生长发育过程与规律。故日人丹波元简《素问识》根据《素问·上古天真论》所论男女的生长发育过程，以成长阶段为益、衰老阶段为损作解，认为女子七岁、二七、三七、四七与男子八岁、二八、三八、四八共合为八益，女子从五七到七七、男子从五八到八八，共计为七损，明确提出了“七损八益”为人体生长发育过程与规律。

阴阳术数说

明代张介宾《类经·阴阳类》从阴阳术数的角度，指出“七为少阳之数，八为少阴之数。七损者言阳消之渐，八益者言阴长之由也。夫阴阳者，生杀之本始也，生从乎阳，阳不宜消也；死从乎阴，阴不宜长也”。反之，即为早衰之由。这里张介宾根据《周易》的阳进阴退的阴阳术数之说，将“七”指为“少阳之数”，“八”指为“少阴之数”，又结合其自身的扶阳抑阴的学术主张进行了阐发。而清代张志聪《素问集注》的观点与明代张介宾正好相反。他认为：“女子以七为纪，男子以八为纪，七损八益者，言阳常有余而阴常不足也。然阳气生于阴精，知阴精之不足，而无使其亏损，则二者可调。”可见两说是基于对《素问·太阴阳明论》“阳道实，阴道虚”从不同角度理解而成。今人亦有从七、八脏腑之成数、在洛书九数方位图的象数位置而阐释的。这些说法认为“七损八益”反映了《内经》顺从四时阴阳诊治与养生的思想，体现了“天人相应”观念。

房中术说

早于《内经》成书的长沙马王堆汉墓出土竹简《天下至道谈》则明确

记述了“七损八益”的内容，其文曰：“气有八益，又有七孙（损）。不能用八益、去七孙（损），则行年四十而阴气自半也，五十而起居衰，六十而耳目不葱（聪）明，七十下枯上脱，阴气不用，唾泣留（流）出。令之复壮有道，去七损以振其病，用八益以贰其气，是故老者复壮，壮者不衰……八益：一曰治气，二曰致沫，三曰智（知）时，四曰畜气，五曰和沫，六曰窃（积）气，七曰寺（待）赢（盈），八曰定顷（倾）。七孙（损）：一曰闭，二曰泄，三曰竭，四曰勿，五曰烦，六曰绝，七曰费。”日人丹波康赖《医心方》所引《玉房秘诀》之文与该文近似。可见“七损八益”指古代房中之术，即8种有益于人体的行为和7种有损于人体的行为。虽然各家对七损、八益的具体行为的理解不一，但均强调吐纳、导引的运用，保持精气满盈、调整各自的心身状态，切忌情急倾倒为其关键。20世纪80年代自长沙马王堆汉墓出土竹简以来，绝大多数的学者遵从此说。

从原文语境及文献考证出发，“七损八益”指古之房中术有一定的道理，但我们认为其他诸说均谈的是一种规律性的东西，与“七损八益”是调和阴阳的关键并不矛盾，而且对理解人体生命、指导人们养生防治疾病也有一定意义，亦应引起人们的重视。其实《内经》提出“七损八益”，也不是为了单纯指房中家所论之房中术，而是把它理论化、抽象化，并上升到阴阳天地变化规律的角度来总结、理解、运用。阴阳观念的形成，主要来源于古人“远取诸物”的对天文、气象、物候等自然现象的观察和思考，但也同“近取诸身”的两性生殖现象有关系。李约瑟在《中国古代科学思想史》中指出：“中国人的科学或原始科学思想认为：宇宙内有两种基本原理或力，即阴与阳，此一阴阳的观念，乃是得自于人类本身性交经验上的正负投影。”故现代也有人认为，此说是有一定道理的，提出“阴阳之道”一个最基本的含义，就是两性之道，“一阴一阳谓之道”则是对它的哲学概括。《素问·阴阳应象大论》指出：“阴阳者，血气之男女也。”把阴阳称为男女，也证明了这一点。从《素问·阴阳应象大论》与早于《内经》的《天下至道谈》的文字来看，两者有着密切的联系，因此，《内经》将“七损八益”加以引用，并进一步升华到阴阳天地变化规律，也是很好理解的事情。